# まえがき

この本は、あなたがあなた自身および他の人たちと今よりも充実して、自由に、快適に生活することができるよう、あなたについて説明をしようという意図で書かれたのである。実際誰もあなたをよく理解していないから、これは大変な仕事である。真理、特に人間の感情や行動に関する真理は全くとらえどころのないものであり、それはちょうど聖人パウロが「現在のところはガラスを通してぼんやりとみられる」と述べたとおりである。

あなたおよびあなたの生活について完全な真実を書くためには、何百人もの科学者が何千種類もの実験の結果をえるまでの長い年月を待たなければならない。そのときでさえわれわれはたぶん「ガラスを通してぼんやりとみる」ことができる程度であろう。それゆえに、この本には私が今日できる範囲内であなたに関する最も真実に近いことが書いてある。われわれは本当に少ししか知らないにしても、あなたが困っている感情を理解したり取り扱ったりするのに十分役に立つくらいのことは知っている。現在われわれは皆自分の感情にあまりにも苦しみ過ぎている。われわれは現在以上の知識がえられるまで待っておられない。われわれは一刻も早く現在知っていることを積極的に適用しなければならない。

私が扱った多くの患者のことがここに書いてあるが、本人の秘密を守るために事実を少し変えて書いた。その方たちの話が実際の生活に役に立つようにと思って慎重に書いたつもりである。私はその方たちから多くのことを学ぶことができて感謝している。

私はまた私の書いた概要を完全なものにしてくださったハリー・ヘンダーソン氏に感謝致します。

この本の中であなた自身を見出し、その結果あなた自身をもう少し丁寧にみはじめることができるのを期待しております。

**W**・ヒュー・ミッシルダイン

# 目次

目次

## ── 原 著 者 紹 介 ──

W.H. ミッシルダイン博士はオハイオ州立大学医学部の精神病理学助教授であり，アメリカ神経学・精神病理学委員会において外交的手腕をふるっている。彼はメリーランド州のバルチモア市にあるジョーンズ・ホプキンス病院，フィップス・クリニックおよび小児精神病サービスで精神科医としての訓練をうけた。9年間オハイオ州のコロンブス市にある小児精神衛生センターの理事をしていた時，彼はおとなの情緒障害に対する新しい考え方を思いついたのである。彼はまた毎月合衆国内の何千人もの医師の手許にとどいている『感情とその医学的意義』誌の編者であり，その中で本書の概念が多く述べられている。

# 第Ⅰ部　あなたに内在する「過去の子ども」を認め受容すること

# 第1章　あなたに内在する「過去の子ども」とは誰か

どこかで、いつか、あなたは子どもであった。このことは明白な事実ではあるが、おとなになってしまえば、無意味で忘れ去られてしまうことが多い。しかしこの事実は現在おとなであるあなたの生活の上に重要な影響をあたえている。われわれはおとなであろうとするために、自分たちの生活の中の子ども時代の生活を無視し、自分自身や他の人のことを考えるときにそれを考慮しないでおこうとする。これは全くの過失であり、これこそ多くのおとなたちの不幸や苦悩の基本的な原因なのである。そしてこれこそ自分自身の間違った取り扱い方である。

## 存続しつづける「過去の子ども」

現在金持であろうと貧乏であろうと、運がよかろうと悪かろうと、主婦であろうと職業婦人であろうと、離婚していようとしていまいと、牢獄の中にいようと家の中にいようと、あなたの子ども時代およびそのころのあなたはずっと昔のものではないのであって、実際は現在のあなたの中に存在しているのである。そしてあなたのなすこと、感ずること等すべてのことに影響をあたえているのである。

事実、子どものころの感情や態度は、あなたの友人や仲間や配偶者や子どもとあなたとの関係のあり方に決定的な影響をあたえることがしばしばある。またそれはあなたの才能や愛情を阻害したり、疲労や弛緩不能や神経性頭痛や胃障害の原因にもなり得るのである。

子どものころのあなたは一体どうなったのであろうか。死んでしまったのであろうか。成長したので古い玩具や靴やそりと一緒に捨てられてしまったのであろうか。それとも時の流れとともにどこかで失なわれて、結局忘れられてしまったのであろうか。（傍点は原文イタリック、以下同。）

**問題をもたらす態度**

小児精神科医として私はいろいろな問題に悩む子どもやおとなの感情を内観する機会をもち、特におとなの感情の中に幼少期の体験を見出そうと努めてきたのである。そしてしばしば問題の原因が幼少期にすでに発生していることを観察したのである。それは両親または子どもと非常に密接な関係のある者が子どもに対して非理性的なまたは過度な要求や態度をとった場合である。そしてその結果、おとなになってから孤独感、不安感、性問題、うつ状態、恐怖症、結婚生活不適応、成功への強迫的欲求等を生ずることになるのである。

子どものころのあなたはおとなのあなたの殻の中に生存しつづけるのである。否、成長しつづけるといった方が適当であろう。なぜならばそれはあなたの性格の中の他人をだましたり、他人の生活をおびやかしたりするような腕白な部分、またはおどおどした小心な萎縮した部分からなっているからである。

好むと好まざるとにかかわらずわれわれはおとなであると同時に幼少期の子どもでもある。そしてその子どもは過去の感情領域の中に存在し、ときどきその過去を忘れて現在のみに生きようとするおとなの障害になるのである。すなわち、おとなの欲求を阻害したり、悩ませたり、病気にさせたりするのである。しかし時にはおとなの生活を豊かにさせることもある。

われわれは青年期以来ずっとわれわれに内在する「過去の子ども」から何らかの影響をうけているのであり、ただどのように影響をうけているかがわからないために無益に疲れたり欲求不満をもちつづけたりしているのである。

## 内在する「過去の子ども」の扱い方

また多くの者は子どものころの感情を根絶させようとして、それを否認したり、無視したり、忘れようとしたり、そのようなことをするのは幼稚であるとかおとならしくないといって卑下したり叱責したりする。しかし実際には感情の発達そのものがそうすることを不可能にさせるのである。

今までにあなたに内在する「過去の子ども」を取り扱おうとしなかったならば、あなたは葛藤も苦痛も苦悩もなかったであろう。事実そういう人もいく人かはある。彼らは「過去の子ども」におとなの生活をゆずりわたすのであるから、対人関係や対社会関係のわずらわしい問題の中へもそれをもちこむことになるのである。たとえば、子どもは所有権の観念がないから、自分のすきなものは何でもとってしまうが、もちろんこれをおとなが行なえば監獄行きであることはいうまでもないことである。

あなたの「過去の子ども」の欲求を認め受容するということは、子どもっぽい行動や衝動やかんしゃくをそのまま行なうということではない。そこには当然子どもを保護するために道路を横断するときびしく親が子どもを規制するように、ある程度の制限が必要である。

## 問題の重大性

現在病院やクリニックや私立経営の精神科医が治療している患者の約一割が情緒障害によるものであり、その原因が内在する「過去の子ども」とおとなの間の葛藤によるものである。しかしこの葛藤は多くの場合身体的な病気の徴候の中に隠されている。そして医師の診療時間の約三〇パーセントから五〇パーセントが情緒障害に関する色々な不平不満をきかされることに費されているのである。また、毎年何百万ドルとこのような疾患の治療に支払われているのであるが、一向減少する傾向がみられないのはそのような疾患の情緒的特質についての認識がなされておらないため、その方面の治療がなされていないからである。

何年か前に精神科医の増加と研究の進歩によって必ずこの問題の解決されるときが近くくるであろうといわれていたが、その希望はいまだに実現していないのである。現在精神科医は僅か一万人いるのみで、これは一万八〇〇〇人の人口に一人という割合であり、人口増加の傾向にある今日ではその割合でさえ保つことが不可能になるのである。この意味でわれわれは精神的健康の分野で全く窮地にあるということになり、ひたすらこの分野における学問的進歩にたよる以外になすすべを知らないというのが現状である。

しかしこれからこの本の中で述べようとしている問題の大半は精神科医の治療を必要とするような重症のケースではなくて、われわれがその問題の原因とその処置の仕方を理解しておれば自分自身で解決できるような月並の問題である。

たとえばわれわれに内在する「過去の子ども」をうまく取り扱うことによって、日々の苦悩、疲労、孤独感、虚無感等を除去することができるのである。また夫婦相互の欲求も充足し合うことができるし、両親は子どもを育てるにあたって将来問題を生ずるような態度を子どもに形成しないようにできるであろう。つまりこの本は情緒障害の原因およびその処置法についてできるだけ理解しやすいことばで述べようとするのである。

## 三つの主要概念

この本には次の三つの主要な概念が述べてある。これらは私の医師として、小児精神科医として子どもやその両親との接触を通して、またオハイオ州立大学医学部の精神病理学の教師として医学生や若い医師に接することによって得た体験から考えだされたものである。

1　あなたに内在する「過去の子ども」（Your "inner child of the past"）
　おとなである現在のあなたの中に存在しつづけているあなたの子ども時代。

2　自分の親になること（Being a parent to oneself）
　あなたはすでにあなたの「過去の子ども」に対して親としてふるまっており、その親としての態度に対する子どもの反応がしばしば問題の原因になるのである。

3　お互いに尊敬する（Mutual respect）
　あなたに内在する「過去の子ども」や他の人たちとうまくやっていくための基礎。

以上の概念は私が戦後オハイオ州のコロンブスに小児精神衛生センターを開業して以来、何百人もの情緒障害児やその親たちの早急の治療に迫られたとき発想したものであるが、このような状態は事実いたるところでみられるのである。

## われわれが使える概念

コロンブスのセンターへきた患者の大部分はまじめな働き者が多く、中には高等教育をうけた者もあるが皆悩める親たちであった。そのような患者には精神分析的治療はあまり効果的でないと思われた。その理由として、まず彼らにはその治療で使用されることばや基本概念の理解が困難であること、またたとえ理解されてもそれを拒否する傾向が強いこと、また、その治療は非常に時間がかかること等が考えられたのである。そして結局もっと短期間の治療法を考えださなければならないということになったのである。

もちろんこれは精神分析的治療が役に立たないということではなくて、また患者の時間や費用の問題ではなくて、訓練をうけた精神科医にとっての時間の浪費だといっているのである。そして長期間の訓練を必要とする精神分析はもっと重症のケースの治療に使用されるべきである。

実際余りかたくなにフロイド流の概念に固執していると、情緒障害者の驚くべき増加率をくい止めることができないのである。多くの医師は彼らのうけた訓練や家族との密接な関係をたもてる意味で、情緒障害を早期に発見し治療することができるという立場におかれている点で有望である。しかし現在のところ彼らは日常体験からあまりにもかけはなれているために取り扱いにくいフロイド流の精神病理学の理論を主に取り入れているのである。しかしもっと実践的な治療法があれば彼らはもっと多くの情緒障害者を治療できるはずである。

確かに精神科医や心理学者や熟練した専門技術者の増員および研究の進歩発展が緊急に必要であることはいうまでもないことである。しかし一方において、一般の男女が緊張障害や不安障害の原因や発生経過を理解しやすいことばや概念で説明することも必要であると考えられる。

コロンブスのセンターで私はしだいにフロイド流の精神病理学の概念を使わなくなり、患者たちが自分たちの情緒障害をもっと効果的に理解してくれるような概念を探索したのである。なぜならば私はそこで子どもたちが自分たちをとりまいている両親の態度と葛藤しているのを観察したり、またおとなたちが今なお自分たちの親の態度と葛藤しているのをみたからである。現存しない親の態度がなお強力な影響をあたえているのであり、ここからおとなに内在する「過去の子ども」の概念が発生したのである。

上述の三つの概念を適用してみたところ非常に効果的であり、私自身数年来使用しているのみならず、他の人にも教示し、それも成果をあげているのである。多くの人たちがその概念によって自分たちの情緒障害を理解し処置する方法を見出している。医師や精神科医の治療をうけなければならないような重症の場合でも、この本を読むことによって自分の障害の位置づけをすることができるようになるであろう。

もちろんこの本を読んだならば自然に問題が解決されるのではなくて、あなたの孤独感や不安感や疲弊するような葛藤の真の原因の探索のために何らかの啓示をあたえることになると思われる。

すなわち、あなた自身およびあなたの子ども時代を新しい観点でみることを習得できるのである。

# 第2章　なぜ情緒障害が起こるのか

## 不合理な感情

おとなの生活には好ましくない感情や不合理な情緒が繰返し起こってくるものである。誰かが自分の着ているものをほめてくれたり、お世辞をいってくれると何となく面映ゆく感ずる。自分を愛してくれる人にカッカッとしたりする。また全くごまかしをしていない店主や自分の噂をしていない隣人を疑ったりする。せっかく心をこめてあたえたプレゼントを子どもがさりげなくうけとったとき非常に腹がたつ。

以上のような不合理な感情が起こったとき、当惑したり罪業感をもったりすることがよくある。自分にとって悪い知らせをきいたとき、それを笑って聞いて、後でそういう自分を叱責する。子どものしかめっ面をみて感情を害することがある。尊敬している人たちと親しくなりたいと熱望しておりながら、きっと誰かが私たちの友情をさくことになるだろうと自分にいってきかせて、結局親交することを拒否してしまうことがある。自分で計画したり希望を託していた事柄が実現したとき、それを非常に悲しんだり、憂うつになったりすることがある。明らかに意識の上では幸せそのものであり、満足しきっているのに後悔のため息をつく場合、誰がその説明をすることができるであろうか。

ときどきあまりにも感情が強烈であったり不当であったり非現実的である場合、それを隠そうとするのであるが、その結果それは激しい不快感として内在することになる。たとえば、苦悩することを恥ずかしく思い、ばからしく思ってそういう自分を批難することが往々にしてある。しかしそのように感情を抑圧したり拒絶することによって一層自分自身を不満に感ずるようになるものである。その上自己批難は孤独感や阻害感を生じさせることになり、結局自分の感情をさげすもうとする場合失敗に終わる傾向が強いのである。つまり自分自身に背をむけて精神的な安定感をうることはできないのである。

そして以上のような面白くない感情をコントロールできないとき、往々にして自分はもう何もできないのではないか、普通の人と変わっているのではないか、たぶんもう手のつけられないほどのノイローゼではないか等の恐怖感が起こるのである。またこういうことを話すことによって人々をおびやかすことになるとも考えられるのである。そして多くの人たちはこのような感情を疲労、天候、仕事、友人や雇主や家族の思いやりのなさのせいにする。しかし状態は悪循環をして、しだいに孤独感に陥り、愛する人たちから離別し、能率的に生活ができないようになる。その中の孤独感はわれわれの社会において最も破壊的なしかもありふれた体験の一つである。

しかし孤独感は単に自分自身の取り扱い方の結果生ずる場合が多い。そして自分に対する態度はほとんど幼少期における家族の態度や情緒的雰囲気によって形成されるのである。これは誰もが子どものころに将来ノイローゼになるようなひどい外傷体験をするという意味ではなくて、また自分に対する態度がただ単一の外傷体験によって形成されるのではなくて、それよりも家族の態度や全般的雰囲気の影響によって形成されるという意味である。

### 子どもには不合理ではない

われわれは皆自分に内在する「過去の子ども」すなわち、子ども時代からもちつづけている一まとまりの感情や態度を自分の中にもっている。しかしこれらの感情がどんなものであるかを思い出すことは容易なことではない。子どものころの記憶には、明確なものやぼんやりしたもの、忘れ去られたものや何度も思い出されるもの、また全く自分に無関係に思われるもの等いろいろある。そして思い出されるものの中には、教会での集会でコーヒーをこぼしたときの母親の狼狽ぶり、パーティに着ていった洋服のこと、ある特別な罰のこと、ある部屋の様子、他の子どもの玩具のこと、カウボーイや看護婦さんになりたいと思ったこと等がある。しかしあなたは、「そんなことはずっと昔の子どものころのことだよ」といって念頭からおい払ってしまうのである。

　しかし過去の子ども時代は人生の終わりまであなたの感情や態度と共に存在しつづけるのである。おとなのあなたにとって不合理で望ましくない感情でも子どもにとってはそうではなく、特にあなたの「過去の子ども」にとってまたそのころの情緒的雰囲気においてはそうではなかったのである。

### 基本的な違い

われわれは小児ガイダンス・クリニックにおいて、あらゆる年齢の子どもの感情がどのように彼らの親の態度の影響をうけているかをつぶさに観察する機会に恵まれたのである。子どもの苦悩は夜尿症、食事拒否、はずかしがりや、かんしゃく、理由なく他の子どもをいじめる等の行為として表現される。親の態度が子どもの反応形成の主要な要因であるから、親が態度を変えることによって、子どもの問題行動も消失する場合が多い。

　このクリニックでは、子どもが自分の評価を形成していく努力を観察することができるのである。すなわち、子どもは自分がどのような人間であるかを発見し、また自分に対する親の反応をとおして自分が自分自身をどのように感じているかを発見していくのである。このようにして子どものころの問題の形成のあり方が理解できるのである。また個人が自身の中に幼少期の家庭の情緒的雰囲気を再生するときに、子ども時代の問題がおとなの生活の中に持続していることを理解できるのである。

クリニックでは何百人もの情緒障害児やその親たちを取り扱っているのであるから、その中から特に親の病的な態度をひき出すことができる。そしてこのような親の態度は明らかに子ども時代の問題の原因になっているだけでなく、おとなになってからも子どものころの感情との葛藤の原因になっていることが多い。後でこれらの態度について一つ一つ詳しく述べることにする。

おとなの問題を有害な親子関係を取り扱っている小児精神科医の立場から考えると、直ちに次の単純でしかも重要な二点のことが明らかにされるのである。

1　情緒面におけるおとなと子どもの差異は、子どもはいろいろな方法で親から指示をうけ、元気づけられ、評価されたりするのであるが、おとなは自身の親として親が子どもにあたえる以上のものを自分自身にあたえることである。

2　自分自身の親としてのおとなは子どものころに強いられた親の態度をおとなになってからもずっと自分自身に対してとるのである。

この二点はおとなであるあなたの個人的な問題を理解するための基本である。一般に子ども時代は成長と訓練の時期であり、結局は親の保護や指導を必要としなくなって、自立できる人間になるように目標づけられていると考えられている。そしてあなたがおとなとしての態度をとろうとするとき、結局あなたはあなた自身の親になるのであり、あなたの親があなたに対してとった態度や感情を使うことになるのである。

## 自分自身に対してどのような親になるのか

　個人的な問題を解明するにあたってまず次のように自問してみよう。「自分自身に対して私はどのような親であろうか。」「自分自身をさげすんだり、無作法に取り扱っているのではなかろうか。」「自分を罰し過ぎるのではないだろうか。」「自己満足し過ぎるのではないだろうか。」「あまりにも自分に期待をかけて、多くのことを要求し過ぎるのではないだろうか。」「自分の親が自分を取り扱ったのと同じ方法で自分自身を取り扱っているのではなかろうか。」

　成長するにつれてしだいにあなたはあなたの親のあなたに対する態度を取り入れるようになる。否「借りる」ようになるといった方が適切であろう。なぜならば、その態度はあなた自身の態度ではなくて親の態度であるからである。しかし多くのおとなたちは世間一般および特に自分自身に対する自分の態度が、単に親の態度の繰返しであって、全く新しく形成されたものでないという事実を知らないのである。そして自分の態度が自分自身のものではないと知ったとき、真に自分自身の態度の形成に着手することができるのである。

　あらゆる子どものころの感情が総合されて、おとなであるあなた自身の生き生きした活動的な部分すなわち、今なお存続しているあなたの「過去の子ども」になるのである。そしてこのような反応のあるものをあなたは「幼稚だ」といって、もっとおとならしくみせるために他の人たちにわからないように隠そうとするのである。またけがをしたとき苦痛の感情を表わすのを「子どもっぽい」といって自分をムチ打つこともある。

多くの男性にとって子ども時代が今なお生き生きとして存続しているという事実は、好きなスポーツのチームに対する熱烈なファンぶりによって明らかである。野球ができるようになると、男の子は自分の所属するチームに忠誠心をもつようになり、それが大リーグのチームへの忠誠心となっていくのである。そしてそのチームの敵に対してやじったり、チームが面白くないゲームをすると当惑したりはずかしく思ったり、勝つと大よろこびをするのである。野球をみにいくのは、正に子どものときと同様に自分の感情を発散させにいくことになるのである。

**子ども時代の感情の存続力**

多くの人たちはすべての子どものころの感情が成長してからの問題と関連があると間違って信じている。事実「過去の子ども」はおとなになってからの楽しいことにも困難なことにもあらゆることに参加しているのである。ただこれらの感情を幼少期へさかのぼって認めることができたならば、それだけでわれわれは一歩前進したということができるのである。

**過去の影響をうけた物の見方**

ある意味においてわれわれに内在する「過去の子ども」をとおしてわれわれは人生に対して二重の見方をするようになる。まずおとなとして知的な分別ある成熟した見方をすると同時に、同じ状態を幼少期の家族関係によって感情的に色どられた「過去の子ども」の見方をする。そしてその二つが異っているとき、われわれは二つの方向へ同時にひっぱられることになるのである。

ときどきわれわれは、「自分の考えることと感ずることが全く違っている」とか「実際はこんなふうにしたくないのにどうしてするのかしら」ということがある。これは「過去の子ども」と「現在のおとな」が葛藤しているときなのである。

私が精神病理学の医学生たちに講義をしたとき、彼らは「過去の子ども」がおとなの中に活動的に存続しているという概念を知的には理解したが、その意義の重大性を軽視する傾向が強かったのである。子どものころの感情がおとなの構成要素の一部であるということを受容するためには、あなたは自身の中で苦闘しなければならないであろう。

おとなの生活の中で「過去の子ども」は絶えず子どもの頃過してきたように生活しようとするのである。この影響によって、われわれの現在の状態や関係を過去の状態や関係に似せるためにゆがめようとする。これは丁度ねむりにつくために、自分なりの方法で敷布をねじってみたり、巻いてみたり、敷き直してみたりするのとあまり違わないのである。つまり、こうすることによって自分にとって子どものころから親しんできたことへの安心感が得られるのである。もちろん子どものころの状態や関係が全く快適なものではなかったにしても、このように特殊な子ども時代のあり方によってわれわれの人生観や世界観が形成されてきたのである。またわれわれはこの特殊な感情的雰囲気に自分自身を適応させることを習得し、それを「現実」と呼ぶのである。おとなであるわれわれはこの幼少期の家庭のあり方という「現実」によって事物を見続ける傾向がある。

# 第3章　「過去の子ども」がおとなの生活にあたえる影響

次に「過去の子ども」がおとなの生活に存続するということを示す実例を少し簡潔に述べてみよう。これらの実例によって「過去の子ども」の役割が明らかになると思う。

**子どものころの感情から脱皮することはできない**

われわれはいくら年老いても「過去の子ども」から脱皮することはできないのである。数年前にアイゼンハワー大統領が新しい記録破りの予算を公示したとき、報道員が直ちに兄のエドガーに面接して、その予算に対する彼の考えをたずねた。彼はそれが全くインフレーションを誘発するものであると厳しく批難したのである。翌朝大統領が兄の批難について尋ねられたとき、大らかに笑いながら、「エドガーは私が五歳のときから私をことごとに批難しているんだよ」と述べたとニューヨーク・タイムズ紙は報じている。このことばは大統領が子どものころからエドガーのことを気にとめないようにしていたということを暗示しており、それをきいた記者たちを笑わせることになったのである。それは大統領の「過去の子ども」の一面、すなわちエドガーの弟に対する態度や大統領が兄の批評を克服するために習得した態度を表わしている。そして五〇年以上経ってからもなおこれらの態度が力強く機能を果しているのである。*

＊ B・コーニッツアー（Bela Kornitzer）著の『偉大なアメリカ人の遺産―五人のアイゼンハワー兄弟の物語』（The Great American Heritage: The story of the Five Eisenhower Brothers）の中で、エドガーとドワイト（大統領の名前）は子どものころよくけんかをしたと述べている。また一九五二年、彼らが六〇歳代のとき、エドガーが、「今だっていつでも弟をやっつけることができるよ」とコーニッツアーに豪語したことを大統領がきいたとき、非常におどろいた様子で椅子を後へひいて手をあげ、「僕をやっつけることなんてできやしないよ」と何度も繰返し述べ、にが笑いをしたということである。

## 妻を愛せない夫

あなたの「過去の子ども」がときどき非常に支配的になると、自己表現が自由にできなくなって欲求不満を生ずるようになる。実際子どもがかんしゃくを起こして親を困らせている場面を往々にしてみることがあるが、これと同様のことが自分で気づかないで心の中で起こり、葛藤を生じているのである。

フレッドは若くして自分の会社の経営者となり、立派に成功していた。外見では明るくて快活できりっとしており競争心の強い方であったが、困ったことに妻のヘレンを愛することができなかった。彼女のかわいい顔や豊かな暗褐色の毛髪や肉体美の姿をみても何の感情もわいてこないのである。そこで彼は心配で、憂うつになり「実際私以外の男性は皆彼女に魅せられるのに……」と嘆くのであった。

彼はヘレンが彼を愛していることも彼の抱擁を待っていることも知っている。そしてそうしなくてはいけないと自分自身にいってきかせてもそれができない。それなのに彼のビルで働く外の女の子には魅力を感ずるのである。ふたりの夫婦生活は味気のない短い会話で終わってしまう。

家でふたりの間にうまく会話が進まないとき、彼はいらいらして、つまらないことでヘレンにがみがみいったり、ときには彼女を平手うちにしたりすることさえある。そのようなとききっと彼は彼女に対する虐待を自己批判するのである。そしてますます彼女に対する腹立たしさが増進するようであった。

治療室でフレッドは次のように述べた。「なぜ私にこのようなことが起こるのでしょうか。私たちが結婚したころはこんなふうではなかったが、今ではあまりにも私が家庭を大事にし過ぎたからこんなふうになったように思える。それならばもっと冷酷にならなくてはならない。ヘレンがすすんで私を愛してくれてる最中に私は淋しくなりみじめになってしまうのです。私自身どうしようもないし、彼女に対しても何もしてやることができないのです。」

もちろん彼の行動は普通ではない。何か外に問題があるのであろうか。否。仕事はうまくいっているし、皆に好かれている。ただ妻を愛せないことだけが問題なのである。ばかばかしいことだと思われるかもしれない。もう少し彼が自身を強制すればよいのだといわれるかもしれない。しかし不幸なことにこれはフレッドだけの問題ではなく、多くの夫が悩んでいる問題である。そしてこれこそ「過去の子ども」の影響によるものなのである。

フレッドの「過去の子ども」を探索してみるとこれが明らかに理解できるのである。彼の父は妻やフレッドをあざけったり、かんしゃくをおこしたり、ときにはなぐったりしたのである。フレッドは結婚して最初の中はすべてのことがうまくいっていたが、しだいに自分の家庭に落着けるようになるにつれて、自分自身を父親の自分に対した態度で扱いはじめた。すなわち、自分をきびしく扱うようになったのである。それと同時に子どものころきびしい父に対してもった反応と同じような反応をするようになり、家庭でただひとりのおとなである妻に対して怒りっぽくなったのである。そのために彼の愛する妻としてのヘレンへの反応を示せなくなってしまったのである。そしてそのように妻に対して不快な態度をとる自分を父親が叱責したのと同じように批難すればするほどますます妻に対して腹立たしくなったのである。このようにフレッドは自分の「過去の子ども」に彼の生活を支配されてしまったがために、妻を愛することも、彼女に愛情を示すことすらできなくなってしまったのである。

「妻を愛すべきである」という考えをもつこと自体が、すでに彼が問題に第一歩をふみこんでいるということである。そして次に子どものころ父から示されたきびしい批難めいた拒否的態度に発展し、つづいて父に対してもった怒りをもつようになったのである。すなわち、フレッドの「過去の子ども」が彼のおとなの生活を支配してしまったのであって、ヘレンが魅力的であるとかまたはセックスの問題には何ら関係がないのである。

しかしこのような問題は決して一方的に考えるべきではない。そこでヘレンの父についてみると、彼は家庭内で常に妻の手助けをしていたのである。そこでフレッドはこの意味では全くヘレンに不満をあたえ、彼女の「過去の子ども」はこれを彼女に対するフレッドの愛情不足だと解釈し、ときどき巧妙に彼を攻撃したため、彼の子どものころの古傷を悪化させることになったのである。

フレッドが自分のきびしい批判的態度を父親の態度の存続によるものであるということを知って以来、しだいに妻に対して愛情をもてるようになった。そして面白いことには、彼が「ヘレンを愛すべきだ」といわなくなったときから、しだいに子ども時代の親の態度の支配から解放されるようになった。一方、ヘレンもフレッドの態度が彼女に対する愛情の不足によるものではないということを理解するようになり、したがって彼を攻撃したりなじったりしないようになったのである。

## 自己表現のできぬ人

有名な細菌学者フレミング（Alexander Fleming）は、あるとき培養皿の上へ飛んで来た小さなケバが皿の上のバクテリア菌の成長を阻止したことを観察した。そこでこのケバの中の何物かにその菌の成長を阻止する力があると推測して、それが伝染病の治療に役立つのではないかと書いて公表した。そこで実際それを患者に適用してみたところ、完全に治ゆしたケースもあればそうでないものもあった。もしこの不思議な殺菌要素をとり出して浄化したならば、強力な人命救助剤になるであろうと誰しも考えるであろう。しかしフレミングは「私は適当な化学上の援助がないために、これ以上研究を進めることができなかった」と述べている。

その後一二年間、彼はこの不思議なペニシリン物質の培養の研究をしつづけたが、これが非常に注目に値するものであるということを研究所の幹部の人たちに確信させることができなかった。そして一九四〇年生化学者チェイン（Chain）がたまたまフレミングの論文を読み、印象づけられ、フレミングは死んだものと思って、外の二人の化学者の援助をえて数ヵ月後にはペニシリウムを浄化し、ペニシリンを合成することに成功したのである。

ペニシリウムがどういうものであるかを知りながらも、それ以上それを主張することを躊躇させた彼の「過去の子ども」のために、聖マリア病理研究所の彼の上司である頭のきれる多弁で支配的なライト卿（Sir Almroth Wright）にすぐれた化学者の援助を依頼することができなかったのである。フレミングは特に自分の気持を表現したり、他人に打ちあけたりすることが全くできない人であった。

フレミングはスコットランドの農家で育ち、彼には三人の姉妹と五人の兄弟があり、父と後妻との間の息子の中で末から二番目の子であった。だから彼が生まれたときは長男のトムはグラスゴーの大学生であった。父は六〇歳で再婚したため、末子が生まれた後で中風にかかり、二年後に死んだのである。アンドレ・モロア（André Maurois）著のフレミングの伝記によれば、彼の父に関する記憶はただ暖炉の傍に腰をおろしている白髪で不能の父が自分の死後の子どもたちのことを心配していたことだけである。

父の病状が悪化していたときの家庭内には不安感がみなぎり、非常に静寂であったことが想像できる。子どもは元来騒がしいものであるが、そのことさえ多忙の母親から咎められたのである。父の長期間の病気そして死亡という出来事は四歳のフレミングに自由な自己表現を不可能にさせたのも無理からぬことであろう。その上末から二番目の子という立場は多くの兄や姉たちに比べてあらゆる面で重要視され得なかったのである。

彼は子どものころ釣りや猟のようなひとりでできる遊びを好んだ。また片道四マイルも離れた学校へひとりで歩いて通った。誰にも話しかけられないで黙って賢明な兄たちのいうことをきいていることにすっかり馴らされて大きくなった。一三歳のときロンドンへ出て家計を支えていた兄や姉たちと一緒に住むことになり、その状態が研究所の研究員になってからもずっと続いた。四〇年間の研究所での生活において、日々の食事や研究上の自由な討論のときも彼はほとんど何もいわないで、にこにこしながら好意的な様子で他人の話をきいているだけであった。このようにフレミングの無口な「過去の子ども」は全く不変のまま成長し、人命救助剤を発見しておきながらもそれを誰にも話すことさえできなかったのである。一二年間もだまって培養をしつづけてきた彼の忍耐力は全く英雄的であるといわざるを得ないのであるが、一方これが彼の限界内でできるすべてであったともいうことができる。

後になって彼が有名になったときも、彼のこの「過去の子ども」は同僚の女性物理学者に結婚の申出をすることを不可能にさせたのである。そのためにふたりは長い間不必要な不安感と孤独感に悩まされた。そしてついに彼が一大決意の下にプロポーズをしたときも、非常に不明瞭な言い方であったため、相手の女性があえて彼にもう一度繰返しいわせたくらいであった。このようにしておくればせながら彼は栄誉の中に当然うけるに値する暖かい愛情をかちえたのである。しかしこの献身的な男性は一生の間、彼の「過去の子ども」の感情や態度のために、業績の上でも個人的な幸福の上でも制限をうけたのである。

**結婚を恐れるリンダ**

リンダの話は彼女の「過去の子ども」がいかに彼女のしたいこと（結婚して母親になること）のさまたげになっているかを示している。彼女は自制的な感じをあたえる魅力的なおとなしい女性で、独身で保育園で働いていた。子ども相手の仕事をとても楽しみ、子どもが大好きであったので早く結婚して自分の子どもをほしいと思っていた。そして二回婚約をしたが、二度とも結婚式の日が近づくと、結婚するのが恐しくなって婚約を破棄したのである。

第一回目の私との面接のとき彼女はほとんど何も話さないで、黙っていた。「なぜ話すことができないのか。」「なぜ何も話せないような葛藤をもったのか。」しかし少しずつその理由が解明されてきたのである。

リンダの母は二歳のとき死に、その後週末は父と、その他の日は祖母と暮した。四歳のとき祖母が死んだので、その後は家政婦の世話をうけたが、六歳のとき父が死んだ。そこで子どものいないどちらかといえば堅苦しいおじ夫婦と一緒に住むようになった。最初の二年間彼女は悪夢に悩まされたが、夢をみる度におじたちを呼ぶのをがまんしていた。彼らの重荷にならないように、表面上「よい生徒」「よい子」となるように努めたのである。

成長するにつれて幼少期の体験から、誰にでも強い愛着をもつことは危険であるというぼんやりとした強迫観念をもつようになった。すなわち、自分の好きな人にキスをするとその人が死んでしまうというふうに考えたのである。それゆえに誰とでも友好的な関係はもてるのであるが、常に壁を作っていた。自分にあまり親密に近づいてくる人は必ず急に奪われてしまうのだと思っていたので、私がいろいろ彼女の私的なことまで知り、親しくなると奪われてしまうと思い、「医師に何もかも話してはいけない」と自分にいってきかせていたのである。

この声こそ彼女の「過去の子ども」である。ゆえに結婚したいと思っても、結婚して親密な間柄になるべき夫がやはり母や祖母や父のように死んでしまうと思って、結婚するのが恐ろしくなってしまったのである。

全く不合理なことだと思われるかもしれない。しかしこれは彼女の子どものころの体験からみた場合不合理ではない。われわれは事実このような幼少期の体験の論理でもっていろいろなことを感じているのである。リンダの「過去の子ども」の恐怖感を尊重しながら、それをじょじょに解消していくように働きかけたので、彼女はついには結婚をし、子どもをも持つことができるようになったのである。

### 現在・過去・未来

われわれは現在の自分の態度をみるとき、ただ表面的なものだけをみないで三次元的にみることができる。子どものころに両親から有害な態度をうけないで育った人たちは、簡単に子どものころのことを思い出すことができるし、またおとなとしても自分の態度を比較的容易に変えることができる。しかし子どものころに親の態度によって傷つけられた人たちは親切な他人が近づいても、うまくそれに対処することができないのである。

私の体験によれば、ほんの些細な援助によって多くの人たちが全く治療が不可能とされていた不安感や恐怖感の真の原因を自分で探し出して、生活に支障のない程度にまでそれを解消させているのである。

そのための第一段階としては、まず不安感や恐怖感およびそれらの子どものころの起原を探求し、認めることである。第二にはそれらの感情を自分の子ども時代と同様に、自分から追い出すことのできないものとして、自分自身の一部分として受け入れ尊重すること。第三にはこれらの感情をできるだけ制限して、自分の日常の活動や能力が働きに支障にならないようにすることである。もちろんこれは非常に困難なことであり、忍耐と繰返しの努力が必要であることはいうまでもない。

われわれはどこにおいても悲しんだり、不平をいったり、批難がましくしたくないものである。そのためには前述した三段階にしたがって自分自身の感じ方をまず変えるように努め、そして自分の「過去の子ども」を通して自分の現在及び未来を含む今日のことを取り扱うことが必要である。

# 第4章　子ども時代に対するわれわれの態度が間違っている

われわれの文化の一部をなしている子どもたちや彼らの感情を大部分のわれわれは軽視しているのが現状である。両親が必然的に文化的態度の運搬者であり伝達者であるという事実を理解するとき、広大な文化的視野を反映した彼らの態度を批難することができなくなるのである。そしてその態度が往々にして子どものころおよびそれ以後の人生における自己軽蔑の基礎となってきていることを認めざるを得ないのである。

一世代前に繰返しいわれたことの一つとして、「子どもたちは監督されるべきであって、彼らのいうことをきくべきではない」ということがある。われわれの文化では子どもたちの行為は常に善悪という道徳によって判断されるが、他の文化ではそれはそれなりに受けとめられて道徳的に云々されないところもある。もし子どものころうけた両親の専制的養育から自分自身を解放したいならば、そのような養育態度の役割および範囲を客観的に検討してみる必要がある。そうすればなぜ両親がそのような態度をとったかを理解することができるのである。

われわれの非常に多くの者が子どもたちにとってはまことに窮屈な道徳的雰囲気の中で成長したのであるが、この窮屈さはおとなたちにはほとんど理解できない。なぜならば子どもたちにはおとなの責任はなく、のんきで何の問題のない幸福な生活をするのが当然とされているからである。おとなは自分たちが一生懸命子どもたちのために働いても子どもたちが一向そのことについて無関心であるといって憤慨することがよくある。「あんたは自分の洋服を拾い上げたことがあるの」「お前のためにこんなに一日中一生懸命働いているのにまだ不平なんかいったりして……」と親が子どもにいっているのをよくきく。このように常に失望や不平を表現していると、子どもに罪業感や不適応感を抱かせるようになり、それが結局おとなにはねかえってくるのである。

われわれの伝統的な文化は子どもたちおよび彼らに関するすべてのことを軽視する傾向がある。そしてわれわれ自身もまたおうむのようにそのような態度を受けついではそれを反復しているのである。

**おとなの期待**

以上述べたことは子どもたちを親に対して支配的にさせよとか不従順にさせよとかいう訴えではない。われわれおとなは必然的に支配的になりコントロールしなくてはならないような世界に住んでいるのである。子どもの感情の発達に特別な関心をもっている精神科医ビバリー博士（Dr. B. I. Beverly）は名著『子どもたちの防衛』（"Defense of Children"）の中で次のように述べている。「狭い意味では家庭における両親から広い意味における社会的概念を内包する社会にいたるまで、おとなが自分たちのためにつくったものである。この意味において子どもは全く無視されている。そして子どもはおとなの基準を理解し、評価し、それに自分自身を適応させるように期待されているのである。偉大なる努力と善意によってたいていの場合彼らは正しい行為をするのであるが、それらはほとんど無視せられ、ほんのときたまなす不正行為によって神々すなわち両親や年長の親戚や教師や他のおとなたちからお目玉をちょうだいすることになるのである。すなわち、子どもとしての精神的世界で生活をしている彼らは、おとなの基準にしたがって物事を考え行動するように期待されているのである。」

ただごく最近になって子どもは子どもとして認められてきた。われわれは伝統的に子どもを「小さい男性」「小さい女性」にするために巧妙に制圧してきたのであり、きびしいしつけや絶対服従や丸暗記を子どもたちに強制してきたのである。

## 「子どもっぽい行為」を避けることはできない

われわれの文化において子ども時代に関する最も強力で一般に普及している態度は、ある時点でわれわれは子どもであることを止めてそれ以後はずっと永久におとなであるという考え方である。このことは感情の発達の結果おとなになってからいろいろな困惑や不必要なひどい自己軽蔑に悩まされるという事実に全く反することになる。われわれは状況や責任の変化にしたがって絶えず成長するように要求される。たとえば、学校を卒業して、二一歳になり、就職し、結婚して親になるのである。ゆえに子どもっぽい感情、行動、願望はすべて価値のない軽蔑すべきものであり、人間として不適当であるとみなされるのである。自分自身をこのようにしつこくあざける人には、子どものころに両親から絶えずおとならしく振舞うように要求せられ、不必要に厳格な雰囲気の中で養育をうけた人に多い。このような人はおとなになってからも自分自身にそのような要求をなしつづけるのである。すなわち、彼に内在する「過去の子ども」が反抗し、自己嫌悪を生ずるようになるのである。

このような間違った考えをもった道徳観念の強い親はときどき聖人パウロの次のことば（コリント人への手紙・一三章一一節）を引合いに出すのである。「私が子どものときは子どものように話し、理解し、考えた。しかしおとなになったとき子どもっぽいことは捨ててしまった。」しかしパウロは子ども時代または子どもっぽい行為を悪として罰していないのである。彼はキリストの教えにしたがって霊的生活を過すためのおとなとしての責任について、自分の考えを述べているというふうに一般に解釈されているのである。しかしそれが「過去の子ども」の感情を軽視することと誤解され、その上われわれはある特定の時期に子どものころの感情を捨てるべきであるという考えと結びつけられてしまったのである。一方においてわれわれはおとなとしての責任ある行動をするために真剣に努力をするのであるが、他方では「過去の子ども」の感情や行動を無視してそれらを統御することはできないのである。それらはわれわれの一部分であり、われわれがおとなとしての目標に関心をもつ前に受容すべきである。

それなのに多くのおとなたちは、自分たちが子どもっぽいと思うことをしていることに気づくと、無理やりそれを止めようとするのである。自分の子ども時代はおとなになってからの自分の中に存在しつづけるのであって、それを消失させることは全く不可能である。しかしビバリー博士のいうように、われわれは非常に多くのおとなの行為を無視して、「過去の子ども」によるある行動や感情や考えに親の役割をとって「神々のお目玉があたえられる」というように自分で罰をあたえるのである。われわれの親たちがわれわれにあたえた批判的で有害で懲罰的なことばを今では自分自身にあたえているのである。

おとなは親が自分になしたと同様の行為をしているということをわれわれが理解しない限り、ただ無闇に子どもっぽいことを排除しようという無益な仕事を遂行しうるに過ぎないということになるのである。

### 人生の新しい洞察

自分自身に内在する「過去の子ども」の感情を寛大に考察しながら、一方において確固とした態度で自分自身を処することができるならば、不安感や緊張感や焦燥感をもつことから救われることができるのである。またそうすることによって一層真の自分らしい自分になりうるのである。多くの緊張感や不安感は自身の子どものころの感情の表出を恐れ、それを抑圧したり隠したり否認しようとするために生ずるのである。

しかし親切な親が子どもの感情を受容するように、自分に内在する「過去の子ども」の感情を是認することができるようになるのは容易なことではない。いったん形成された習慣は、容易に変わるものではないのと同様、親から借りてきた自分の処し方も簡単に変えられるものではない。

しかし絶えず努力をすることによって子どものころの感情を日々の行動の中で受容することができるようになるのである。これらの感情はずっと自分の一部分を成してきたのであり、現在でもそうであり、決して恥ずかしいものではない。それを抑圧しようとするような努力は止めて、それを受容すれば、その特殊性および深遠性を納得することができるであろう。

以上が自分の子ども時代に対して新しい見方をするための基本的な洞察である。自分に内在する「過去の子ども」が自分の仕事、結婚、性生活の満足、金銭上の悩み、人間関係等にどのように影響をあたえるかを知ることによって、自己の人生の重要な面を新しい異った観点でみることができるのである。

### 自己評価の仕方

自分自身について自分がどのように思っているか、すなわち、自分の感情、思考、行動を自分がどのように判断し、評価しているかは、自分の人生の生き方の中心課題である。自分のなすこと、またしばしば自分ができないと思うことは多くの場合、自分自身に関する自身の感じ方によって決定されるのである。

このような自分に関する感じ方は子どものころに経験した不必要な苦痛が原因になっているものが多い。自分をばかで柔軟だと思っている男性や自分を不器用でみにくいと思っている女の子が、実際彼らが自分で思いこんでいるほどばかで柔軟であったりまた不器用でみにくいことはごくまれである。ほとんどの場合、このような感情は子どものころの親の態度によってうえつけられ、大きくなるまでずっともちつづけられたものである。

自分を有能で価値のある重要な人物であると思っている人は、子どものころから親から十分な関心を注がれた人である。このような人は自分自身を常に親の愛情と承認と自分の欲求の受容に反映させてみたり感じたりするのであり、また親の承認をえる方法や親が否認する事柄について子どものときにすでに習得しているのである。

## 精神医学と感情の成長

精神医学においては、われわれが自分自身についてどのように思うかがその人の人格の基本的で決定的な面であるというふうに長年考えられてきた。そしていかなる影響力や経験が子どもの自己に対する感情に影響をあたえるかについての研究が精力的になされ、その結果子どもに対する親の態度が主要な要因であるということになり、児童精神医学の第一の目的は子どもの健全な感情の発達を促進することであるということになったのである。

フロイドはおとなを対象にして臨床的な研究を行った結果、一世紀前に人々に大きなショックをあたえた口唇性欲および肛門性欲の固着という説を唱えた。今日ではその説も両親の子どもに対する感情的態度の重要性および両者間の絶え間ない相互関係が認められることによって変化してきた。フロイドがそのような特殊な考えにもとづいた研究をなしたころは、児童精神医学もまだ発達していなかったので、ほとんどがおとなを対象にしたわずかな観察にもとづいた遠大な推察によるものであり、主に彼自身の洞察に導かれたものである。*

筆者が精神医学的仕事をしはじめたころ、フロイドの有名な幼児性欲的なものが必ずしも自分の患者の問題に共通した原因ではないということがしだいに明らかになってきた。たとえば精神分析的な説によると、二、三歳ころに肛門に不適当な関心を払うと、そのころの「肛門期」の性格が固着して、その結果成長してから衝動的な賤しいサド的またはマゾ的な抑圧行動をするような性格となるというのである。しかし筆者はヒルシュスプルング氏病（小児の常習性便秘で二、三ヵ月毎に排便のために手術をしなければならない）の患者をみたことがあるが、彼は生まれたときから灌腸をしており、母親は彼がおくてであるため、がみがみいったりこづいたりした。それでは彼は「肛門的性格」であるかといえば、実際はそうでなくて、鷹揚でかわいらしい陽気な少年である。結局固着するのは不幸でゆがんだ親子関係の反映であって、彼の場合は母親との関係が健全であったから固着しなかったのである。

＊ L. Kanner, Child Psychiatry, 3rd, ed., Springfield, Ill. : C. C. Thomas, 1957, p.7. 参照。
フロイドは小児性欲について論文を書いてから三年後にはじめて子どもの患者をみたのである。

## 「出ていく子どもがあった」

子どものころの親の態度はたとえどのようなものであってもしだいに吸収せられ、自己を導くために使用されるようになる。ゆえに自分に内在する「過去の子ども」の感情は人格のある特殊な面と関係があるのではなくて、子どもが体験するあらゆるものを実質的に含むことになる。W・ホイットマン（Whitman, Walt）は「出ていく子どもがあった」（"There was a Child Went Forth"）という有名な詩の中で、子どもの成長過程を明確に美しく述べている。

毎日出ていく子どもがあった。
はじめてその子が見上げた対象物に彼はなった。
それはその日の間、数日の間
数年間、またはそれ以上の長い年月の間
彼の部分となった。

幼いときみたライラックの花、草
紅白の朝顔、紅白のクローバーの花
幼いときききいたひたき鳥の鳴き声……
すべてその子の部分になった。

両親
彼の父親となった父
彼を懐妊し、胎内で育くみ、生んでくれた母
彼らは出生以上のものをその子にあたえた。
出生後毎日あたえた。
そして彼らはその子の部分になった。
食卓に食器を静かにならべる母
やさしく話しかける母
清潔な帽子と上着を着た母

かたわらを通るとき、彼女の人柄と衣服から健康な臭いをただよわす母
強くて、自己よがりで、男らしく
ケチで、怒りっぽく、不公平な父
ほらふきで、早口で大声の父
ガメツイ取引をし
悪賢こく誘惑する父

家族の慣習、ことば、客、家具
思慕の情で胸が一ぱいになった心
否定されない情熱、真実感
結局は非現実であることが証明される思想
昼の疑惑、夜の疑惑
二者の中のどちらかを知りたがる心
どうしてかを知りたがる心
外見そうみえるものが実際であるのか
単に瞬間的なひらめきや斑点であるのか
……

この詩の抜粋は、子どものころの体験やイメージや光景や疑惑がいかにいつまでも残存し、実質的にわれわれの一部になるかを物語っている。

子どもは親のあたたかさや愛情や関心を克ちとるために、親のしぐさやしかめ面をはじめ、自己洞察の仕方や世界観までも真似をして自分のものにするのである。その中でも最も大切な態度はもちろん親が子どもについてどのように感じているかであり、これによって子ども自身が自分についての感じ方を決めることになる。子どもにとってそれ以外に、自分がどのような人間であるか、自分が愛される価値のある人間であるか等を反映させる鏡もないし、それらのことを知るための指導もされないのである。

子どもは年々と成長していくにつれ、親の態度を実際は自分自身で作りあげた態度だと思いこむようになる。そして身体的に成熟した後もずっとそれを真実だと思いつづけ、その態度で自分自身に向かいつづけるのである。

このようにおとなに内在する「過去の子ども」は、食物、家庭生活、宗教、教育、セックス、金銭に対する親の全般的な文化的態度のみならず、特に親の子どもに対する態度をもちつづけるのである。われわれにはこの過去の家庭の雰囲気やわれわれに対する親の態度がたとえ有害であっても、それをいつまでももちつづけようとする傾向がある。多くの患者は自分の親の態度が間違っていたと認めた後でも、私に「それは正しいように思える」といっている。「過去の子ども」の確信はこのような昔の有害な親の態度の中に存在しているのであるから、そのような態度を変えようとすると、「過去の子ども」が非常に強力に反対するので、結局自分のおとなの部分がその目標や満足をあきらめてしまうことが多い。

われわれは皆ある家庭で成長し、その家庭特有の多くの面や「感じ方」やホイットマンの「家族の慣習やことば」に慣らされる。そして父を笑わせたり怒らせたりした原因や母にショックをあたえた原因、他人および金銭から愛情や食物にいたるあらゆるものに対する両親の感じ方、あらゆる外の人人から自分たちを切り離す方法等をわれわれは自分のものとして吸収した。このようにしてわれわれはポテトのフライやソースやチョコレート・プディング等の食物の好き嫌いをするようになった。そしておとなになってからもこれらの食物が親しみのある「旧友」であるがために、それに対する好悪もつづくのである。そしてこれもまた現在なお存続する「過去の子ども」の一部分である。

われわれが理解し日々過している生活はこのような過去の体制の中で習得されたのである。その生活がいかに特異なものであっても、それに対する「くつろぎ」の感情はその家庭から得られるのであり。この感情こそわれわれに内在する「過去の子ども」が常に求めて止まないものである。

**親を批難しないように**

子どものころ、家がおもしろくなかったとしても、それはわれわれに「くつろぎ」の感情をあたえてくれた。たとえばおとなになってからは全く食べない嫌いな食物を無理やり食べさせられたりした。またおとなになってから非常におそくまで起きているのは、子どものころにあまりにも早く寝かせられたからかもしれない。このような親や兄や姉の態度は子どもであったわれわれを傷つけたが、そのころはわれわれなりに最善をつくしてそれらを切り抜けたのである。ときには叱られたり、叩かれたり、無視されたり、拒否されたりして、情けなくなったり、不安になったり、淋しくなったりしたものである。

しかし現在おとなになってみると、子どものときには全知全能だと思っていた親の真の姿をみることができるようになった。すなわち、外の人たちと同様多くの問題をかかえこんでいる全く普通の人間としてみることができるようになった。彼らは確かにわれわれを養育する上で間違いをした点もあるが、一方では最善をつくしてわれわれを育ててくれたことも事実である。ホイットマンが指摘しているように、「彼らは出生以上のものをその子にあたえた。出生後毎日あたえた。そして彼らはその子の部分になった。」

われわれに内在する「過去の子ども」を知るためには、われわれが子どものとき出くわした有害な態度を注意深く調べてみることが必要である。それは現在もなおわれわれを悩ましているから容易に見出すことができる。しかしそれを見つけることは親を批難するためではなくて、それが自分自身にずっと苦痛をあたえ続けないようにするためである。

# 第5章 「過去の子ども」が君臨しつづけるとき アネットの話

おとなになってからも親の子どもに対するきびしい批判や軽蔑的な態度を自分自身に適用しつづけるということは信じられないことのようであるが、実際にそういうケースがある。そしてそれがおとなの生活にどのように影響をあたえるかについて説明するためにアネットのケースを述べてみよう。この数ヵ月間この悩める若い女性は私との話合いの度に私に次のようなひどいことばを浴びせかけた。

「先生は私を嫌っていらっしゃるんでしょう。」「私に死んでもらいたいんでしょう。先生にとって私なんか何の意味もない存在なんだから、そんなに意味ありげにふるまわないでちょうだいよ。先生は私を知りもしないくせに。」

「先生は何て私はみにくい女なんだろうと思ってそこに坐っていらっしゃるのね。私は先生にうそをつくようにたのんでなんかいませんよ。先生は早くこの話合いが終わればいいのにと思って坐ってるんでしょう。家へ帰られたらいいじゃないですか。もっと有益なことをされたらどうですか。私に帰ってもらいたいんですか。おかわいそうに。おえらい先生というのは殉教者ですね。でも先生は私にとって殉教者じゃなくって、ペテン師ですよ。それも偉大なペテン師ですよ。あんたはどんな人に対しても感情をもてない人ですよ。あんたはまさにいかさま師ですよ。私はいかさま師には我慢ができないんだよ。」

「ああ神様、どうして私はこんなふうにしゃべるんでしょうね……」

私はどうしていたかというと、ただそこに坐っていただけである。私は彼女をおどしたりなじったりもしなかった。私はただ一昨日以来彼女がどのように感じてきたかと尋ねただけである。そしてこの長い攻撃演説がその答えである。彼女は私を本当に知らないから当然私がペテン師であるかどうかも知らないはずである。また私が彼女にとってそんなにいやな存在であるならば、こんなに何回も私のところへこないはずであり、私を怒らせたことについて気にもしないはずである。

これは全く非理性的な行為である。しかしアネットは現実の生活においては一家の主婦として三人の子どもを養育しており、友人たちは彼女に対し同情的な理解を示し、夫は彼女の怒りっぽい欠点をときどき彼女に忠告していた。しかし夫は彼の雇主や子どもたちも怒りっぽいと思っていた。アネットは夫が腹を立ててまくしたてるのを黙ってこらえていた。彼女の不安発作は道を歩いているときや、店にいるときにおこり、急に事実と反して自分がみにくくてばかだと思うのである。そのような不安感がおこらないときは、彼女は身のおき場のない全く冷えびえとした孤独の世界の中で生活をしているのである。

しかし以上の事実は何れも彼女の極端な自己批判的態度や彼女に対して非常に友情的で同情的な医師を含めての他人に対する彼女の無理解さの原因としては考えられない。

彼女のそのようなふるまいを理解するには、その基礎として彼女の過去の生活を知る必要がある。彼女の父は貧困な家庭で多くの兄弟姉妹と共に育てられ、幼少期より全く愛情をうけられなかった。

そしてまだ友人たちと遊んでいたい年ごろから働き始め、それ以来ずっとはげしい労働をしてきた。結局愛情を交わしあうというようなことはほとんどなく、家族の誰とも親しくなれなかったので、仕事にのみ打ちこんだ。そして妻がいくら彼にぶつぶつ苦情をいっても一向にそれに反駁することなく、それを避けるために一層長時間仕事をした。だから子どもたちはほとんど父親と顔を合わせることがなかった。

## アネットの母親

アネットの母親ははげしいかんしゃくもちの支配的な女であった。彼女は母親すなわちアネットの祖母からいろいろと強要されたり命令されたりして、いつもそれに反抗していた。結婚後は夫とのけんかが絶えず、たいていの場合彼女はアネットに怒りをぶちまけたのである。そしてアネットに次のようにいった。「お前は不器用でおへちゃだよ。絶対、みられるようなかわいい子にはなれないよ。何てばかでみにくい子だろう。まあまあみられる子をもてなかった私は何てあわれなんだろう。」しかも毎日毎日このようにいったのである。

アネットのことで腹を立てたり困らされたりした場合には、「お前はみにくいデブの子豚だよ。さっさと私のみえないところへ行っておくれ」と叫んだ。あるときアネットを海岸へ連れていったとき、「ごらんよ。海がそこにあるよ。海の中へ歩いて行って、どんどん歩きつづけたらどうだい。そうすれば私の肩の荷がおりるのにね」といったりした。

そんなことを子どもにいう人があるかしらと思われるかもしれないが、そう思われるなら一度混雑しているスーパーマーケットへ午後でかけて行って、そこで母親が子どもにいっていることばをきいてみてください。

そのようなふうに子どもに繰返しいっていると、同じように自分自身にもいうようになる。たとえば、「お前はみにくいよ」というのが「私はみにくい」になり、「お前はばかで悪い子だよ」は「私はばかで悪い子だ」になる。そしてそのようなことばはたいてい嫌悪の表情や身ぶりでもって一層強調され、自然に親の態度が子どもに伝わることになる。

そして子どもが青年期になるとしだいに自分の親の態度で自分を扱うようになり、それがたとえきびしい苦痛なものであり、ますます悪化し傷つけるようなものであっても、その態度をとるのである。

私はアネットに彼女に内在する「過去の子ども」がどのように彼女の中で働き、現在の彼女の生活に影響を与えているかについて書くように依頼した。彼女は次のように書いている。

「私は私がいったことばやその言い方を恥ずかしく思い、また価値がないと思ったので、その中の一五のことについて書こうとしたのであるが、それを私特有の「過去の子ども」はむりやりにおしとどめたのです。もちろんこれは自分を守るための自己弁護を前もってしていることになるのですが、なぜ私はこうなんでしょう。」

「私が自分のすべての考えや行動を無気力にさせてしまったという批難が私自身の中にあるのです。私はここに坐って、私のことばを一つ一つ吟味し、それを皆悪いと判断するのです。自分の行動に対するこのような反応は、何かを書いているときも、料理をしているときも、車を運転しているときも、道を歩いているときも、いつでも私の中に起こってくるのです。」

「私は私の『過去の子ども』を具体的に述べることができます。今日は日曜日ですが、日曜日には私は完全に私の昔の生活にもどるのです。日曜日だからといっても少しも休まることはないのです。自分ではどうにもならない恐ろしい世界の中に全くひとりぼっちでいるように思われるのです。あらゆる人々が怒っているのに私は悪い女であるので皆を楽しませるような行動ができないのです。私は今日今までに八回体温を計りました。そして赤い線を非常に心配しながらみつめ、それが正常であることがわかってからほんの一、二分ホッとするだけです。その後すぐにまた同じことを繰返すのです。また今日は肥ったのではないかと思って体重をはかります。体重は一〇二ポンドで身長は五フィート三インチで少しも変わっていません。そしていつもできるだけ窮屈な服を着るようにするのですが、それがいつものように着られても、また肥えたのではないかという心配から逃れることができないのです。」

「家で仲間たちと一緒に夕食をしたとき、手が震え心臓がドキドキします。なぜならば私にとって食事がとてもひどく思え、仲間たちが私のことを何てひどい女だと思っているだろうと思うからです。またそれにもまして彼らが私のことを何てみにくい女だと思っているのではないかと思うからです。実際私がどのような容貌なのかいうことができません。私にとっては世の中のすべての女性は美しくて、私だけがぞっとするほどみにくいように思えるのです。人々は私が魅力的だからいく人かの男性はそう思ってくれるだろうといいますが、そのようなことばは私にとってまたは私の自己評価にとって少しもプラスにならないのです。」

「今ここで坐っていて、私の子どものころに私に最も頻々といわれたことばを思い出すことができます。それはまた、現在自分の思うような生活ができないとき、自分自身にいうことばでもあるのです。それは「みにくい肥った牝牛」ということばであって、子どものころ毎日毎日これをいわれる度に身がすくむ思いがしたと同様に、今これを書くだけでも身がすくむのです。しかし私が身のすくむ思いをするという事実は、私がローストを長く料理し過ぎたり、急に恐怖心に襲われないかと心配しながらびくびくしてそっとドラッグストアーに入ろうとするときに前述のことばを自分自身にいうという事実を変えることはありません。私は日曜日になると屈辱感と不安感をもち自己批判を必ずするのです。」

「昔の日曜日も同様であったでしょうか。何か今の日曜日と違うのではないかしら。日曜日には母はいつも腹を立てていました。朝起きて書斎へおりていくと母が袖椅子に腰かけていました。一日で彼女が今日は私に話しかけてくれないことがわかりました。彼女の顔は憎悪の表情をもっていました。私は胸がしめつけられる思いがし、胃が痛くなり、もしかしてガンではないかという恐怖感に満たされましたが、そんなことは恥かしくて誰にも話すことができませんでした。母に話してみようかと思いましたが、その日は話せませんでした。台所へ行って兄弟や父の朝食の用意をしましたが、母がそこへ入ってくる音にこわごわきき耳を立てていました。間もなく母が入ってきて食卓の準備をするのですが、その間中彼女は太くて美しい眉毛の下からにくにくしげに私をみているのです。私はおどおどしてうつむきながらちらちらと母を見上げて、いつも彼女が何て美しいんだろうと思ったのです。」

「母が『青い眼をもった長身で細い黒髪の女の子がいたらどんなにすばらしいでしょう』と私に話すたびに、自分がみにくく思え、母がにくらしくなりました。その女の子は私の従妹のことなのです。私彼女がいつも私の肥った腕や腹部をみているように思えて、どこかへ隠れたい気持で一杯でした。私に対する母の憎悪が部屋中に充満しているように感じました。そして兄が食事に下りてくると、何か塊が咽喉にこみあげてくるのを感じました。母は兄にはとてもちやほやして、食事を与えたりいろいろ気をつかうのでした。また弟にも同じようにするのですが、父にはいやいや仕方なしに食べさせているという態度を示しました。そんなとき私は涙を止めることができませんでした。母は私が何かを食べているかどうかなど決して気にしませんでした。もちろん私はとても肥えていて気がひけておりましたので、そういう母を批難しませんでしたし、今でも批難してません。食器を洗うために私が部屋を横切ろうとしますと、母は『みにくい肥った牝牛め』とつぶやくのです。咽喉につかえていた塊が大きく風船のようにふくれ上ると、母はつつみかくすことなくはっきりとした声で、『また泣いている』というのです。」

「朝食後私はずっと洗面所の中にいて、恐怖感と屈辱感を克服したのです。そしてまた同じことが夕食のときもその後も繰返されたのです。」

「ではそんなとき父はどうしていたかといえば、『気にするな』とか『一ドルあげるから映画でも見にいって忘れなさい』といいました。結局誰も私の相手になってくれる者はいなかったのです。私は今でもそうですが、全くのひとりぼっちでした。そこで九時か一〇時ごろベッドに入り、枕に顔を押しつけて泣きましたので誰も私の泣き声はきかなかったと思います。その無言の涙こそその当時の思い出の一つです。それから不安感がますます増大してねむくなくなりました。」

「もちろん私自身ねたいと思いませんでした。ねればそれだけあのいやな朝が早くやってくるからです。『神様、早く私をおとなにしてください』と祈りました。しかし当時一〇歳の私にはまだおとなになるまでに長い年月がかかります。その中に一時になり、皆の話し声がきこえてくるので、部屋の外できき耳を立てて坐っていると、それはたいてい私の悪口なのです。私はとても悩まされ、現在私が自分自身に劣等感をもっているのと同様に母と比べて自分自身に強い劣等感をもったのです。私は生きる気力も情熱もありませんでした。私は不幸であり、現在自分の厄介者であるように、当時は家族の厄介者だったのです。」

「皆のいっていることをきいてもそれは私の自己評価にとって何らプラスにはなりませんでした。二時か三時ごろになってやっとねむりについたのですが、朝目が覚める前に涙がでるのです。そして今でもそうですが、その日のおそろしさが私を圧迫するのです。おとなになってからは睡眠が逃避のための大切な場所となりました。私はこれを書く一時間前にのんだ睡眠薬に感謝するのです。それによって、おそろしい運命的な今日の日曜日ともおさらばできるし、またそれによって私は気楽な気持で自分の行動を検閲することができるからです。私は私の過去が現在なお自分自身に影響をあたえていることについて書いたつもりですが、果して正確に書けたかどうかわかりません。今は子どもではありませんが、でもまだ精神的苦痛や自己劣等感やひどい恐怖心は残っています。」

「私はいつかもう一度新しく生きかえりたいと思います。スレートを完全にきれいに拭いて、そこにはもう自分がうつる鏡がないようにしたいものです。私はもう母や自分自身の眼で自分をみないで、本当の自分をだんだんみることができるでしょう。もし私に対する母の解釈が間違っているならば、現実に私は存在しないでしょうし、私は生まれかわらねばなりません。実をいえばそれこそ私の希望なのです。すなわち、もう一度出発する機会をもつことです。そしてそれは私の人生をもう一度はじめからやりなおすための機会をもつことなのです。」

### 「気楽な」気持

もちろんアネットの話は親の態度がずっと自分自身にむけられるということの非常に極端な例であるが、全くの真の事実であることは間違いない。アネットは自分をこのように軽蔑し苦しめながら、彼女の周囲の人々も自分と同じようなひどくさげすまれ毛嫌いされた子ども時代をもっていると思いこんでいるのである。彼女の「過去の子ども」

はこのようなひどい取扱いをされた方が安定感をもつのであって、おとなからやさしく扱われるとそれに慣れていないために何となく疑惑感と不安感をもつのである。彼女は怒りをぶちまけることができるときに、ホッとした「気楽な」気持を味わうのである。

われわれは子どものころからなじんできた感情的な雰囲気の中にいないとき、またそういう雰囲気を再生したり擬装したりできないとき、何となく空々しく空虚に感じたり、または「気楽な」気持ちになれないものである。それは子どもとして何となく拘束され傷つけられたものを含んでいるにもかかわらず、ある種の安定感をあたえるのである。

## レックスの場合

優秀な大学生であるレックスは、彼のかっとなる性質と女の子とうまくやれないという悩みの相談にやってきた。彼はハンサムであるがどちらかといえば粗暴な容貌をしている。毛髪はいつもくしゃくしゃでネクタイはゆがんでいる。部屋の中を行ったりきたりした挙句、椅子にくずれるように坐りこみ、足を私の机の上にのせる。私がそれを下ろすようにきつくいうと、「何だい、老いぼれ医者め」という。

ガールフレンドはいたが、自分を愛してくれなかったという。すなわち、自分のいうことをきいてくれなかったからだという。彼には「人のいうことをきく」ということは「人に従う」ことを意味し、それが最善のことだと思っていた。

彼はガールフレンドの日常生活の一部始終をせんさくしたがった。また彼女のあらゆることに指図をしたがった。たとえば、買物をする店、下着の色、歯みがきの種類や回数等についてまで指図をし、彼女が少しでも反対の意見を述べると、かっとなって怒る。「彼女は自分を愛していない。愛しているなら自分のいうとおりに何でもするはずだ」と嘆く。

彼女が慈善事業に費す時間を惜しがって、それを止めるように命じた。このような彼の指図や激怒がつづいた結果、彼女との仲は破れたのである。その後ほんのしばらくの間彼はみじめになった。そしてまた別の女の子と交際したが、また同じ結果に終わった。結局はじめのうちは彼のハンサムでだらしないかっこうが女の子の母性本能をくすぐり、彼の専制的な態度は男らしく思われるのである。しかし彼のあまりにも執拗なせんさくや指図がつづくので結局破滅に終わってしまう。そしてその度に彼は深く嘆き絶望するのである。

なぜこの若者はこのように失敗を繰返すのであろうか。なぜ彼は外の人の気持を見抜くことができないのであろうか。

レックスの母親は彼が子どものころ、一度も彼を子守りにまかせておいたことはないということを自慢げにいっていた。彼は彼女の「生命」であり、彼女は正に彼に身も心も捧げた奴隷であった。実際彼がことばを話せるようになったときから母親にあらゆることを命令した。彼女は彼の回転のよい頭をほめ、知能の発達や好みのよさをほめた。彼女は彼が彼自身をえらく思うように望み、彼のいうことにはどんなことにも従ったのである。だから彼は母親に指図すると同じように、ガールフレンドにも指図したのである。

彼の「過去の子ども」は他人の感情や権利を尊敬すべきだという教訓をうけたことがない。レックスは常にガールフレンドたちのプライバシーと権利を侵害し、彼女たちの反抗を愛情の欠如だと誤解した。それは彼の幼少期に彼が母親の権利を排除するようなことをしても一切彼女がそれを咎めたことがなかったためである。ゆえに彼はガールフレンドの感情を全く洞察できなかったので、彼女たちは本当に彼を受容してくれないし、また彼のいうことをきいてくれないと思いこんだのである。事実彼に従おうとしなかったり、彼のことばを法律として受けとめなかったり、彼を非常に聡明であると賞賛しなかった者たちは明らかに彼を愛してはいなかった。彼の「過去の子ども」は、「お前が私を愛するなら、母がいつも私にしてくれたように何でも私の要求を満たしてくれるはずだ」といった。これが彼のいわゆる愛情の意味である。

この若者の悩みは純粋なものである。彼は愛されたいと思い、またそれを非常に必要としたのである。しかし彼が女の子の愛情を克ちえてそれをもちつづけるためには、自分自身に対して今とは異った親の態度をとれるようになり、彼の衝動的な「過去の子ども」をコントロールする必要がある。このコントロールをすることや他人の権利を尊重することが彼の子どものころに養成されなかったのである。

**われわれは自分自身の親である**

アネットとレックスの両ケースは外見上全く異ったケースのようであるが、両者共に内在する「過去の子ども」がおとなになってからの生活に影響を与えている点においては共通している。そして結局両者共それぞれの「過去の子ども」を認め、自己劣等感を減少し、自分自身に対してもっと親切でしっかりした親としての態度がとれるようになった。

もう一度繰返していうと、われわれの子ども時代や現在の問題がどんなに特殊なものであろうとも、それとは関係なく自分自身に対して常に親としての行動をとっているのである。われわれは誰もが必然的にそうしているのである。そしてわれわれの両親がわれわれをかわいがってくれたり、罰したりしたのと同じやり方を自分自身に対しても使う傾向があり、その方法いかんによってわれわれ自身がどのように安定感をもつかどうかが決まるのである。両親と全く同じ方法で自分自身を取り扱った場合、ある程度の安定感はあるかもしれないが、子どもとして痛めつけられた古い態度をつづけることにもなる。そしてこれらの古い態度が現在のおとなとしての機会や満足感を制限することになるのである。

自分自身の親になるということは、自分が親からうけた苦痛な態度をつづけなければならないということではなくて、それよりもっとよい親にもなりうるのである。それは成熟の過程において子どものころの感情を自分自身の尊敬されるべき一部分として受けいれ、自分なりのやり方でその感情と共に生活することを習得することである。

われわれの「過去の子ども」は自分自身が自分のよき親であれば一つの財産でありうる。それはわれわれの努力に対して豊かな賞賛をあたえ、われわれの世界を若々しく新鮮で好奇心の満ちたものにするために援助をあたえてくれることができるのである。

# 第6章　自分自身に抵抗して悩むことはないか

感情的にわれわれは玉葱の皮のように成長する。ホイットマンが述べているように、毎日がわれわれの「部分になる」のである。児童期および青年期における葛藤やあこがれは常にわれわれの心の奥深くに残るであろう。そしてこれらの昔の葛藤や感情はなくなってしまうのではなくて、ずっと影響をしているという考え方に慣れるには時間を要する。

この事実を感情的に受け入れることのできる人は少ない。たいていはわれわれ自身のこの部分を毛嫌いし、もみ消そうとしたり根絶したがる。それはそれが自分自身についてのおとなとしての考えと合わないからである。私自身の体験によれば、中には自分の中に「過去の子ども」が生々しく影響しつづけているという考えに対し非常に強く反抗する人がいる。こういう人はたいてい「子どもっぽいことを排除する」ために苦悩してきた人であり、おとなになるために頑固に子どもっぽいことを否定し罰してきた人であることが多い。

いつも完全におとなであるということは誰しも期待できないことである。自分自身にひどく抵抗するとき、われわれは支離滅裂になって全く無能になってしまう。これがアネットのケースである。いくらひどく抵抗しても、内在する「過去の子ども」を破壊することはできない。かえっていわゆる子どもっぽい感情を心の奥に追いこむことになったり、しつこく表現したりするようになる。子どものころ親からうけた叱責に対してどのように感じたかにより、われわれの「過去の子ども」はそのような取り扱いに対し、恐怖感、反感、苦痛感、不機嫌等によって反応する。結局、われわれ自身のこの部分を追放しようとすればするほど、捨てばちになったり孤独感を味わうようになるのである。

## 「内在する過去の子ども」と無意識

私の医学生が時々「『内在する過去の子ども』は結局フロイドのいう『無意識』と同じものですか」と尋ねる。

答えは「ノー」である。両者には大きな違いがある。

書物や文献や映画等によって「無意識」がわれわれのコントロール外に内在する諸感情の全能の溜り場であるようなイメージが作られている。そのような書物や文献の中では、人間のあらゆる状態は自分ではわからないしコントロールできない無意識の要求を満足するための欲求によって生ずるものであるから、人間とは全く無力なものであるというふうに描かれている。そうだとすれば「無意識」とは自分自身や他人を傷つけるような恐しい、目にみえない、不可思議な強力な力からなっているように思われる。

精神病理学の医師および教師としてのかなりの体験をした私は、感情障害で悩んでいる人にそのメカニズムや原因を説明するのに「無意識」という考えを使うことに強く疑問を感じている。「無意識」ということばは人々に何か自分たちでは何ともすることができないお化けが住んでいるいかがわしい場所だとして怖がられているからである。

私は医学生たちに、「君たちは自分の現在および過去の生活の事実についてちょうど手の甲について知っているくらいよくわかっており、その生活を刻一刻と生きてきたんだ」と話す。われわれは皆子どものころの自分たちに対する親の態度を思い起こすことができるが、これこそ基本的な態度であり、われわれがよく知っている態度である。なぜならば現在なお自分で自分を処している態度であり、現在よりよい感情をもつために変えなければならない態度であるからである。

　われわれが子どものころに親に対してとった自分の反応をずっととりつづけてきたならば、家族の者からのけ者にされるという危険にさらされたであろうから、そのような反応は忘れた方がよい。しかしときどきその反応が出てきそうになって、身の安全のためにそれを隠さねばならないことがあった。ところがわれわれを悩ませた親の態度は容易に忘れられないものである。

　以上のことが理解できれば、「無意識」に対する不可思議なお化け扱いをするありふれた考え方を直ちに取り除くことができる。われわれは感情的苦悩の問題を次のように適切に考察するのである。すなわち意識しているおとなは自分の有名な「内在する過去の子ども」に対して受容的でしっかりした感謝されるような親でありうるという考察である。これは自分の「過去の子ども」の感情を尊重する一方、これらの感情がしばしばずっと以前の両親の態度への反応であるということを認め、これらがおとなになってからの目標や満足感をうるための支障とならないようにするということである。

　この方法は何か目にみえない漠然と感じられるようなものではなくて、昔の自分の子どものころの欲求や感情のことであり、現在おとなであるわれわれの中に存在しつづけている欲求や感情のことについて話しているのである。

お互いに尊敬するということは自分自身と調和のとれた生活をするための原則である。これはまた自分自身のよき親として子どものころの感情すなわち「内在する過去の子ども」の感情を尊重することである。またこのことは「過去の子ども」がおとなとしての自分の生活や他人の権利を侵害しないように制限することでもある。

### 自分自身と調和のとれた生活

すべての感情には真剣に考慮を払う必要がある。内緒で何かをしたり、拒否したり、軽蔑したりすることはすべて自分自身を尊敬しない行動であり、自動的に自身を分裂させることになる。すなわち自分の「過去の子ども」と自分自身に対する親としての自分とを分裂させ、葛藤を創り出したり、それを再生することになる。ゆえに自分の「過去の子ども」を受け入れるにはあらゆる感情を尊敬し真剣に考慮することが必要である。そして自分の欲望がおとなとしての自分の目標や他人の権利を邪魔しないならば、それらの欲望を達成しようとすべきである。

しかし子どものころからの感情を自由に表現する傾向がある場合、それらの感情が自身のおとなの生活や他人の権利の邪魔をすることになるかもしれない。少しばからしい例かもしれないが、たとえばあなたの「過去の子ども」が朝起きて仕事に出かけることを望まないままそれを許していた場合、それはおとなの生活をする上に大きな障害となる。すなわち、失職することにもなろうし、おとなとして本当にしたいこともできないということになる。同様に、もし子どものときから非常にかんしゃくもちですぐ何事に対しても怒りちらすという状態で成長した場合、他人の気持を全く考慮しないで自分のしたいことはなんでもしなくては気がすまないということになり、結局おとなとしての生活をすることが困難になる。

ゆえに、以上のような感情を表現する場合にはある程度制限をすべきである。もちろんそのような制限はしばしば苦痛の原因になる。子どもにそのような制限をあたえれば必ず泣きわめくことになるであろうし、あなたの「過去の子ども」もそうするであろう。そこでこのような制限を課する場合、これらの感情を批判したり軽視したりしないで、自分のおとなの生活の支障とならない程度にそれを表現させるようにすればよいのである。制限したときの苦痛は有害なものではなく、それを何度も繰返し体験している中にだんだん減少するものである。

自分自身に対する態度のこのような変化をもたらすためには、意識的にその努力をする必要がある。われわれは自分の「過去の子ども」やその感情をいかに絶えず軽視しているかを発見しておどろくかもしれない。またこのような感情を自分自身のごく自然な部分として受け入れることを習得するのに困惑するかもしれない。しかしあなたの「過去の子ども」が新しい感情的な「家」に慣れるまでには、ある程度の不安は受け入れなければならない。今までより礼儀正しくなり、一層自分に制限をあたえるようになったとしても、長い間には非常に満足できるようになるのである。

そうなればおとなとして一層エネルギッシュに活動できるようになる。しかし異なった方法で「過去の子ども」の感情を取り扱えば、何となく不安になり、新しい親としての態度に慣れないことになる。たとえば、その感情を軽蔑と恥辱感でもってこきおろしてばかりいたとすれば、この感情を許容し尊敬し、親切に感謝をして受け入れることは困難である。

## 自分自身に対する態度を変える

自分自身を取り扱ってきた親の態度がたとえどのようなものであっても、それを変えるためには時間と忍耐と反復と苦難に耐えようとする意志が必要である。

中には子どものころから自分にとって慣れた雰囲気外で生活をする能力を他の人たちより多くもっている人もいる。昔の様式に慣れているがために、それが苦痛を与えてもそれにしつこくまつわりつくことがよくある。ゆえに、自己評価に対する昔の様式を捨てて「現在」に生きるための真の努力と働きかけを必要とする。その努力をしないならば、不安で孤独な長い人生を過すことになるであろう。自分自身を批難し、嫌悪しなくてはならないほど淋しい思いをすることはない。

後でわれわれの文化の中でよくみられる子どもを痛めつけるような親の態度について討議するつもりである。たとえば、完全主義的態度や強制し過ぎる態度等。諸君自身も子どものときに従ってきた親の態度の中、今なお自分自身を取り扱う態度として残っており、それがおとなとしての才能を発揮する上で障害になっているものを見出すことができるであろう。

# 第7章　結婚には四人の人が関与する

われわれは皆それぞれ自分自身の「過去の子ども」をもっているから、結婚生活に適応するにはふたりではなくて四人の人の適応が必要となる。ゆえに四人の中のひとりが頭角をあらわしても問題を生ずる。結婚が基本的に四人の人から成り立っているということを十分理解しないことが、不幸な結婚生活や離婚の原因となるのである。歌や物語によってわれわれは恋愛や結婚に対しロマンチックな態度をもつようになり、結婚は「ふたりだけのもの」というふうに誤解をしている。そして結婚するにあたって、その「ふたりだけ」がお互いに想像したり、希望したり、空想していたように、愛しあえなくなったり、妥協や感謝や同情することができなくなったりして失望したりいらいらして、結局破滅にいたるのである。

われわれがいう四人の人というのは、単に現実に活動しているふたりのおとなと、各自の異った家庭的背景にしたがって活動しているふたりの子どものことではない。

結婚に四人の人が関与しているという考え方はある人にとっては驚くべきことであろうし、他の人にとっては興味深いことであろう。またある人は即座に夫婦のベッドの上で四人の人がふざけている様子を想像するかもしれない。これはある意味において真実であり、それはふざけるというより全く不幸なことであるかもしれないが、どのようにこの状態が生ずるかについては後章で説明することにする。これは少しも面白いことではなくて、悲しく痛ましいことが多い。表面上はセックスや金銭問題や嫉妬が原因のように思われる結婚上の問題も、根本的には「過去の子ども」が現在の生活を妨害していることが原因となっている場合が多いのである。

**結婚は当然複雑なものである**

何れにせよ結婚には四人の人が関係するのであるから複雑になるのは当然である。若い男女がこのことを結婚前に教えられていれば、結婚生活の可能性を考える場合にもっと現実的になるであろうし、結婚してから問題が起こってもそれによってあまり傷害をうけることもないであろう。そのような妻は夫の中にはまだ下に落ちている衣服を拾わなかったり、呼ばれてもすぐに食事にこなかった子どもが存在していることを理解するであろう。またそのような夫は妻の中にはまだねずみを怖がったり、気が小さくて大声で話せなかったり、自分の魅力や才能を確認したりする子どもが存在していることを理解するであろう。

**結婚すると何が起こるか**

結婚すると皆自分の子どものころにもっていた欲求、願望、態度、行動様式等を他のいかなる状況におけるよりもそのまま表現するものである。思うようにならないと大声でがなったり、かんしゃくをたてたり、ときには全く黙りこくってしまったりする。だから結婚の相手について、「家内は全く子どもだよ」とか「うちの人は本当に子どものようなことをするのよ」ということになる。

なぜこのようになるのであろうか。結婚をして家庭をもつと子どものころの気楽な気分がよみがえるので、夫婦各自に内在する「過去の子ども」が前面に出てくるのである。ゆえに些細に思えることが結婚生活では重大な葛藤となることがよくある。たとえば、若い夫婦が私の所へやってきて、夫が事務所では靴を脱がないのに家へ帰ってくるなり靴を脱いで靴下をはいたままで家の中を歩き回ることが妻を怒らせることになったという。「靴下で部屋を歩いたり、床に坐ったりするなら、私が部屋をきれいにする意味がない」と妻はいう。「とんでもない。家にいる時に自分の思うようにしてなぜ悪い」と夫はいう。

もちろんこの靴下をはいたままで歩く云々の問題はふたりの間の葛藤の氷山の水面上の一部分に過ぎないのである。ふたりともそれぞれが育った家庭をそのまま自分たちの家庭にもちこもうとしていたことがふたりの話から明らかになった。夫の父は働き者で、一日中一生懸命働いて帰ってくると、靴を脱ぎ、妻によって慰められていた。妻の家では非常にしつけがきびしく、居間へは何か特別の場合以外は入ることが禁じられており、この母親の願望に父親も単純に従っていたのである。このように異った家庭のあり方をそのままふたりは自分たちの家庭へもちこもうとしたところに問題の原因があり、その点についてふたりが洞察することができてからしだいに葛藤や不満の氷山が溶けはじめたのである。

### 新しい洞察

もし自分自身の中に内在する「過去の子ども」がしつこく存在しつづけており、配偶者の中にも自分自身の「過去の子ども」と全く異った「過去の子ども」が活躍しているということを理解したならば、自分の結婚に対して新しい見方ができるようになるであろう。結婚生活において生ずる問題や誤解は、結婚生活を構成している四人の人が全く感情的な領域——性的満足、金銭および家計、食物および食べ方、レクリエーション、面子、隣人の評価、家庭の意味等——でうまく適応しなければならないということに根本的な原因がある。

オハイオ州立大学医学部の精神病理学の講義で私がこの点について述べると、既婚学生がよく次の要求を出す。「次の講義のとき妻を連れてきてもかまいませんか。僕は彼女の『過去の子ども』をみることができますが、彼女は私のをみることができませんから。」この有能な医学生が表明しているように、われわれは誰もこの問題から逃れることはできないのである。なぜならば「家庭」および結婚生活は愛情、親密さ、あたたかさ、安定性を提供し、食物、セックス、金銭等の問題に関与しているので、子どものころの家庭感情が最も強烈に表現されうるからである。したがってわれわれは自分を最も「気楽に」感じさせる子どものころの感情でもって結婚生活を彩ろうとする傾向がある。

一般にわれわれが結婚生活において「気楽な」感情をもとうとすると、両親が自分を取り扱ったと同じ方法で自分自身を取り扱うことになる。子どものころの古い「気楽な」感情的雰囲気は、それがたとえ苦痛なものであったとしてもそのままが模倣されるのである。そしてわれわれはしばしば配偶者に両親のとった方法で自分を取り扱ってくれるように誘いかけたりさえする。たとえば、無意識の中にわれわれが両親の承認と愛情を求めたと同じように配偶者にそれを求めていることがよくある。そして配偶者が責任を感じたり、それを「子どもっぽい行為」として拒否したり、実行しない場合に問題が生ずるのである。

### 四人が結婚の計画を立てる

結婚した者の中に、なぜ自分が結婚することになったかを十分に説明できる人は少ない。そういう人を結婚へと導いた感情は子どものころに体験したひとりぼっちという感情と密接に関係していることがよくある。

子どものころにはこのような感情は置いてきぼりにされたとき、自分のいうことを受け入れられなかったとき、自分のしたことが認められなかったとき、他の人たちから離れていたとき等によく起こるものである。子どものときクラスの者たちが自分をある活動に入れてくれなかったときの淋しい傷つけられた感情を誰しも思い出すことであろう。またさらに苦痛な体験は、自分の不適切感や周囲の者の軽蔑的な態度のために家族の者から離れた場所にいなければならないときである。自分の世界が拡張するにしたがって、われわれは学校や職場で仲間からおいてきぼりにされたり、離れたり、ひとりぼっちになったりしないように自分自身の場所を克ちうるために頑張らねばならない。子どものときは仲間に入れてもらうためや他の子どもたちと仲よくするために、彼らから搾取されてもそれを辛抱しなくてはならない。青年になると、それまでまだ一度も会ったことのない空想上の人物と親密で何かうるもののある恋愛関係を夢みるようになる。おとなになるにつれてこの夢は少し変化して、理想上の人物と家庭をもつ夢になる。そこでは子どものころに求めた親密な仲間関係がそれにおとなの性的満足と自立のよろこびを加えて再構成されるのである。「私を愛してくれる人と一緒にずっと人生を共にできたならば、二度と淋しいなんて思うことはないのではないか」と誰もが心の中で思うのである。そしてそれは結婚ということになる。

結婚すれば、未婚者のデートがもつ「試行的な」性質の中に含まれている不安感や傷つけられた感情がなくなり、安心して夫婦でデートができるという有利な面があると誰もが思いこんでいる。そしてついに自分の望む人に出会い結婚する。そして結婚前後のしばらくの間はふたり共孤独になったり置いてきぼりにされたくないという希望がかなえられたように思う。それからお互いに誤解するようになり、そう思いたくないのに非常に親しい他人と住んでいると思うようになる。そして、「彼女がもう少し自分の気持を汲んでくれればよいのに……」とか「彼さえ変わろうと思えば変えることができるのに……そしてその方が私にとってずっとすばらしいことなのに……」と不平をいうようになる。

ふたりが結婚するときはお互いに「恋愛状態」にある。このことは普通ふたりのおとながお互いに仲間としてやっていくことができると考え、肉体的にもお互いに魅力を感じ、ふたりの「過去の子ども」が相手によって自分の過去の願望を満たすことができると考えることを意味する。それから結婚して、しだいにあるいは突然相手の「過去の子ども」すなわち「子どもっぽい」点、不合理に思われる点に直面するようになる。

## 四人の恋愛

結婚生活上の多くの問題や不調和は、婚前に相手の家庭を訪問して相手と両親との関係を注意深く観察することによって避けることができるかもしれないし、少なくともそれを予知することができる。彼が彼の両親に対する見方は結婚後の配偶者に対する見方となるのであるから、「彼が親を扱うように自分を扱ってもそれで満足できるか」と自問してみる必要がある。また彼に対する両親の態度は彼が結婚後彼自身を取り扱う態度および彼が期待するあなたの態度を表わしているのである。ゆえに、結婚の成功および満足はふたりのおとなとふたりの「内在する過去の子ども」の四人の中のひとりが相互尊重に基づいて他の三人といかにうまく適応するかによるのである。

もちろん四人の人が関係しているのであるから、相互尊重のバランスをうまくとることは非常に困難である。われわれは従来慣習的に結婚にはふたりの人のみが関与していると考えるのであるが、実際には四人の間の闘争が問題や相違点の本質であることがしばしばある。次にこの点に関する簡単な実例を挙げてみよう。

エレノアの家庭では客を招待するときまって問題が起こる。彼女の「過去の子ども」は夕食に親族または旧友を招いたときに一番「気楽に」感じたのである。それは子どものころ彼女の家では親族以外の人を招待したことがなかったからである。子ども心に友人の両親を家へ招待してもらいたかったのであるが、彼女の両親がそれを拒絶したのである。彼女の「家の食卓」は全く排他的な雰囲気をもっていた。姉がいうには、「家へ招かれる人は将来結婚する相手だけである」と。

大学卒業後就職したエレノアはパーティでアーネストに出会った。彼は大勢の人々と一緒にいることを好み、社交的で寛容で開放的な男性であった。彼はすぐに彼女を家の食事に招待した。その食事でエレノアが驚くとともに喜んだのは、その食事の準備をした女中さんまで一緒に食卓に坐ったことである。エレノアには自分が自分の家族特に父親に切望していたすべてのことをアーネストがしているように思われた。

アーネストの「過去の子ども」は常にいろいろな人々が家に出入りし、食事をし、誰がいつきてもその余裕があるという格式ばらない気楽な家庭を知っていた。「あらゆる人に興味をもつ」というのがアーネストの父親の信条であり、それはまたアーネストの信条にもなった。エレノアの内向性は彼のあたたかさと彼女に対する好意的な関心によってなおってしまった。

しかしふたりが結婚してから、エレノアは自分たちの家へ皆を招待したいとは思っても、実際招待する段になると気やすくそれができない。招待日の何日も前からすべてのことが気になり、当日は客と話ができない。最初のうちはアーネストの社交性でそれを補うことができたのであるが、しだいに彼は機嫌の悪いときに彼女を「冷淡な」女であると思うようになった。事実、彼女が気楽に感ずるのは、自分の両親や親族が来訪したときだけであった。夫の仕事上の友人をもてなす度に彼女は一大決心をしなければならなかった。ある晩アーネストは道端で食事の金を乞われた失職者を家に連れてきた。彼は何とも思わないで連れてきたのであるが、エレノアは非常に驚き、興奮して、その男に少しの同情をも示すことができなかった。そこで彼も非常に困惑した。アーネストはその男にバス代をあたえて、送り出した後、ふたりは大げんかをした。「家族の食卓へは他人を入れない」という彼女の「過去の子ども」のうっ積した感情が一度に溢れ出たのである。夫は驚いて、「ばかな心のせまいやつ」と彼女に叫んだ。「私はアーネストの友だちのみならず、あらゆる人の下女にさせられてきたのです」と彼女は私に話した。

ふたりの「過去の子ども」の意見は全く相反しているのであるが、それぞれの異なった背景については全然話し合われず、それに関心が払われたときでもそれはずっと以前にあったこととして片付けられてしまった。それが現在の彼らの生活に影響を与えているということは全く理解できなかった。

もう一つの例は、ある妻の「過去の子ども」が常に自分が病気であると思いこんでいるケースである。マリオンは次のように話した。

「私はここ約一〇ヵ月間ずっと病気なんです。お医者さんはビタミンの注射をしてくれますが、少しもよくなりません。一〇ヵ月前私はインフルエンザにかかりましたが、そのときすっかり弱ってしまって起き上ることもできませんでした。神経がすっかりやられてしまって、何もすることができませんでした。ふたりの医者にみてもらいましたが、ふたり共別に異常はないと申します。でも私は外出することが恐ろしいのです。外で病気になって家にもどることができないようになるのではないかと思うからです。」

「病気になるまでは速記者として働いておりました。一生懸命働いて、家事と仕事を両立させておりました。」

「子どもの時私は病気がちでした。子どもの病気といわれるものにはすべてかかり、肺炎や盲腸までやりました。私が気分の悪いとき、家族の者が皆私に特に親切でした。母親は私の健康に非常に気をつかって、何時も健康を維持するために何かをしていました。父親も病気がちで、いつも私の健康について心配しておりました。」

この女性は日々の仕事にまいっていたのである。妻としての仕事と責任の圧力の下で、彼女の「過去の子ども」がしだいに頭をもたげ、病気のときにうけた子どものころの報酬を求めたのである。彼女は自分に対する両親の気づかいを自分自身に適用したために、何ヵ月間も床につくようになったのである。大いなる精神的な葛藤のあげく、彼女は自分自身を親が扱ってくれたように取り扱うべきでないということに気がつくと同時に、自分の健康に対する非現実的な懸念は子どものころうけた同情と責任よりの解放をうるために生じているということに気づいたのである。そして彼女は両親が常に心配そうな声で彼女を呼んでいた「かわいそうな病気の子ども」であることを止める決意をした。

彼女の子ども時代を引っ込めさせるということは非常に困難なことである。痛いといっては泣き、休みたいといってはめそめそ泣いていた「過去の子ども」を追い払うためには勇気と決意の繰返しを必要とした。しかし多くの女性の問題や苦痛の原因ともなるべき冷静で忍耐強いねばり強さでもって彼女は彼女に内在する両親の態度を払いのけ、一人前の女性としての本当の生活をすることができるようになったのである。彼女はもはや「気分が悪い」からといって夫の愛撫や社会的な契約を断わらないようになり、ついにはそれらを楽しめるようになった。「自分自身驚いてるんです。私にこんなことができるなんて全く思ってもみないことです」と今ではいっている。

すべての既婚者は、自分に内在する「過去の子ども」が自分の中で演じている役割を認めることによって結婚生活に関する問題を、かなり深く洞察することができる。あなたはあなたと配偶者に相違点があることを認めることができるでしょう。そのような相違点はある程度まではごくあたりまえのことであるが、次のように自問してみる必要がある。「これらの相違点、私の要求、私の願望の中で私の『過去の子ども』がどのような役割を果しているのであろうか。」

# 第8章　葛藤の領域――金銭、セックス、娯楽

「過去の子ども」がおとなになってから非常にはっきりとした影響を及ぼすようになる領域がある。たとえば、家庭そのものもその一つの領域である。私の知っている数人の男性は家の外にあっては興味のあるすぐれた人物であるのに、一歩家の中に入ると戦車の中に閉じこもって機関銃で撃ちまくるのである。そして家の者によそよそしくなり、いやみたらしくなる。「私は全く彼がわかりません。彼の殻の中へ入っていけないのです。人のいうことには全く耳をかそうとしないで、非常にひどいみっともないことをいうのです」と妻は嘆くのである。

このような男性はきっと子どものころの口ぎたなくののしりあった戦争のような家庭の雰囲気から逃がれるために、自衛的で戦闘的な構えを作りあげる必要があったに違いない。そしてずっと以前にそのような戦場はなくなってしまったにもかかわらず、今なお自分を保護してくれる殻から外へ出る勇気がないのである。そのような男性の妻は淋しくなり、ときどき夫に近づこうとして、けんかをするのであるが、これはかえって彼の過去の戦闘的な雰囲気を再現することになり、一層彼を戦車の中に断固として閉じこめてしまうことになる。

夫婦間の問題の多くは金銭上のものである。多くのおとなが金銭のことになると理性的でなくなるのは、子どものときに金銭のことを心配していた人々によって取り囲まれていたからである。「過去の子ども」にとって金銭は安全性、個性を表現する手段、不快な状況から脱け出す方法、何かよいことを約束するもの等を意味するものである。また逆に金銭は愛情や地位を制御したり、とりあげたりすることにも使われる。このような子どものころの反応は容易におとなの目標を曇らせうるのである。

## 金銭問題

たとえば、年間収入が六万五〇〇〇ドルのある専門職の男性を知っているが、彼の妻は食器用の洗剤を買うにも彼にそのお金をたのまなければもらえないという状態であった。子どものための衣類を買おうと思ったならば、前もって彼との口論を覚悟しなくてはならず、その結果必ずしもそのお金がもらえるとは限らなかった。

ついに彼女は秘書として就職し、いちいち彼にお金を請求しなくても家事を十分やっていけるだけの収入をえるようになった。彼女は金銭に関しては彼女の夫が彼の子ども時代の生活をしているということを知った。すなわち、彼の子どものころには彼は金銭に恵まれず、貧困と飢餓が目前に控えていると常に教えこまれていた。彼女は夫が金銭のことで非常に傷ついているということを知り、その状態に適応するように努力した。今では彼女は彼を賤しいケチンボな夫として反応しなくなり、かえって彼を傷つけた彼の「過去の子ども」に同情することができるようになった。

他の例では子どものころひどい貧乏生活の体験をしたある男性が非常に裕福に育った女性と結婚した。ふたりの間に生まれた息子は母親に甘やかされて育ったので、父親は常に努力と節約の徳を話してきかせたが、彼は父親に反撥し、母親にいばり散らしていた。彼は幼いころは甘いお菓子やソーダー水をやたらと飲食し、大きくなってからはパチンコや車や酒に耽けるようになった。このような息子の行状をみて、父親は自分の若いころの飢餓状態と比較して頭を痛めると共に、息子の安易な生活に反感を抱き、一層強く息子に説教をした。それに対し息子はさらに強く反抗するという悪循環を繰返していた。この父親は息子が悪いのではなく、結局自分自身の貧乏生活が自分と息子との間の壁を作っているのだということを知らなければならなかった。この反感の壁のために彼は息子を心から受け入れることができなかったのである。

**愛情の表現**

ある大学教授と女流作家の間に生まれた女の子はほとんど愛情が表現されない知的な雰囲気の家庭で大きくなった。その家庭では物質的には恵まれ、外の人たちができないような教育的な目的の旅行をよくした。しかし両親は子どもが望んでいるような愛情の表現を示さなかった。彼女が結婚をした男性は、母親と祖母に溺愛され、女性が彼に関心をむけると息がつまるほどわずらわしく思うように条件づけられていた。短期間の熱烈な新婚旅行から帰ってきてから彼は大げさに愛情を表現する妻から離れるようになり、その悪循環がはじまった。彼女の「過去の子ども」は愛情と関心を求めつづける一方、彼の「過去の子ども」は彼に対する彼女の関心と思慮に常に束縛されているように思えたのである。

次に口論が絶えないために離婚しようとしている夫婦について述べよう。エドナの家では家族の者が絶えずお互いに権利の濫用と侵害をしては大声でののしりあっていた。彼女の夫の家ではときどき両親がひどい夫婦げんかをしたが、その度に彼は自分の全世界が崩壊するように感じた。

ゆえに彼女は口論することは日常茶飯事と思って結婚した。一方彼は口論したらもう何もかも終わりだという気持で結婚した。エドナは腹が立ったりムシャクシャするときはそのうっぷんを外へ発散させるべきだと思っていた。一方彼はそのように発散させることはとても辛抱できなかった。なぜならば彼の「過去の子ども」は長い間に条件づけられて、ガミガミいう声をきいただけで恐れをなしていたからである。

他の家ではけんかが異った結果をもたらすものである。キャシーとバートは結婚して六年になるが、その割にはよくけんかをした。ふたりがけんかをしているとき、家の外を通りかかった人は、誰かが殺されようとしているのではないかと思ったくらいであった。お互いにあだ名で呼び、冒瀆し非難して大声でののしり合った。そのようなことが少くとも一週に一回、ときにはそれ以上のときもあった。ふたり共そのような口論がよくなされた家で育っており、両親間のはげしいけんかをはっきり覚えていた。

しかしふたり共ひどいけんかから想像されるよりずっと幸福であった。それはそのようなはげしいけんかの中に、彼らのそれぞれの両親がけんかをしている姿を再現することができ、家にいるような気楽な気分をもつことができたからである。彼らはけんかを愛情の一種の形態であると認めているので、けんかの後、相手をいつまでも恨むようなことはない。ゆえに近所の人たちは先刻まで大げんかをしていたふたりが、そのすぐ後で庭に出て笑っていたり、腕をくんで歩いているのをみておどろくのであった。

**娯楽**

多くの夫婦げんかの原因になるもう一つの領域は娯楽である。「過去の子ども」が強く自己主張するために、せっかくのレジャーや休暇が面白くなくなることがある。たとえばほとんどの妻は狩猟や釣を嫌って、それをすることに反対する。またほとんどの夫は避暑地や海岸へ行ってもただ妻が楽しむだけなのでそれをしぶる。

また毎年非常に多くのテニスやボーリングやゴルフの試合があるが、それらはレクリエーションや家族の楽しみにはならない。それは本来はあまり好きではないけれども夫婦が「一緒にいる」ことの証しのために仕方なくやらされている一方の配偶者を、技術のすぐれた他の配偶者がこっぴどくやっつける競技に過ぎないのである。このようなゲームは「過去の子ども」を怒らせて、教養の高いおとなとしてゆるせないやり方で相手の配偶者をやっつけることになるのである。

娯楽はある意味でのんきな子ども時代に似ているので、「過去の子ども」が特に強く自己主張をする領域である。たとえば、カールはおとなたちがいつもパーティを開いたり、ブリッジ遊びをしたり、旅行をしたりしている家で育ったので、幼少のころからそのような落ち着きのない雰囲気の家から逃れてもっと静かな家庭をあこがれていた。

一方彼の妻ベラは祖母の権力によってふりまわされている家で育った。彼女の家族の者たちはときどき祖母の支配からこっそりと逃れて旅行を楽しんでいたが、それ以外は家にいて友だちたちの来訪をも楽しむことができなかった。なぜならば祖母がそれを好まなかったからである。

ふたりは結婚したが、カールは夏休みになるとどこかへ出かけるより家にいた方が休息ができると主張し、一方ベラは彼女の「過去の子ども」の要求に応じて、カールのいうようにしたならばとてもみじめになると思った。ベラは誰かを訪問したいといい、ベラはそれを避ける理由をみつける努力をするという具合で、いつもけんかをした。そして彼らは長い間自分たちのけんかの原因がふたりの子どものころの生活にあるということを理解することができなかった。

**ベッドの四人**　夫婦のベッドはときとしては非常に混雑することがある。というのはベッドにふたりが寝るのではなくて四人が寝るからである。そして四人の一人ひとりがベッドにいることについて特有の感情をもっている。このように夫婦に内在する「過去の子ども」はふたりの性関係に重要な役割を演ずることになる。その場合、当惑感、羞恥心、屈辱心、反感、罪業感、性的搾取があるとき、たいてい「過去の子ども」の影響によるのである。

人間の性行動に関するキンゼイ・リポートが公表されてから、それ以前より一層、性に関する問題や満足や不適応について書かれたりいわれたりするようになった。しかしこれらの多くの論述は性行為や愛情の表現方法を非常に詳細に説明しようとしているのであるが、かえって性的な問題をかかえている人たちを不安にさせたりして、実際にはそのような人の役に立たないことが多い。

一般に理解されていないことは、性的状況においては現在のおとなと「過去の子ども」のふたりがかかわりあっているということである。その上非常に親密な愛の感情が含まれているので、一層「過去の子ども」の強い深刻な感情が現われて、おとなの性的な満足を妨害することが多い。たとえば、子ども時代を過した家庭に何らかの阻害的な雰囲気があって、それが性的な感情に対して不安なそして有罪的な態度をもたらしめたとすれば、その態度をもった「過去の子ども」が夫婦のベッドの中に現われ、夫婦の性行為を困難または不可能にさせることがあり得る。

ある男性が彼の愛情による保護を求めているように思われたある理知的な女性に魅力を感じ、ふたりは結婚した。彼女は彼のやさしい愛撫を求めたが、それは肉体的なものではなかった。彼女の母親が求めたような性的態度をもつことは忌むべきことであり、動物的でばかげていると彼女はいった。しかし夫の要求に応じて夫婦関係は保っていたが、全くつまらないものだと常にいっていた。

彼女に内在する「過去の子ども」が性的な問題に対して非常に強力な支配力をもっていたのでこのような状態になったのである。ゆえに彼女が自分の感情や態度が自分のものではなくて母親の偏狭な考えそのものであるということに気づいてから、彼女の「過去の子ども」をコントロールできるようになり、おとなとしての性的な満足感や喜びをもつことができるようになったのである。

同様に「過去の子ども」が性的な意味における男性の能力の機能を妨害することがよくある。少し前にエネルギッシュな恰幅のよい若い男性が次のように私に語った。「妻と私は性生活でうまくいっておりません。私は彼女を性的に愛せないのです。家の外にいるとき他の女性について考えただけで性感が起こるのに、家にいるとき妻に対しては起こらないのです。妻は魅力的で愛情の深い女性です。であるのに何か私には起こったんでしょうね。これ以外の点では私共夫婦は円満です。きっと妻は私に失望しているでしょう。」

「私の家族は日曜日にはちゃんと教会へ行くような立派な者たちです。父は静かな人で、私はあまり彼をみかけませんでした。母は常に私がよい子になるようにと心を遣っておりました。家の者は誰もセックスについて話しませんでしたので、それは私共の生活の中には存在しなかったのです。両親もセックスについて話しているのをきいたことがありません。あるとき従兄が少し下品なことをいったとき、母は眉をしかめて私を部屋から連れ出しました。そしてとても不機嫌になって彼はよくない男だよといいました。私が若者になったときも、なお私は自分の性感を隠しておりました。それよりも私はそれを否定しようとさえしました。他の少年たちが性的な体験について話しているのをきいて、彼らは不良だと思いました。もし私がそのようなことをしたら両親を失望させることになることがわかっていました。」

「そして現在結婚しているのですが、妻は口には出しませんがきっと非常に私について失望していると思います。私は男ではないと思います。このことを考えると気分がふさぎ、どんな人と一緒にいても気が重くなるのです。」

この男性は自分に性感が起こったときそれを罪だと思い批判的であった彼の「善良な過去の子ども」のために、おとなとして人を愛することができなくなってしまったのである。この子どものころの感情があまりにも強烈であったがために、彼と妻との間の障壁をつき破ることができなかったのである。しかししだいに彼は自分の「過去の子ども」を理解するようになり、彼の性的感情は男性として当然もつべきものであって悪いことではないという洞察ができるようになった。そして彼の「過去の子ども」は妻との性生活を邪魔しないようになった。妻は忍耐強く彼を助け、彼女もまたセックスを悪いことだとは思っていなくて、望んでいるということを彼に彼の母親とは違った態度で話した。

私はここで結婚生活において各々の配偶者が自分自身の「過去の子ども」のことだけに考慮を払うだけでなく、相手の「過去の子ども」についても考えるべきであるということを強調したい。セックスが親密性を本質とするだけに、夫婦関係において一層四人に対し深い尊敬を払うべきである。ある男性の「過去の子ども」が女性を卑しい有害な者であると思うならば、彼は妻をうまく愛することができないであろう。また夫が攻撃的な衝動を静め、妻が子どもっぽい恐怖をなくさない限り、夫は妻に近づくことはできないであろう。たとえば妻が子ども心に、男性は乱暴でひげ面をしていて女の子を捕えて傷つけるものだと思いこんでいたとすれば、彼女の夫はこの彼女の恐怖心をよく理解して、彼女に対して非常にやさしくしてやらないと彼女の恐怖心を一層強化することになる。

一般におとなはお互いに腺上の反応に容易に適応することができる。だから配偶者の過去に形成された条件反応を全く孤立した実体として理解し尊敬するならば、セックスの生理的な面は円滑に機能するものである。そして結婚生活において四人の中の誰もが性関係で支配的にならず、各自が尊敬され配慮されるべきである。

これはいうにやすく為すにむずかしいことであると患者がよく私にいう。そこでまず性的な状況における自分自身に関する自分の意見が非常に重要である。たとえば、それが快適であるとか苦痛であるとか、またはうまくいっているとかいないとかいうことである。もしあなたの「過去の子ども」が親の軽視的態度をもちつづけ、あなたの性的能力や魅力を劣等視するならば、あなたの性的快楽をもつ能力も同様に制限をうけるであろう。そして性的な関係をもつということはあなたにとって終始一貫不安を伴うことになる。そして性的な状況にはセックスに対する子どものころの願望や態度をもちこむだけでなく、子どものころセックスに関することを述べたときの親の反応をもちこむ傾向がある。子どものころは誰でも自分や外の人の身体に興味をもつものである。それに対して親は恐怖心、懸念、叱責、嫌悪等で反応するかもしれない。

もし親がセックスに関する子どもの関心を理解しなかったならば、おとなになってから性的状況において異和感をもつ傾向がある。つまり何となく秘密に快楽を味わっているような罪意識をもつようになることがある。そしてそういう自分を叱責しなければならないようでは満足な性体験をもつことは困難である。

一方、性行為をそれから何かを習得するための一種のコンテストとしてみなす男性がいる。そういう人の親は「行為」そのものを強調すると同時に、一生やりつづけても結局やりとげることはできないという気持を彼にもたせることになる。ゆえにこういう人はそれが性行為であってもそのような親の態度を採用するために、結婚生活がうまくいかないようになる。結局彼は行為そのものにあまりにも性急になって、性交を楽しむことができず、自分はもうこれ以上のことができないのではないかと心配するようになる。

女性にも同様に親の態度が影響しつづける場合がある。これだけビキニスタイルが流行している今日でも、まだ素肌を人にみせることを当惑したり、はずかしがったり、つつましくないと思ったりする女性がいる。それは彼女の母親が「男に絶対素肌をみせてはいけないよ」とガミガミいったからである。また前述した男性のように何かを習得しようとする女性の場合、あまりにも性急にオルガズムに達しようとするために、それができなくて、結局自分を「不感症」だと思いこんでしまうのである。また結婚しているにもかかわらずセックスや妊娠を恐れ、それらを拒否しようとする女性がいる。また子どものときは親を食い物にし、結婚してからはセックスを取引の武器として夫をほしいままにしている女性がいるが、結局夫をさげすむことになり、彼を怒らせることになる。しかしそれよりも彼女は女性としてセックスによるよろこびをもてなくなる。つまり彼女の搾取的な「過去の子ども」が彼女と彼のおとなとしての愛情交換の機会の障壁となるのである。

現在ではわれわれの文化の禁欲的な特徴は減少したけれども、まだ多くの人たちは性的な感情に対し「悪」のレッテルをはるのである。ただ悪い女だけが性交を楽しむのであって、よい女はそんなことはしないという考え方が多くの「過去の子どもたち」の特徴である。多くの男性たちは彼らの善良な妻に対して性衝動が起こらないのに、白昼夢としてそれを発散させたり、全く尊敬もしないいわゆる「悪い女」や全く知らない女性に対して衝動が起こるといって悩んでいる。このように「過去の子ども」は多くの人たちの性的関係の偶然性に貢献することがしばしばある。

ストリップショーやポルノ雑誌やわいせつ文学に対する興味は主として好奇心の強い覗見主義的な「過去の子ども」によるところが多い。彼にはおとなの目標であるところの自分の性的感情を他の複雑な人間との十分に発達し人格化された感情的関係に統合しようという意図はない。ゆえに「過去の子ども」の非人間的な空想が心を奪ってしまったならば、結婚の相手との性的な関係はますます無意味になり、現実にはたとえ豊かな空想的生活はできたとしても全くひとりぼっちになってしまうのである。

「過去の子ども」の面白い点は、ある理由で親がセックスに対しては厳格な禁止をしないで、それ以外の生活領域で子どもを軽視し自尊心を傷つけた場合、おとなになってから性的行動を楽しむことができるという点である。すなわち、親の態度は子どものときには全面的に影響をあたえるが、おとなになってからはその中のいくつかが選択されてその影響をしつづけることがしばしばある。

しかし一般に夫婦の性的関係のあり方は結婚生活における他の面における夫婦相互の尊敬のあり方を反映している。もし結婚に関係している四人が結婚生活に関しては全く疎遠な事柄で争っているならば、非常に親密な関係の生ずるベッドの中においてはもっとその争いはひどくなりがちである。

セックスにはこのように強烈で親密な感情が関係するのであるから、この親密性における相互の尊敬が少しでも欠けるとそれは非常に明白に浮きぼりにされる。ゆえにセックスに関するあらゆる傷害は、性的体験の中で期待され希求される信頼、情愛、成就と比較されるためによけい強く感じとられる。

結婚は四人の人によって成立するのである。もしあなたがその四人のすべての人を理解し尊敬する方針で働きかけるならば、多くの結婚生活を破滅においこむようなズレや誤解を軽減することができるであろう。そしてあなた自身およびあなたの結婚生活の内部のよりよき調和を保つことができるであろう。

# 第9章　あなたはどんな子どもであったか

われわれが日々心の調和と楽しみを増進して生活するための能力は、自分に内在する「過去の子ども」の感情を尊敬することに関係があるのであるから、まず自分がどんな子どもであったかを発見するための積極的な探求をする必要がある。「子どものころどのような気分を最もよく味わったか。」「親に何かをねだったときのことを憶えていますか。」「めそめそ泣いて自分がとても情けなく思ったときのことを憶えていますか。」「淋しく感じたときのことを憶えていますか。」「親にどのように罰せられたか憶えていますか。」「かんしゃくを起こしたとき、そしてどのようにして親の承認および賞賛をえようとしたかを憶えていますか。」「子どものとき幸せでしたか。」「どういうときに腹を立てた（内的または外的に）か憶えていますか。」「恐ろしかったことを憶えていますか。」「今でもまだ何か恐ろしいことがありますか。」

以上のような質問に対する答えは、子どものころの自分自身を知るための重要なたすけになる。しかしこれは親が最もよく自分に対して示した態度を知るという主要目的にとっては二次的なものである。われわれは皆淋しかったり、幸せであったり、腹が立ったり、あざむかれたと感じたときのことを思い出すことができる。しかしそのような思い出はそのときどきの親の態度の重要性を認めない限り混迷に陥るかもしれない。親の態度こそあなた自身に対するあなたの態度を形成したのであるから重要なのである。この章の主な目的は何をどのようにして探すのかについて簡潔に指導することである。これをガイドとして仕事、遊び、清潔、セックス、恋愛、親の好きなこと、嫌いなこと等に対する親の感情や態度についてできるだけ明確に思い出してみましょう。

これには忍耐と努力と反復を必要とする。親が実際に望んでいたものを知らせてくれる感情の微妙なかげりや親の態度のあらゆる面をすみずみまですぐに思い出すことは不可能であろう。ゆえにまず必要なことは、あなたを隣りの家族の一員でなくあなたの特定の家族の一員となさしめた親の態度をみつけ出すことである。

**ノートに書きなさい**

思い出したことをすべてノートに書きなさい。気楽に両親の態度について思い出すことのできるものを好き嫌いを問わず書く時間をもつようにしなさい。

しかしこのノートからは、自分自身に対する態度を明白にすることと、どこでその態度をえたかを明らかにすること以上を期待できない。このノートは決して問題自体の解決には役立たない。ノートを書く間にしだいに明らかになることは、あなたがある感情的な雰囲気の中で成長し、それによってあなたという人物ができ上ったということである。それはちょうど木が太陽や風や雨や土壌によって成長し形成されるように、親の態度によって創られた風土はあなたの感情的発達や外観に影響をあたえるのである。

ときどきわれわれは自分自身を理解しようとして、無目的的にいろいろなことを思い出してはさまようことがある。ある者は若い思い出のみに固執して、それは間違っていると打消しながらもまたそこへもどってくるということを繰返している。このような追憶は空想にふけっているようなもので一般に効果がない。自分が何を探求しているかを知っていれば、時間も節約できるし、その上効果的な努力をすることもできる。

ここではあなたの両親が日常あなたに対して示した態度の大まかな傾向をみつけようというのである。「彼らは全般的にのんきであったか。」「きびしかったか。」「一方の親の方が他の親より一層きびしかったか。」「特にどんなことについてきびしかったか。」「どんなことで彼らはあなたに怒ったか。」「どんなことで彼らは笑ったか。」「あなたの外見について彼らはどんなふうにいったか。」「彼らはよく夫婦げんかをしたか。」「どんなことでけんかをしたか。」「他の兄弟姉妹に対する彼らの態度はどんなふうであったか。それはあなたに対する態度とどのように違っていたか。」

あなたが思い出すべきことは日々の親の態度およびあなたのそれに対する反応の傾向である。「親の承認をえるためにあなたはどのようなことをしたか。」「あなたが何かよいことをしたときの親の態度はどうであったか。」「彼らは不賛成の場合、それをどのように表現したか。」「どんなことに対して賛成しなかったか。」「彼らはあなたがどんな子どもと一緒に遊ぶことを望んだか。その理由は。」「あなたに対する父親の態度はどのようであったか。」「それは母親の態度とどのように違っていたか。」「最初にお小遣いをもらったのはいつか。」「一番おしゃれをしたと思うのはいつか。」「母親の主なる心配は何であったか。」「どんなことが悪いことだとされたか。」「どんなことが面白いことだとされたか。」「両親はあなたの子どものころにどんなことをあなたと話したか。」「ずる休みをしたことがあるか。そのときどんなことが起こったか。」「あなたの家族は信仰深いか。」「家族はセックスに対してどのような態度をとったか。」「誰もが知っていることで口に出していけないことがあったか。」「あなたが一人前になって結婚することについて両親はどのような態度を示したか。」

「親に対する子どもの態度について彼らはどのような態度を示したか。」「親に反抗したことを憶えているか。」

このような質問はあなたの幼少時の生活を支配していた親の雰囲気を思い出すための出発点である。子どもとしてあなたはこのような気分や感情や価値を空気として呼吸し、食物として食べて自然に吸収したのである。

**問題になる親の態度**　親の態度のあるものは、まず子どものころそして後でおとなになってからの情緒障害を生ずる主要な原因である。次にそのような親の態度について簡単に述べてみよう。そうすればどの態度があなたの親の場合にあてはまるかを判断するたすけになると思う。その詳細については後の章で説明する。自分の「過去の子ども」を形成した主要な親の態度を明確に知ることは、現在のおとなとしての自分の生活で問題になっている面を理解するためのたすけになると同時に、過去にとらわれている自分自身を解放することにもなるのである。

次に注意すべきことは、次に挙げる親の態度はごくありふれた態度であり、それが問題の原因になるというのは、それを極度に適用した場合である。私のある患者の言によれば、「やり過ぎる」場合である。

次の態度の中から、あなたの幼少時代の家庭生活を支配していた態度、あるいはあなたに特に内在する「過去の子ども」の形成に影響をあたえた態度を見出すことができますか。

**完全主義の親**　これは今より以上の「成功」すなわち完全のために絶えず無効な努力を続けている、いわゆる「成功する」人々の中によく見られる態度である。完全主義は、子どもが年齢に応じて無理なくできる以上のことができるまで親が心からの承認をしてやらないとき、その子どもに形成される。そのような場合、子どもは一生懸命過剰の努力をして身体的、知的、社会的に成功しようとするようになると同時に、絶えず自分のしたことを軽視するようになる。（九四頁参照）

**強制し過ぎる親**　これはアメリカの親に最もよくみられる態度である。すなわち親は子どものことを心配して絶えず子どもを監督したり指示を与えつづける。これでは子どもが成長するにつれてもつようになる子どもとしての興味の追求を全く無視することになり、結局いつまでたっても子どもは外部の指示によって行動するようになる。いつか子どもは何らかの方法で自身の自立を確認しなくてはならないのであるが、このような子どもはそれをのらくらしたり、空想したり、忘却したり、ぐずぐずしたりするような反抗の形態で親の指示に反応するようになる。（一一三頁参照）

**盲従型の親**　このタイプの親は前の世話をやきすぎる親と同じくらいよくみられ、自分の権利や欲求を否定したり犠牲にしてまでも子どものいうがままにしてやる親である。このような親は子どもをボスにさせ、親は子どもの奴隷になる。子どもは自分の要求がきき入れられないとき、しつこく要求しつづけたり、衝動的になったり、かんしゃくを起こしたりする。そして他人の権利を配慮することがむずかしくなる。（一四〇頁参照）

**甘やかしすぎる親**　このタイプの親は子どもに絶えず物をあたえたり、御馳走をしたり、サービスをしたりする。それはときとして子どもが望んでもいないのになされたりして、子どもが自分なりの環境作りをしようとしていることに対し全く考慮をしないことになる。盲従型と違う点は、前者は子どもの要求に対し受動的な態度であるが、この場合は子どもの要求を待たないで一方的に親からあたえるという能動的な態度である。このような親の態度に対し子どもはしだいに飽き飽きしてくる。そしておとなになってからも何に対しても努力をしようという気分がおこらなくなり、いったんやり始め

たことが長くつづかなくなる。（一六四頁参照）

**心気症的な親**　このタイプの親は子どもが健康であるにもかかわらず絶えず健康を心配し、ちょっとした痛みにも非常に大げさに懸念する。このようなうつ病的雰囲気で成長した子どもは親の関心を一身に集めているのであるから、他人より同情を求めるようになり、自分ができないことの原因をすべて病気のせいにするようになる。（一九六頁参照）

**懲罰的な親**　このタイプはしばしば完全主義と世話のやきすぎが混合したものであって、われわれの文化においては広く子どもを「しつける」とか「訓練する」ために必要な親の態度として考えられている。事実、懲罰的な親は自分の個人的な怒りや攻撃を子どもにあたりちらすのであり、子どもの過失によらず自分の主観的な感情で子どもを罰する。このような親はたいてい子どものときこのように自分の親から扱われた場合が多く、これこそ子どものしつけであると真面目に信じている。懲罰になれるとそれを望むようになり、中にはそれに頼るようになる人もあるが、おとなになってからは報復を強く望むようになる場合が多い。（二二三頁参照）

**無視的な親**　親が不在であったり、仕事に忙殺されている場合にこのタイプになることが多い。たとえば、経済的に裕福な有名人や、仕事、酒、貧困等でうちひしがれている母親は子どもの世話をする時間がない。また親の死亡や離婚もこのような結果をもたらすことになる。このように親にかまってもらえない子どもは、他人と親密な意義のある関係をもつ能力に欠けることが多い。（二六五頁参照）

**拒否的な親**　このタイプの親には子どもをうけ入れようという一片の気持もない。子どもは全く孤独でうかばれようがなく、不安と不愉快さと強い劣等感をもつようになる。最近では「拒否型」ということばが流行して、子どもの悪い行為に対して制限をあたえようとする場合にまでこのことばが使用

される場合があるが、これは間違いであって、本当の「拒否型」の親は滅多にいない。（三〇五頁参照）

**性的な刺激をあたえる親**　このタイプの親は意識的または無意識的に子どもに過度の性的な刺激を与えている。そしてそのような親の子どもは早くからセックスに夢中になり、罪を犯したり、人に敵意を示したりするようになる。ほとんどのおとなの性に関する問題は以上のような親の態度の結果であるが、性的活動はしばしば完全主義や懲罰のような親の問題になる態度のはけ口としての役に立っている。一方一世紀前の性に対する忌避的雰囲気は今日のマスコミによる性的刺激の氾濫をもたらし、その他の多くの性問題をひき起こしている。そしてわれわれは一般に性的感情を次元の低いものとして取り扱っている。（三二一頁参照）

**あなたの親は批難されるべきか**　幼い子どもは親を全能の神のように思い、何についても親の承認を求める。しかし成長するにつれて自分自身で責任をとるようになり始めると、しだいに神のような親のイメージが消えていくのである。そして父も母も他の人と同様の欲求、問題、欠点、くせ等をもっているごく普通の人間だということがわかるようになる。このように親の中に人間としての弱さや人間性をみることができるようになるのは成熟のあらわれである。

しかしごくまれな例外は別として、またきびしい制約にもかかわらず、大部分の親は「最善」をつくしているのである。

しかし子どものころにうけた親の悪い態度のために、おとなになってからの能力がある制限をうけることになるというメカニズムをよく理解していても、やはりときどき親に対して反抗したり怒りを感ずるのである。これはある意味において正常で健全な人間として当然の反応である。特に親からうけた有害な態度でもはや自分自身を取り扱わないようになった場合、そのように親に反応するのは当然である。

しかし中には毎日親に対して怒りを燃やしつづけ、自分のおとなとしての生活上の不満をすべて親のせいにする人もいる。そしてそのような親の態度は人生がなぜそんなに報われないものであるかを説明してくれるし、またなぜ魅力的で才能のある人が自己劣等感でもって自身を攻めなければならないのかをしばしば説明してくれるのである。

親は批難されるべきか。

これを初めてみたときはごく簡単な事柄のように思われるかもしれない。しかし子ども時代の感情的な雰囲気を創るのは親ではないのか。子どもが成長してからも有害な態度の影響をあたえているのは親ではないのか。このように考えれば確かに親にはいろいろな責任がある。

しかし人生のことはこのように考えるべきではなくて、確かにある態度は有害であるかもしれないが、それ以外にまだ有益な態度もあるというふうに考えるべきである。

しかしこのような考え方では、自分の現在の問題、すなわち、有害な昔の親の態度が現在なお存続している原因を探求するためにどうしたらよいかという問題を避けることになってしまう。親を批難するということは、子どものころはあまりにも危険で表現できなかった反抗や攻撃の感情をもちつづけていることを意味する。このようにしてわれわれは現在なお自分の子ども時代をもちつづけ、親をわれわれが傷つかないように守ってくれた全能の神としてみなしているのである。

ときどきわれわれは親の態度、親との生活のあり方、親に対する態度、親との体験についての質問を恐れる。特に親の態度が自分の生活にどのように影響をあたえたかについての質問を恐れる。それは多くの場合、子どものころ抑圧され自分自身気がつかないでいた苦痛に対する反感が爆発するのを恐れるからである。しかししだいにそれらの苦痛な感情は認知され表現されるようになる。

またある人は初期の精神医学がセックスを強調し過ぎたために、その影響をうけてすべての家族で近親相姦が行なわれたのではないのか等という心配から、以上のような質問に答えることを恐れるのである。今日の精神医学ではセックスだけでなく人生のあらゆる問題について考察をしているのであるが、いぜんとして前のような考えからして親を愛している人たちに恐怖心をもたせている。

以上のような事実から、ここではっきりとなぜ過去の親の態度を確認し調べるかについて述べる必要がある。その目的は親に対し反抗的態度をもたせるためでなく、親の態度による有害な影響から自分自身を解放するためである。

### 親も人間である

私が非常に支配的な親からアルコール中毒の親にいたる何千人もの親の問題を取り扱った体験上、子どもに無関心な親、子どもを愛さない親、子どものために最善をつくさない親は全くまれである。そしてときどきみられる親のこのような態度は、現在では完全なおとなとして成熟している彼らに内在する「過去の子ども」による場合が多い。そしてたとえば、世話をやきすぎる親の場合、それは祖父母から親に伝わり、それがさらに親から子どもへと影響を与えていることが明らかにみられる。そしてそれらはわれわれの文化的背景によって強調されるために、変えることは非常に困難である。また家族の中でそのような態度は子どもを取り扱う上で「正しいあり方」であると考えられている場合も多い。しかし私が強く印象づけられていることは、そのような親の問題の態度に悩みながらもそれを子どもに課している父または母が、その問題性に気がついて相談にくるということである。「私は私の母が私にしたと同様に私の娘を叩き大声でののしります」とある母親は私に話した。

あなたがあなた自身特有の「過去の子ども」に対して思慮深い親になり、子どものころから形成された感情をうけ入れ、新しい親としての態度と価値観を樹立するにつれて、あなたはあなたの親を普通の人間としてみることができるようになるであろう。すなわち、親たちが問題について認識しないで彼ら自身の「過去の子ども」とどのように苦闘しているかをみることができるであろう。また「かわいい子には旅させよ」という懲罰的な親の態度がわれわれの文化的伝統の中に深く根ざしている事実を非常に明白に知ることができるようになる。われわれの親はしばしばこのような態度をある時代から次の時代へと運ぶ人であるに過ぎない。もしあなたの父親が支配的で完全主義的な人であるならば、彼はそれを子どものころに習得したということになる。またあなたの母親が盲従的であるならば、それは彼女の子どものころの家庭で形成されたのである。またちょっとした痛みを大げさに心配したりする態度も時代から時代へと伝えられたものとみてもよい。また親のレクリエーションの選び方、彼らの欠点、けんか、野望、「よい」と思うもの等の中に彼ら個々に内在する「過去の子ども」の何かを見出すことができるであろう。いかにして各々の親の態度の型を見分けることができるのか、いかにそれが機能し、子どもやおとなに影響をあたえるかについては次の章で述べることにする。問題を明らかにするために現実には存在しないようなそれぞれの「純粋な」型を紹介しようと思う。たとえば、純粋な完全主義というのはごくまれであってたいていの場合、強制しすぎや懲罰的態度と共に強調されるか、あるいは甘やかし過ぎる態度として補償される場合が多い。しかしこのような混合型について述べたのでは、それぞれの特徴を明らかに把握することができないことになる。いったんこれらの態度の極端な特徴やメカニズムが理解されれば、われわれの日常生活に存在するようなありふれた混合型をも容易に認めることができるであろう。

# 第Ⅱ部　親の過剰な態度

――それが今日のわれわれにあたえている影響

# 第10章　完全主義の親

## 「もっと立派なことをする」ために努力しなければ気がすまない場合

**あなたの疑いへの指針**

……子どものころうけた親の完全主義的態度の結果おとなになってから問題をもつ人は一般の人より知的で教育程度も高く経済的にも恵まれている場合が多い。そして自分自身の業績をけなして、「もっと立派なことをすること」をかたくなに要求し、努力をしつづけるのである。もしこのことがあなたにあてはまるならば、それは絶えず「もっと立派なことをする」ように親から押しつけられたために、その親の気に入るようにと努力したあなたに内在する「過去の子ども」があなたの問題の原因であるという可能性を注意深く考察すべきである。

**あなたの完全主義を認めること**

もしあなたが完全主義的であるならば、あなたはすでにそれを知っているはずである。そういうあなたは自分自身にそしてたぶん他人にも完全さを要求し、それを達成するために一生懸命努力をするであろう。あなたは何事も完全にしないと気がすまない。たとえば、すべての物はそのもののあるべき場所におく、正しい色は正にその色でなくてはならない、窓の日よけは真直にかけるべき、ナイフやフォークやスプーンはテーブルの正しい位置におく、ことばは使う場所や時間を間違えないように使う、到着や出発の時間は正確に守る、礼儀作法や丁重な形式をきちょう面に守る等。もしあなたが完全主義者であるならば、あなたは自分の仕事を順序だてて、組織的に、熱心に追究し、ついには疲れ果てるまで詳細にわたって綿密な注意を払うことがよくある。また仕事を完成するために正当以上の努力をすることがしばしばあり、それがまた完全主義者にとっては自尊心の源となることが多い。しかしこのように一生懸命努力をしてすばらしい業績をあげてもその満足は長くつづかない。そしてそのような成功にもかかわらず彼は自分のなしたことを過小評価してみじめになり、「さらに立派なことをする」ために努力しようとするのである。

完全主義の妻は、自分でもそんなことはむだだとわかっていても、家を綺麗にするために身を粉にして働くというケースが多い。そのような人はどんな変則をも許せないし、考えることすらできない。たとえば、それが子どもの行動であろうと、一片のごみであろうと、自分の仕事であろうと、皆自分のこととして考えられるのである。そして彼女が自分の努力はまだ十分でないと不平をいうのをきいた友人が彼女をひやかしたり、怒ったりするとき、完全を達成するために正に超人的な努力をする場合がしばしばある。

「人間になりなさいよ。休みなさいよ」と友だちがいっても、完全主義者にはそれができない。努力しても努力しても満足できないのである。

一般に非常に知的な完全主義者は自分を必要以上に押していることを知っている。そしてその状態についてそのような人は、自分には普通の基準があてはまらないように思われると説明する。

完全主義者は他者より優れていると思っており、自分より努力しない人を劣等者として見下げているのかもしれない。しかし彼は普通の人たちが楽しんでいる人間的な満足や人生におけるよろこび、そして仕事の達成によってえられる自尊心の高揚をあこがれているのである。

客観的にみて、完全主義者は最も社会的なそして物質的な基準によって自分が非常に「成功した」と思う結果をもたらすために、自分自身没頭して情容赦ない努力をすることになる。そして彼の努力は彼にある地位をもたらすことにはなるが、一方彼に空虚感と不満感を残すのである。そして自分自身を「成功した失敗者」と呼ぶ。

**成功した失敗者**

ときどき完全主義者は芸術家や科学者の努力を引合いに出して、そのような熱心な情容赦ない努力によってこそ偉大な仕事が成就されるのであると自分自身や他の人に説明しようとする。そしてそのような努力の必要性を確信するのである。

しかし卓越するための努力が皆心理学的に問題となる完全主義ではない。努力を必要とする分野には、それが音楽、科学、芸術、鉛管工、料理、靴修理等の何れの分野であってもそれぞれに熟練者がいる。そして彼らの熟練は忍耐強い勤勉で継続的な仕事によってえられたものであり、彼らのすばらしい作品は他の人たちにとって有益であり役に立つのであるが、その点において完全主義者の努力のあり方とは異る。すなわち、完全主義者の努力はときには家族の健全な人間関係にとって有害になる場合があり、たとえば妻の手助けをしようとする夫は彼の完全主義的要求を満たすためにそうするのであってかえって妻にとって迷惑になるときがある。熟練した技術家の努力と完全主義者の努力の間の最大の相違点は、前者の努力には充実した満足感と幸福感をもたらし、彼の自尊心を高めるのであるが、後者にはそういう感情はなく、「まだ自分は完全ではない。もっとがんばらなくては……」という心をむしばむような感情を伴ない、せっかくのすばらしい業績がもたらすはずの満足感を奪ってしまうのである。

多くの人は完全主義であるためにはその活動範囲が限られることでどれだけ困るかがわからない。そのような人は一般に生活の他の領域では楽しく満足することができるのであるが、完全主義の領域においては、たとえ自分の業績が他人よりすぐれ自分の欠点が他人に気づかれなくても永久に満足できないのである。

### 完全主義の領域

ある完全主義者のジョージは最近次のように述べている。「たいていの場合うまくやっていけるのだが、自分が誰かと話しているときに、間違った英語を使ったり、文法を間違えたりしたならば、死にたいくらい我慢できなくなる。顔は真赤になり、胸はドキドキし、まごついて全く気がどうてんしてしまって夜も眠られない。自分がどうしてこんなヘマをするのか全く不思議だ。後になって誰も自分のヘマについて気にしていないということがわかっても、まだ我慢できない。僕はことばの点について他の人以上のことを自分に期待しているのだ。母が英語を教えてくれ、その完全な話し方や文法を絶えず訓練してくれた。だから自分が完全な英語を使えないはずはないと思う。神様はそれをよくごぞんじだ。何しろことばをしゃべりはじめたときから訓練されているのだから。特に知らない人に話しかけるときに言い間違えをしたならば、それはもうとり返しのつかない間違いをしたことになる。何といっても第一印象が絶対大切だからね。だから特に間違いをすることが恐ろしいのだ。そこで初対面の人に会うような場合には前もって訓練し準備をしていくので、まあ全般的にはよい印象を与えており、僕がいうことはすべて完全に実現されている。」

「事実そのお陰で、ときどき文法的に間違った英語を話す僕のボスは、重要なお得意さんと契約をとりかわすとき僕を連れていってくれる。そんなとき前の晩は全く眠られないし、特に会う相手が教養の高い人だということがわかっていると、その人に会ってもほとんど話すことができないんだ。物を売ったり、商売の取引をするときには自由に話し合うことが必要であるのに、ことばがとぎれてしまい完全な英語で話そうとするために、口に出す前に二、三度心の中で繰返さなくてはならないんだ。そうすると自分のいっていることが自分の考えていることから外れてしまうことがある。だからすごく緊張することになる。」

「ときどき間違った言い方をしたことがある。あるとき僕はとてもまごついて、残りのことばが出なくなった。でも僕がどもっていうまで誰も変に思わなかったようだし、何かのどにつまったと思ったくらいだ。とにかく契約をとりきめることができたが、それから暫く夜眠ることができなかった。」

これはたいていの者をある程度困らせる「領域完全主義」の一種である。この場合ジョージは英語の文法に関する彼の完全主義には気づいているが、「初対面」に関する完全主義には気づいていない。彼の要求は、非常に成功しているが英語には弱いことを悟っている彼のボスの要求よりずっと高い。このように自分から課した要求がきびしいものになればなるほど、ますます熱心に努力するようになるのみならず、実際には完全な文法や文章にときどき誤りをすることにもなるかもしれない。

そのような「領域」は、子どものころ親からの完全主義的な要求に応じなければならなかった領域である。たとえば、ある親は清潔さについての完全主義を強調し、大げさにごしごし手をこする「儀式」までやらせた。ある親は学校の成績、社会的な品位、テーブルマナーに完全主義を強調した。また他の親はこのようなことや衣服には全く無関心で、運動的な熟練について完全主義で、子どもに少しでも大きいリーグで活躍できるようにと要求した。

仕事は完全主義がしばしば非常にはなばなしく活躍する領域である。完全主義者は自分自身を駆りたてて、結局疲れ果ててしまう。彼は何事にも非常に事細やかに綿密に注意を払う。そしてどんなに信頼できる業績をあげても、それで物足らず、自分の自己劣等感を解放するためにさらに努力をせざるをえないのである。

ある意味で完全主義的に駆りたてられている人は偉大な競争者であるように思われるかもしれないが、実際には彼の不屈の努力は自分自身のために何かをなしとげたいからではなくて、彼自身の自己劣等感の裏がえしに過ぎない。彼は競争そのものにはほとんど興味をもっていない。なぜならば彼はいやいやながらも自分のしたことを認めるために自分自身に打ち勝つ努力を絶えずしなければならないからである。また努力をしなければならないという要求は他の人を遠ざけることになるために、多くの完全主義者はひとりでやれる知的な仕事や創造的な仕事に入りこむ傾向がある。このようにして、彼は自分自身との真の競争をすることになり、絶えず自分を駆りたてては満足せず、自分に対する極端な要求で自分でもわからなくなるような状況を創ってしまうのである。

## 結婚およびセックスにおける完全主義

完全主義者は一般に他の人と親密な関係をもつことが非常にむずかしい。彼の洗練された仕草は商売あるいは社会的関係においても他人をひきつけるものがある。もし恋愛や愛情が行きずりのものであれば、完全主義者はうまくそれをきりぬけることができるであろう。しかし人間愛の根底にある親密な愛情のこもった容認をすることはむずかしく、結局不幸な結果を招くことが多い。

完全主義者は絶えず何かを成就するために努力しているのであるから、ごく普通の社会的交わり、交際の楽しみ、親密性への人間の欲求、自由に流れる感情の交換等に反応することは彼にとって困難である。これらの関係の基盤には自分と他人の容認がある。しかし彼の間断なき自己卑下はこの基盤をむしばんでしまうのである。

彼は子どものころ十分に容認されなかったので、仕事や運動競技や社会的地位のように何か測定できる領域を求める。そして過去において最も「気楽に」感じた努力をしつづけ、いつかきっと完全な容認がなされるに違いないというとうてい果されない約束を追い求める。彼は人生を競技への参加とみなし、親交を相互にあたためることは自分が全速力で疾走するのを妨げるものとして考えるようになる。妻や恋人を愛することは、彼が競技に勝ってうるもの、すなわち「もっと立派なことをする」こととは比較にならないほどつまらないことだと思っている。交際あるいは愛情を楽しむために努力を止めることは、競技に負けるという意味で彼にとっては恐怖となる。

彼が求める賞は親の完全な容認という子どものころ求めたものである。この過去の目標は人間の交流のよろこびを感ずる能力を妨害し、彼の自己劣等感は彼が努力を止めることを禁ずる。彼は時間やエネルギーを交際のために費すことを彼の競争や主要な賞である完全な容認の約束をだめにしてしまうと思って恐れる。

完全主義者と一緒に過すことはその相手にとって重い負担をかけることになり、その人も完全主義者の達成不可能な要求にあわせて努力をしなければならない。たいていの人にとって満足できて快適に思えることが完全主義者には全く時間の浪費としか考えられない。なぜならば彼はそんなことをしても何も達成できないと思うからである。

完全主義者はしばしば自分の性的活動において何かを達成しようと努力する。普通の社交における親密さに満足できないため、自己を卑下し、失敗を恐れつづけ、性関係における重要な要素である人間的感情よりむしろ行為に重点をおこうとする。したがってそれは満足な感情的接触や愛情の交換のない行為になるため、完全主義者は絶えず不満であり、自分を批難し、さらによりよい行為を求めるようになる。

このように性的能力が欠けている男性にとって、女性が「完全に」反応しない場合、それはひどいショックとなり、それを自分の失敗とみなす。そしてその改善に努力する。女性の完全主義者も同様に行為を求め、結果の失敗により、自己を卑下するようになる。そして不安感と無価値感と抑うつ感をもち、失敗を恐れるがあまり、しばしば性的活動が削減されるようになる。

このようなことはすべて結婚において重大な問題となる。まず第一に完全主義者は結婚の相手として「完全な」人を望むために、そのような人をみつけることがむずかしくなる。そして適当な相手を拒否するためにたいていの場合結婚がおそくなる。次に彼は相手と結婚するにいたるほどの親密な関係を作ることが下手である。中にはそのような関係を作ろうともしないで仕事に打ち込む人もいる。そのような人は自分の力によって自分自身に対する自分の態度を変えることができるということに気がつかない。これが多くの成功している独身男性や職業婦人の状態である。

完全主義者は結婚を一つの業績とみなすことがよくある。そして結婚した場合、それをどのように楽しむかを知らないで、一般に昔の完全主義的な態度をもちつづける。たとえば、家の中はいつもきちんと片づけられておらねばならず、卵はちょうど三分間で料理し、パンの焼き加減はきまった色でなくてはならず、シャツには一定量ののりがつけられるべきで、完全な母からは完全な子どもができるべきなど。そうでないと子どものころの自己卑下感が起こって不安になる。多くの夫は居間では靴をぬぐようにという完全主義の妻の要求をだまってきき入れる。なぜならば彼女はきれいな敷物が汚れるのを恐れるのみならず、彼のことば使いを一生懸命直すようになり、かえって彼にとって面倒なことになるからである。

### ウィラードとケイの場合

何はともあれあなたが心のあたたかさと親密さを望むならば「完全な」新郎あるいは「完全な」新婦と一緒に住むことはむずかしい。たとえばウィラードは個人的には魅力的なすぐれた青年化学者であるが、彼が完全主義者であるがために妻と離婚をすることになりそうである。彼はポリエステル分子に関する研究においてすでに栄誉ある地位を勝ちえている。そして彼の知的能力と一生懸命研究しようという意志によって彼の周囲の人々には友好的で親切であるが、家では妻のケイは彼に近づくことさえできないのである。研究所から帰って夕食をすませると、彼は科学雑誌を読み耽り、次の新しい実験のための計画をすすめる。ケイが彼に話しかけても彼は表面では丁重であるが明らかにうるさそうで、口では「何だい」といっていても、彼の表情からは「僕の忙しいことがわからないか」といっていることがわかる。

彼女はよけ者にされたように思い、また彼にとって彼女が本当に必要でないのではないかと思い、しばしば腹を立てた。最初のうちは彼女は非常に傷つけられた。それからしだいに他の女性と同じように「ポリエステル」についてだじゃれをいって、彼をおだてて彼女と話をしたり、何かを一緒にするようにしむけた。はじめのうちは彼をいくぶん楽しませたが、彼女が彼女への関心を求めつづけたり、彼女のいう「平凡な生活」に彼が参加することを期待したり、彼女の苦言が増加するにつれて、彼はますます彼の仕事に没頭するようになった。彼は彼女が自分の困難で継続的な研究をほめることができないほど無理解な女だと思った。あるときケイが彼に夜の研究を止めるようにいったとき、「結局これはお前のためにやっているのだよ。もしこれをお前がやれば結局それはわれわれのためにやることになるのだよ」とややしかつめらしくいった。

ウィラードの父は成功した事業家であり、仕事のために家にいないことが多かった。そして父が家で仕事について話をしたり考えたりしているときは、誰もそれを妨げてはいけなかった。母はその地域の歴史を書くのに忙しく、また社会をよりよくするためのいろいろな企画のリーダーをしていた。少年ウィラードにとって学校で一生懸命勉強することがこのような仕事に打ちこんでいる家族に最もふさわしいことであった。彼はクラスで非常によくでき、級長になった。また生まれつき、運動のできるタイプではなかったが、体育においてもすぐれていた。ゆえに彼の多忙な両親からはある程度気に入られ認められていた。家族の者がそれぞれの仕事に忙殺されていたので、ウィラードが中学の上級生になるまで誰かが何かですばらしい業績をあげたというようなことを家族で語り合うようなことはほとんどなかった。

おとなになってからもウィラードはそれまでずっととってきたのと同じように業績達成の態度をとりつづけた。彼の知っている人生というのは、ただどのようにして他よりぬきでるかの一言につきた。しかしそれは彼の妻をなおざりにすることになった。彼女自身に内在する「過去の子ども」は、つまらなくてもあたたかいおしゃべりで満たされた家庭の親密な愛着を、ゆっくり時間をかけて作っていきたいという強い要求をもっていた。それが彼女の子ども時代の背景の特徴であったので、彼女は長い間ウィラードの考え方を理解することができなかった。しかしそれが理解できた後でも彼女はそれに対して憤慨していた。ゆえにウィラードが離婚を望まないならば、彼の猛烈な努力が実はよくないということを彼が認めるよりいたし方がなかった。

## 完全主義者を駆りたてるもの

完全主義者の達成欲求に強く印象づけられたある精神病理学の理論家たちは、完全主義者のきびしい努力の原因を彼の環境を支配できるような熟練を勝ちえて優越感を味わおうとするための努力だとしている。この考え方によれば、自分の物差しで自分自身を同一視する完全主義者は自分の繁栄と成功を善人に対する報酬だと考える。すなわち、彼の徳のいたすところだと考えるのである。そして精神病理学のある理論家がいうには、「万一完全主義者に不幸や失敗が起こった場合、彼は自分の人間としての不正確さを悟り、それまでうまく抑制してきた自己抹殺的傾向や純然たる自己嫌悪感が前面に出てくるかもしれない。」

これは実際起こる努力と徳との混同のような完全主義の二次的特徴を述べてはいるが、その基準が極端であるということを十分に強調していない。さらに重要なことは、それが完全主義者は明確に成功しているにもかかわらず成功したと思わないということを認めていないことである。完全主義者は「自分はもっと立派にやれるはずだ」というおそろしい感情から逃れるために努力しつづけざるをえないのである。

子どもの患者を取扱ったわれわれの臨床的な研究によれば、環境支配の願望というより、むしろこの絶え間なき自己卑下こそ完全主義者の終わりを知らぬ努力の背景にある真の推進力である。自己抹殺感や自己嫌悪感は不幸や失敗が生じたときのみ前面に現われないが、絶えず自己満足を破壊している。

実際、失敗や不幸は達成の反対であるから、人をひどい感情的危機に陥しいれるかもしれないが、一方ではそれは完全主義者を日々「もっと立派なことをする」ように駆りたてている間断なき自己卑下感となる。自己卑下の圧力が生じている限り、完全主義者はいくら努力をしても満足をすることができないのである。

完全主義者は子どものとき親から生活方法として受容せざるをえなかった自己卑下をしては努力をするという悪循環を繰返している。完全主義は子どものころ親が子どもに何を期待するかという表現で絶えず要求することによって形成される。子どもは各発達段階で問題なく達成できる以上に行動し、成長しなければならないのである。

## 完全主義の起源

子どもは親をよろこばせるために努力をして、その結果あたたかく親に受け入れられることを要求したり求めたりする。しかし完全主義の親は子どもがさらに高いレベルの行動をするための努力をするまで彼を容認しようとしない。たとえば、子どもが大便の後始末をちゃんとしたり、お行儀よくできたり、よい成績をとっても、親は十分な賞賛をすぐあたえないで微妙に延ばし、そのすぐあとで「もっとよいことをする」ようにせきたてる。このように子どもは何をしても十分に認められない。子どもがえるものは、それ以上のことをするならばいつかは親から十分に容認されることの約束である。親が十分に子どもを容認すれば、子どもは自分自身に満足し、自分の能力に自信をもつようになる。しかし完全主義の親は子どもに無理な努力をさせることにうずうずしており、子ども自身および能力について懸念しつづける。完全主義者の一つの顕著な点は、彼は何を仕出かしても自分自身に自信をもつことがほとんどできないかまたは全くできないことである。

これは親が子どもに容認を十分にあたえないで、それ以上の努力をのみ要求した結果、子どもが自分自身の努力を卑下するようになったという事実の結果である。子どもはどんなに一生懸命努力をしても、成功しないだろうと信ずるようになる。また彼は自分が一生懸命やろうとしなかったから、十分な容認をえられなかったと信ずるようになる。彼のただひとりの指導者であり、最も重要な容認者は彼の親である。それ以外のことは彼には考えられないのである。努力と自己卑下が彼にとって最も適したこととなる。そして子どもとして自分自身に十分に満足をすることを知らなかったため、おとなになってからも自分の努力を心から認めることができない。自分自身に対する親としては、自分の業績を卑下し、「まだそれ以上のことができる」と主張する。

### 親の不承認の微妙さ

ある親の完全主義的要求は、ときどき過度の強制と懲罰主義を伴って一層ひどくなることがある。また他の親は表面では最高の業績の期待をほのめかしたり、甘いことばで失望を表現したりして、それ以上の努力をすれば結局は十分容認してあげるということを含んだ約束をする。そうしながら親の笑顔は悲しい表情やしかめ面になったり、ため息をついたり、かんしゃくを起こしたり、もっと努力をしたらもっと世話や関心や配慮等をあたえてあげる等とやさしく提案したりする。

この不承認や終局的な容認の約束は子どもに冷酷に努力をさせつづけ、自分自身および自分の能力を不満に思い、疑惑をもちつづけさせることになる。

このような卑下的表現の微妙さ、それを絶えずあたえること、その積み重ねられた圧力、究極的にはあたえられる十分な承認の約束等は、一見してすぐわかるほどの完全主義で悩んでいるおとなの背景である。そのような人は何かが起こって自分が「短気だ」と思ってから、あるいは他人との親密な人間関係をつくることのむずかしさに気づいてから自分のみじめさの原因を探求するようになる。

あなたの自己劣等性を認めることはときとして困難である。あなたの親の手によるあなたの取り扱い方は「完全」であるように思われるかもしれないし、あなたの子ども時代の出来事で、あなたが現在自分を駆使せざるをえない原因や現在非常に不幸である原因となるような不快な出来事を見出すことができないかもしれない。親が承認しなかったことを一つ一つ思い出すとき、それは非常に些細なことのように思われて根本的な問題となるようには思われないことが多い。

しかし完全主義者が親の卑下的態度の微妙さや日々の繰返しおよびそれが勉強から遊びにいたるすべての面に及んでいるという事実を認めてはじめたならば、自分がどのようにして自分の根本的な不満感をもつようになったかを理解することができるのである。あなたがこれと同じように自分のすることすべてを卑下しつづけたならば、あなたは自分自身を害することになる。

完全主義者の全般的に顕著な成功は、彼の間断なき自己卑下による精神的な荒廃を隠してしまう。これこそそうでなければ成功するはずの多くの人々の病的に空虚な生活の背景にあるものである。そしてこれによって全く原因不明の多くの自殺を説明することができる。

## レスリーの場合

アメリカの児童精神病理学の長老であるレオ・カナー博士*はレスリーという裕福な家庭で育った頭のよいきれいな娘について次のように報告をしている。彼女は自殺を図ったのである。両親は自分たちが最も重要視していることは彼女の幸福についてであるということを常に彼女にいってきかせていたが、彼女は卑下的な圧力の下で自分は生活に適合していないと思っていたので全く満足感をもてなかったのである。

なぜこんなことになったのか。レスリーの母は常に完全な身なりをしており、礼儀作法も洗練されており、知的であり落着いていた。「彼女の家を訪問した者は皆、子どもにとってこれ以上のよい家庭環境はないだろうという感想をもってその家を出ることになる」とカナー博士は述べている。しかしレスリーは成績も優秀で美しいにもかかわらず、自分自身に少しも自信がもてなかった。そして彼女は母を失望させているると確信し、「もし私が母親で私のような娘をもったなら私はぞっとする」といった。自分自身を容認することができないので、彼女は「母が私のことを心配してくれなければよいのに」とのみ願った。

レスリーを育てるにあたって、両親は完全な子どもを育てることを望みそして期待したので、チャンスにまかせるというようなことは全くしなかった。まず彼らは住宅事情や収入が普通以上になってからレスリーを生んだ。そして彼女が生まれたとき、母親はすばらしい忠実な母親としてレスリーが完全な赤ちゃんになるように気をつけようと決心した。そして彼女は自分自身とレスリーのためにきちんとした規則や規定をつくった。入浴や食事のような日常茶飯事は規定通りになされ、大便のトイレット・トレイニングはまだ彼女が三ヵ月になったばかりのときに始められた。

レスリーが成長するにつれて、母親の関心は彼女の生活のあらゆる面にむけられるようになった。たとえば、ことば使い、姿勢、清潔、ふるまい、従順さ、遊び仲間の選択、勉強、読書、テレビ番組、宿題、社交上の礼儀作法等。特にレスリーの着る服と容姿には絶えず関心をよせていた。

カナー博士によれば母親はレスリーを叩いたり叱ったりしたことはなく、自分の不承知を非常に婉曲に表現した。たとえば「あなたは少し肥えたんじゃないかしら。お医者様へ行って食事療法をした方がいいと思いませんか。」「あなたのお友だちのドロシーはいい子だけど、少しだらしがなくてことば使いが正しくないと思いませんか。一度アリスをよんでみたらどう？　あの子の家は立派なお家よ。」「もちろんあなたが好きなものを着てもいいんだけれど、今着てる服はこういうときに着る服としては少し派手だと思いませんか。いい子だから青い服に着かえなさいよ。」

レスリーは母親に完全に気に入られようと一生懸命努力したが、いつも学校で一〇〇点をとることはできなかったし、彼女の年齢としての理想の体重を保てなかったし、悪いと思いながらもアリスよりドロシーの方が好きだった。またかつて芸術に手をつけたことのある母親が全くよくないというので、自分の色彩や服装の好みをひどいものだと思っていた。

「この子は母親を喜ばせようと努力し、自分自身にとって最高だと思われる目標をたてたので、その目標に達することができないということがわかったため罪業感と後悔で満たされたのだ。そして彼女も完全主義者になり、自分がすべてのことに優秀でないという自分の無能さを絶えず不快に思うようになった」とカナー博士は述べている。また「彼女の母親のような婉曲な不承認は理解することも取り扱いも困難である。われわれは叩いたりひどく批難することには反対するが、『甘くて陽気な』不承認に対しては全く手も足もでなく、まいってしまう」と博士は要約している。レスリーの場合、結局彼女は自分自身を卑下することによって、絶望的になったとき死を選んだのである。しかし彼女は親の態度をとりつづけるべきでないということがわかり、自分のしたことを心から満足することができるようになって自分に対する洞察を変えることができるようになったのである。

* Leo Kanner, *Feelings and Their Medical Significance*, Vol. I, No.4, March, 1959.

**完全主義の伝達**

完全主義は世代から世代へと次々伝わることが多い。だから「家族で遺伝する」といわれる。完全主義の親は自分自身の卑下—努力のサイクルの中のとりこになっており、その親もそうであったというふうである。現代の完全主義の親がたとえ彼らの親の完全主義を認めたとしても、自分自身の努力やその子どもが不完全である場合、それを受容することは困難である。もしそのような人が親の完全主義の基準から離脱しようとすると、自己卑下から生ずる心配がもっと現実的な人間的基準をたてる努力を妨げるのである。

ついさきごろ、一見有能で強制的な態度の小ざっぱりした無遠慮な女性が私にいった。「私は自分の生活や自分自身に関してもっと不満をもちたいのです。結婚するまで数年間栄養士として働いていました。私は家政科で修士の学位をとり、博士になるための研究もほとんどすませました。結婚してつづけてふたりの女の子を生みました。そして家のやりくりや育児を大学で学んだようにやろうとしていますが、それができないので悩んでいます。いくら高度なことを勉強しても、それを実生活で生かすことができなければ何のために勉強したことになるのでしょう。長女は今五歳ですが、とても強要的な子で、自分の育児方法が間違っているのではないかと常に考えています。」

「私は子どもたちのだらしなさに全く腹が立ちます。汚い子どもをみると全くいらいらします。私の子どもはそうあるべきじゃないとひとり言をいって、きれいにしてやるのです。洋服を泥で汚してきたら私は辛抱できません。でも私がいつも子どもたちにあまり口やかましくいっていることをいけないことだと思います。これをしなさい、あれをしなさい等いちいちいうことはよくないことだということはわかっています。私は子どもにとって理想の母でないことは確かです。」

私が彼女自身どういうふうに養育されたかを尋ねたところ次のように述べた。「私の母親は私たち子どもが高いレベルの生活をするように期待しました。そして私は確かに最善をつくしました。だからこそ私はずっと勉強をつづけたのです。父は大学教授で、私がいつも教授の娘だという眼で人にみられているということをきかされました。父は特に私の成績について、母は私の容姿および行儀に関心をよせました。私は一生懸命努力しましたので成績はいつもよかった。妹たちが汚なくしてくると私はやきもきして、ちょうど母がしたと同じようにしかめ面をしてにらみつけました。これが間違っているということは本を読んで知っています。子どものころは何事もすべて今より以上のことをすることが大嫌いでしたが、これこそ私が両親から得たもののすべてです。子どもが服を汚してきてもときにはそれを許すべきであるということを本で読めば誰でも『もちろん』といってうなずくのです。しかし今自分の子どもが服を汚してくると、私の母親と同様それをきれいにしてやるまで気分が休まらないのです。」

この女性は多くの教養をうけたにもかかわらず、両親の態度を単純に自分自身に対してもとり、現在では自分の子どもにもとりつづけているのである。だからこそ博士という高い学位を求めつづけているのである。しかし彼女は学究的職業をもつつもりはないが、現在なお「教授の娘」であることは確かである。そして今では彼女は両親が自分を優秀なレベルに押し上げたことが間違っていたということがわかったのであるが、彼女自身なおそのレベルに固執している。しかしその中に彼女は彼女の完全主義を形成している自己卑下を抑制して、しだいに努力することを弱めていくであろう。

**完全主義を支持する文化的要因**

完全主義の微妙に矛盾している点は、それが望ましいようにみえる点である。われわれは活動家、熟達者、努力家、成就者等からなる国民であるから、われわれの全般的な文化的遺産は完全主義者の極度の努力を強調する傾向がある。まさに誰もが努力家の努力を是認するようであり、その努力は業績の表皮となり、内部の空虚さやみじめさを認めるのを困難にさせている。

また他の文化的要因も含まれている。たとえば学校の成績制度は子どもに成績の向上のための努力を強制することになり、また教会では子どもにもっとよい子になるようにと強要する等は完全主義の自己卑下を強調することになる。両者共に完全主義的な親および彼の「過去の子ども」を支持する傾向がある。

子どもが学校でよい成績をあげて先生からある程度の是認をしてもらっても、教会の教えによればそれでは十分でない。教会の教えの目標は普通の人間でなくて聖人によってのみ達成できるものである。しかしこれは完全な行為のみならず完全な考えや感情までも親が子どもに要求するための裏づけになる。さらに重要なことは、それによって自分がこれではまだよくないとか、快楽を求めることは悪いことだとか、このような自己批難はそれ以上よいことをすることによってのみ救われるというような考えをもたせるようになるということである。神があなたに失望しておられると考えることは自己卑下をさらに重々しく強調することになる。しかし教会は人間共に聖人になることを期待してはいないのである。

あなた自身の完全主義的努力を考察するとき、このような文化的要因が親の完全主義を支持するためにどのような役割を演じているかについて正確に評価してみる必要がある。

## 完全主義的な内在する「過去の子ども」の取り扱い方

1　あなたの生活における「過去の子ども」の卑下および努力の面を見極め、不必要な努力を減少するよう努力しつづけること。

2　あなたはあなたを部分的にしか受容しない親の態度をつづけないで、自分自身の基準による自分自身の方法であなた自身を取り扱うよう決心すること。

3　あなたはあらゆる形態における自己卑下と取り組み闘うべし。しかしそのためには、あなた自身に対する新しい態度ができるまでは安易な気持を捨て、ある不安を克服しなければならないかもしれない。あなたの自己卑下が軽減すれば、到達不可能な「完全」のためにあまり努力をする必要がなくなるであろう。あなた自身がこのような努力をすることができるようになるのを助ける方法については、第三部の「あなた自身およびあなたの生活を変えること」に述べてある。

# 第11章　強制し過ぎる親

## ぐずぐずすることが止められない場合

**あなたの疑いへの指針**　もしあなたが仕事にすぐとりかかれないで、しなければならないことがいっぱいリストに書いてあって、自分のしたいことさえもあまり疲れ過ぎてできないように思い、結局それを空想して終わるという状態であるならば、あなたに内在する「過去の子ども」があなたの両親の強制的な指示に対して示した反応をつづけているという可能性を考えるべきである。過度の強制はわれわれの文化で最もよくみられる問題となる親の態度である。

### 過去の生活の中における過度の強制

われわれは非常に強制的な文化の中で生活しているのであるから、誰もが子どものときにきっとある程度の過度の強制に悩んだであろう。

非常に強制的な親は絶えず子どもの行動を心配して口うるさく指示しつづけ、子どもが自分自身のすきなように活動できる機会をほとんどあたえない。これはアメリカの親の間では最もよくみられる問題的態度ではあるが、他の問題的態度ほど子どもの性格に悪い影響をあたえてはいない。しかしそれは多くの不必要な不幸、不安、夫婦間の問題、挫折、潜在能力の無能化等の原因となる。

もしあなたの主な不平が慢性の疲労と日々の目標が達成できないということである場合、空想に時間を浪費している場合、自分の目的が達成できないための客観的な原因がわからない場合、たぶんあなたは過去において過度に強制をされたからであろう。自分で設定したことが常に達成できないのは不安と無価値感による場合が多い。このような感情を補うために自分自身に対してますますがみがみ小言をいって、「明日は今日以上のこと」をしようと目標をたてるのであるが、結局また何もすることができない。そして動きがとれなくなって他のことをするために方向転換をするのであるが、これでは元来の目標から外れることになる。この行動不能がつづくにつれて、「明日やるべきこと」のリストはだんだん大きく長くなっていって全く実現不可能になる。

**主要な徴候**

このようにだんだんと空想による無気力がつづくにつれて、他人を批難するようになるかもしれない。または「何かをすることがただ単に不可能であった」のにその理由を自分自身や他人に長々と説明するようになるかもしれない。

**目標達成の困難な人**　仕事およびそれによる自己評価が主に自分自身の内部構造の影響をうける人は、過度の強制をうけた「過去の子ども」の要求を特にうけ入れやすい。セールスマン、主婦、作曲家、行政長官、科学者、実業家、大臣、芸術家、作家等にそのような人が多い。このような人たちにとっては自分で仕事を課し、そしてそれをやりとげるということは非常に重要である。それなのにそれができないように思われることがよくある。すなわち、まずやり始めることができなくて、次には優柔不断のようなものによって無気力になり、次には怠惰やわがままのようなものによってやる気を失うのである。そのような人は、誰かが自分に命令して仕事の段取りを話してくれて、自分を駆りたててくれることを望み、結局は自分でそうすることになる。しかしこの最後の段階に達することはまれであって、それは彼に対する圧力が最高になりおびやかすくらいのレベルに達したときである。このようにして立派なあるいは満足な仕事はできないが、どうにかうまくやっていくことができるようになる。過度の強制のとりこになった人はあわれにもぶつぶつ小言をいったり、自己卑下をしたり、おびやかされるような強制に悩まされる。そしてまれにしか自分が目標としたものを達成できることができず、自分の潜在能力をほとんど発揮できないのである。

**過去の家庭環境**　あなたに内在する「過去の子ども」を思い出すための主なてがかりは常に子ども時代の家庭環境の思い出の中にある。親の過度の強制の影響をうけなかった人はほとんどいないであろう。われわれの多くの者は不安でいらいらしたおどかしの口調で指示され、指示され直され、命令され、助言されるという一貫した流れをもつ家庭で育ったのである。

「もうおそいよ。すぐ起きなさい。……歯をみがくことを忘れないように……急いでちょうだい。食事が冷めますよ……学校におくれるわよ。……手袋やオーバーシューズを忘れないで……。」

「足をふくまで中へ入ってきてはいけません。……すぐ服を着換えなさい。すぐに……外へ行って三〇分遊んでいらっしゃい……私が呼んだら帰っていらっしゃい。……きこえないの。きこえたのならわかったといいなさい。口の中でもぐもぐいわないで。」

「さあ手を洗っていらっしゃい。二度も呼ばなくちゃならないわよ。……残さないでミルクを飲みなさい。スプーンを使わないでフォークを使いなさい。食事にくる前に髪をといて、手と顔を洗いなさいと何度いったらわかるの。……まっすぐ立ちなさい。ねこ背になりたいの。」

「宿題をやりなさい。ラジオを止めて。成績がよくならないのもあたりまえね……。確かに宿題全部やったのね。……さあねる準備をしなさい。もうおそいのよ。三〇分前にベッドに入っているべきよ。さあ静かにしてねなさい、今やってることを全部止めて、落着いてねなさい。」

われわれの多くは毎日このような連続砲火にさらされていたのである。これは子どもに対する親の態度の懸念の一つの形態であり、また自分の適切さに対する懸念の形態でもある。そのような親は全く良心的によい親になろうと努めることが多い。そして子どもが起きている間中、熱心に子どもの精神的発達の分野にくわを入れたり、「雑草」を取りのぞいたりするのである。事実子どもにある程度の時間をあたえて、彼ら自身の考えや感情や興味を尊重するならば、彼らは自分ひとりで多くのことをすることができるのである。しかし多くの親はそうすることは子どもを「無視すること」になると不安に思うのである。子どもには彼らを支え助けてくれるような人を必要とする一方、環境とひとりで闘うためには時間をも必要とする。このようにして彼らは彼ら特有の個性、能力、運命を発見することができるのである。これこそ子どもが自分自身の活動に手をつけて自分で満足な達成をする能力、すなわちおとなの生活に必要な能力を発達させるのに役立つのである。

**「命令―反抗」のサイクル**　もしあなたの子どものころの家庭環境が上述のように絶えまなく指示をあたえるという過度の強制的な雰囲気であったならば、子どもとしてあなたはこの不安な圧迫に対しておそらくごまかしたり、ぐずぐずしたりして反応したであろう。そしてこれはそれまでよりも一層鋭く厳格な指示や注意をもたらし、指示は命令になり、ついにはおどしになったであろう。

こうなるとあなたの方は積極的に反抗したり挑戦するようになったにちがいない。しかし積極的な反抗は罰をもたらすことになるので、たぶんあなたは消極的な反抗の形態をとったかもしれない。こうすれば表面上は親の指示に従っていながら、自分がすでに興味をもっていることをつづけることができるからである。だからどんな子どもでも親から呼ばれたとき、遊びつづけながら、「はい、今行くよ」と答えるのである。

親にとってこのごまかしは無目的なことと思われているようである。多くの親は子どものぐずぐず作戦について腹を立てて私に話す。「ただあの子が何か興味のあることや価値のあることをしているのなら、理解ができるんですけど。」しかし子どものぐずぐず作戦は目的をもっている。それはあえて親を無視しようとするのではなくて、それによって自分の個性を保護し、主張しようとするのである。子どもは紐がひっぱられるごとに跳び上る操り人形になることを避けようとしているのである。子どもにとって忘れられない本の中に、「あなたはどこへ行ったの」「外へ」「外で何をしたの」「何もしない」という文がある。ロバート・ポール・スミス（Robert Paul Smith）はこの消極的な反抗をほめたたえている。彼は子どもが木片で家をたてたり、ぶつぶついいながらくぎで遊んだりすることをとおして創造力を発達させるのであって、そのために子どもをひとりにしておくことがいかに必要であるかを説明しているのである。

それは親の絶えずつづく指示と子どもの唯一つの武器であり逃避場であるぐずぐずすることの空想の間で起こる不幸でがみがみ言い合う争いの中で、命令と反抗の間の悪循環を成立させることになる。そしてそれは学校、仕事、他人からの暗示や自分自身による暗示等を含む人生のあらゆる領域へも普及することが多い。先生や学校当局からの「成績不良」「進歩が少ない」「注意散漫」「能力を出しきっていない」等の批評のほとんどの原因はこの「命令−反抗」のサイクルにある。そしてこれが過去または現在の問題の原因の手がかりになるかもしれない。

あなたが過度の強制的雰囲気の中で成長したならば、おとなになっても自分自身に対し親と同様の指示を強制しつづけることになる。すなわち「これをしなさい」「あれをしなさい」というふうに指示し、そして自分自身の指示をごまかしたり、空想したりして反抗するようになる。このようにして活動ができなくなってしまうのである。すなわち、あなたが昔両親の強制的命令に反抗したのと同様に、自分自身の指示に対するこっそりと隠された消極的反抗や注意散漫によって自分自身を無力にしてしまうのである。

### 親の命令

われわれは自分の親が指示したり命令したりするときの形態を知らないかもしれない。「私は母親がしたように自分自身に対して大声で指示をしたり注意をしたりはしない」と上述された過度の強制についての話をきいた人たちはいった。子どものころに形成された強制的態度をもちつづける人は、自分たちの状態では達成できないような仕事、社会活動、清潔、金もうけ、貯金等の目標を毎日たてる場合が多い。そのような目標は完全主義的であるかもしれないという事実はさておいて、そういう人たちは仕事のために十分な時間をとらず、自分の力を過大視し、障害や休息の必要性を過小視する。彼らは読書、部屋の掃除、委員会の組織作り、ダンスに行くこと等、あらゆることをするのに必要な時間と労力について絶えず計算違いをする。またその人が自分がやろうとしていることに対して冷静に現実的客観的な見方をした場合、彼はすぐに自分に期待していることは誰も達成することができないことだと悟ってしまうことが多い。

このような非現実的な期待や計画やプログラム、すなわち「すべき」のリストは、親があなたに対してとった過度の強制の形態であることが多い。そしてそのような「すべき」は達成されえない。またそれはしばしば矛盾していて一致しないものが多い。そして達成されえないために、われわれを不安にさせたり、駆りたてたり、反抗させたりしつづける。その上自分の努力を微妙に卑下するようになり、自己軽蔑的気分で自分が怠け者であるとか価値がない者だと確信するようになる。

何かを達成するためには自分の目標を現実的に自分の能力の範囲内でたてるべきである。あなたに内在する「過去の子ども」があなたを「命令–反抗」という苦境に陥らせた場合、あなたは自分の目標を達成することができないことになる。あなたのエネルギーがそのような苦境から解放されたとき、合理的に期待できる目標をたてることができるようになるであろう。そして自分自身を卑下したり、ひどく叱ったりする必要がなくなるであろう。

**過度の強制の文化的要因**

われわれは過度に強制的な文化の中で生活をしている。この態度はわれわれの家庭に浸透し、「適当な養育法」として世代から世代へと伝えられている。またそれは学校や職場や社会にまで行き渡っている。テレビや他のマスコミは、パンの焼き方から養育法や「成功法」にいたるまで、「こうしなさい。ああやってはいけません」「正しい方法」「間違った方法」等を絶え間なくたたきこんでくる。われわれは過度の強制的態度に全く慣れてしまっているので、テレビの横柄で自己本位な宣伝や出版物の不安感をひき起こすような記事が正しいことのように思われるのである。

親にしてみれば子どもに絶えず指示や注意をあたえることは子どもに対する愛情と関心のあらわれだと思っている。親は自分の命令の多くが自分の子どものころに経験した損失を埋め合わせようとしてやっているのだということに気がつかないことが多い。子どもは親とは違った状況下における異なった個人であるから、親の子ども時代の感情を体験することはできない。「私の母は私に音楽のけいこをさせるだけの余裕がなかったから、私の子どもには有名な音楽家になってもらって人々を楽しませてほしいのです。だからこの子の世話をやくのです」とある母親はいうでしょう。

先生にとっては、教育、説明、しつけ等のために過度の強制は必要のようである。雇主や委員会の議長にとっては、これだけが事柄を遂行するための方法のようである。このような圧力がひどくなると、すべての仕事の遂行を困難にさせるような反抗を生じさせるようになることがしばしばある。

われわれの反抗はときどきわれわれ自身からさえもこっそりと隠れているため、また過去の強制がわれわれの文化からいたる所へその強化を拡め遍在しているために、それを認めたり処理することがしばしば困難である。そしてわれわれはそれにあまりにも慣れっこになっているために、それが正しく適当で必要なものだと思っている。

あなたにとって、「すべき」はあなたが「自制心を失う」のを防ぐために必要だと思われているかもしれない。事実、それはあなたの親の強制的態度が継続しているに過ぎないのであって、あなたが真に必要とするものはあなたが自分の目標をたてるに際してもっとやさしい現実的な親の態度である。

あなた自身に絶えず圧力をかけてくれない生活は一時的にあなたを不安にさせるであろう。ちょうど都会の人がしばしば静かな草原や森林では最初のうち快適でないように、精神的な圧力が今までより少なくなるとあなたは落ち着かないのであろう。しかしあなたの努力を妨害してきた親からと文化からの強制的圧力をすべてえりわけたならば、そのような不安感はしだいに和らぐのに気がつくであろう。このような不安こそ、自分自身を取り扱う新しい方法の第一歩である。あなたが活動しはじめ、自分のしたことに満足するようになるにつれて、家庭にあった古い安定感に代わる自分の能力に対する新しい信念と安定感をもつことができるようになるであろう。

あなたの努力を妨げているあなたに内在する「過去の子ども」の反抗を理解し、それを克服するためには、このような反応が普通三つの明確な型にわけられることを知ることが役立つかもしれない。それは混合していて種々な程度で色々な領域に適用されるかもしれないが、このような子どものころの型はおとなの生活の中に残留し、自分自身に対する強制的な指示の基礎を形成しているのである。

## どのように反抗したか

### 1　従順型

子どもが非常に幼いときから親が強制的態度を示しはじめ、それをずっと一貫してつづけた場合は、子どもは一般に反抗しないで素直に指示に従うようになる。そのような子どもは親の愛情を失わないために、親に疑問をもったり、反抗することなく従う。成長するにつれて、彼はこれと同様に疑問をもたないで先生や雇主に従うようになる。そうしないと全く彼は不安定になる。彼は誰かが彼に何をなすべきかをいってくれることを望む。彼は自分で行動をはじめたり、それをすることができないのであり、自分の行動に関して責任をとるということは彼にとって不快なことであり、恐るべきことでさえありうるのである。一般に彼は自分が何をすべきであって、何をすべきでないかが厳密にはっきりとしている仕事においては、自分のきめられた仕事を非常によく遂行することができる。しかし常に何をすべきかをいわれることを望み、そうしないと落着いて仕事ができない。そのような人は何をすべきかをいう人がいないと葛藤をもつようになる。

### 2　積極的な反抗型

子どもがかなり成長して、自分自身の能力をある程度知るようになってから親のある程度の強制があたえはじめられた場合、子どもは親の指示に反抗したり無視したりする態度をとるかもしれない。

そうなると親は一層きびしく子どもに従順を強制するようになる。そして子どもは自分は子どもより強い者だという理由だけで思いどおりにふるまうおとなとしばしば争うことになる。親は強力な武器をもっている。それは子どもがいかに無視しようとしてもやはり切実に必要とする親の愛情と是認である。それを親があたえてくれない場合、子どもは憤慨しながらも自分自身の興味や考えをあきらめるが、そうするにしても次のように自分にいってきかせる。「よろしい。今はお前の方が大きいから私を負かせたが、今にみていろ、お前より強くなってやるから。」この型は子ども時代からおとなになるまでつづくかもしれない。

そのようなおとなに内在する「過去の子ども」には、子どものころにもった怒りが今もなおくすぶっている。彼は命令に対して積極的に反抗し、あらゆる権力者に対して事実上「けんか腰」になることが多い。彼は誰の助言や命令に対してもほとんど自動的に反抗する。しかし彼自身のおとなの理解力が反抗しようとする自分の衝動を緩和するのに役立ち、さらに生計を立てたいという彼の要求がそれをくい止める。しかし相手の命令に従うといっても、子どものころと同様の反応でもって従うのである。すなわち、彼は内心「よろしい。今はお前の方が大きいから私を負かせたが、(私がこの仕事を必要とするから)、今にみていろ、お前より強くなってやるから」といっている。そして子どものころの怒りに今なお燃えていて、現実に指示を必要とすることに対してもしばしば不必要に論争をふっかけたり、反抗したりする。

そのような人が最小限度の一般的な指示をあたえられ、彼自らがすすんで行動することが許された場合、彼はすばらしい業績をあげて心から満足感を味わうであろう。しかし彼の子どものころから続いている積極的な反抗が非常に強いため、他人からの提案や忠告を強制的なおどしだとゆがめてうけとり、それを無視して自分自身および他人の中に彼の子どものころの緊張と不安の雰囲気を作ってしまうこともある。

3　消極的な反抗型

これは最も一般的な反抗の型である。子どもがある程度反抗しはじめたがまだ積極的な反抗はしないころに親が強制的に命令したり訓練したりしはじめた場合、子どもの反抗は程度はいろいろであるが、消極的な型になる。子どもは親の指示に従いながら時間を空費したり引き延ばしたりする。何かしなさいというと、彼は「今すぐするよ」と答える。もう一度催促されると、「今行くよ」と答え、それでもなお自分の好きなことをぐずぐずとやりながら、内心親の否認のおどしを心配している。彼のぐずぐず作戦は親の一層強い要求すなわち強制をもたらすことになり、この「命令-反抗」の型はどんどん進行し、ときどき親は怒りを暴力で訴えることになる。

「命令-反抗」のサイクルはいろいろな程度でまたいろいろな分野で多くのおとなを悩ませている。親になると自分自身の指示に対して消極的に反抗しつづけ、ぐずぐずしたり、空想したり、無意義な娯楽に耽ったりする。自分自身を駆り立てれば駆り立てるほど、娯楽が重要になり、面白くなるようである。そして子どものとき親に対して使ったと同じ口実を自分自身に使って娯楽やぐずぐずした行為をつづけ、ついには外部から本当のおどしが身にふりかかってくることが多い。そのときは憤慨しながらも従うことになる。そして相手に対する挑戦をつぶやきながら、この状況からはなれて独立した活動計画を設定すべきだと自分にいってきかせる。しかしこの積極的な「すべき」に対する彼自身の反抗はこの動機を空想の領域に保持してしまう。これは常に自分が「自分自身のボスである」ことを他人に話したり、独立して商売をやると話している男性によくみられる。

消極的な反抗型の人は自分でできることをめったに成就することがない。この特殊な病的な態度に悩んでいる若い弁護士ジャックは仕事を一生懸命進行させようとするのであるが、とにかく毎朝それにとりかかることができない。彼は毎朝「現実問題」に取り組まねばならないと自分にいってきかせながら明るい新鮮な気持ちで早くから事務所へやってくる。しかし書類を整理し必要な法律書をととのえて机の前に坐った後、仕事をはじめることができない。ジャックはただ何から手をつけてよいのか決めることができないので、心の中で自分がしたことを思いかえしてみる。

**消極的な反抗型の実例**

数分してから彼は立ち上る。何もかもがしっくりしない。鉛筆をけずり、煙草をすい、新聞を読んでくつろごうとする。このように気晴しがあまりにも多くなると、それを止めてもう一度仕事をやりはじめてみる。図書室からもっとたくさんの本をもってこさせ、また鉛筆をけずる。過去の事件について少しメモをとり、古い事件を読み返す。その中に法律上のすばらしい点をみつけ、それを作成した人を非常に賞賛する。そして誰でもきいたらすぐとれるような無意味なメモを少しとっただけで一日が終わる。彼は彼の非生産性のために笑いものにされ、彼の帰宅寸前に仕事ができたかどうかをきくために彼を呼んだ先輩の相棒にいらいらして反応し、機嫌悪く帰宅する。

家では妻のジャニスが彼の非生産性のために傷ついた自尊心をなだめてくれるまで、ぶつぶついって機嫌が悪い。明日こそ仕事をやってしまおうと決心する。明日はどのようにしてあの訴訟事件について書こうかと考えてみるが、結局空想の中へ滑りこんでしまう。すなわち先輩が心からおめでとうといいにやってきて、裁判官にはよい印象をあたえ、訴訟依頼人は謝意を表し、相手側は彼を尊敬の目で注目しているという空想である。「かわいそうなジャック、そんな古臭い事件を一生懸命やってるのね」と妻に慰められて、明日こそはもっとよい仕事をしようと決心する。

しかし次の日もまたその次の日も同じことがつづく。そこで特に自分のこの状態の回復がおくれたら当然起こってくる失業の場合、家とふたりの小さい子どものことで自分と同じくらいむずかしい仕事に忙がしいジャニスが、ずっと自分を信じてついてきてくれるだろうかという疑問が起こる。この全く無実無根とはいえない恐怖が彼をおどし、彼に仕事を仕上げるように強制するようになる。

しかし彼は自分が期待したすばらしい業績はえられないが、多くの不平不満、弁解、口実、不幸等によってどうにかやっている。結局彼は自分の子どものころの行動形態をつづけているに過ぎないのである。すなわち、妻や先輩が彼に期待していることに対し反抗しているのである。彼はすばらしい能力と知性をもっているが、何か非常に強力なおどしをあたえられるまで反抗しつづけるのである。子どものころ父や母の命令に対してもこのような消極的な反抗をした。そしておとなになってからのこのような傾向は、彼を失業および妻の同情と愛情の損失という危機に追いこんでいるのである。

多くの人はこのようにして人生を過している。不必要にみじめになったり、ときどき不安になったり、おそれたり、腹を立てたり、自分が当然できるはずのことが達成できなかったり、自分のしたいことができなかったり、自分自身や自分の努力に失望したりするのである。何かが間違っているという事実に対する最初の洞察は、昇進や進級が発表されると忘れ去られてしまうことが多い。そういう人は「自分の取り扱いがうまくない。この方が自分にとって都合がよいはずだが、ただ疲れ切っているのでとにかくそれをうまくやれない」というふうに内心思っている。

不十分な生産は、内在する「過去の子ども」の反抗の主な徴候または結果である。また疲労は他の顕著な徴候である。たとえば、仕事が内部的な組織に依存している主婦の場合には、疲労が主要な不平となることが多い。疲労で困っているすべての人は

### 疲労の身体的原因の除去

貧血症甲状腺機能などの身体を衰弱させる疾患を取り除くために精密検査をうけようと思う。そしてこの身体的な原因がとり除かれた場合、残るところは精神的な命令－反抗のサイクルが主な疑惑の的になる。私は慢性の疲労が主症状であるある女性を知っている。身体的な原因がみつからないというので内科医から私の方へまわされたのである。彼女の幼少期の話から家事ができないのは主に過度に強制された「過去の子ども」の反応であることが明らかである。「私は指を上げることができないくらい疲れている」といって、洗濯もアイロンかけも何にもしない。

夫の着ていくワイシャツがなくなり、彼女の所属する教会の集会が彼女の家で開かれることになり、彼女は夜半まで起きていて洗濯、アイロンかけ、掃除等働きとおすので、結局本当に疲れ果ててしまうのである。このような自己反発や疲労の状態は、彼女の生活を支配している命令－反抗のサイクルが破られない限り続くであろう。

### 練兵係軍曹をまひさせた女性

中には反抗がアルコール中毒のように病気の症状の形態をとったり、他の問題によって隠蔽されたり、複雑化されたりすることがある。私は酒を飲まないと家事ができない主婦を知っている。彼女は酒を飲まないといらいらして口ぎたなくののしりながらいやいや掃除をする。しかし疲労を感じて腹を立てすぐに仕事を止めてしまう。酒を飲めば浮き浮きして仕事に熱中し、能率よくそれをすることができる。

しかし彼女はこっそり酒を飲んでいることにおびえ、そのために自分を責めていた。事実そのため

に私のところへやってきたのである。飲酒する自分を責めれば責めるほど、一層憂うつになり、家事もよけいにできなくなる。しかし酒を飲めば仕事に対する反抗に打ち克つことができるのである。いったんこのようにして自分に働くように命令する口やかましい「練兵係軍曹」をまひさせてしまえば、自分で仕事に手をつけてそれをやりとげることができるのである。しかし飲酒すると次の日一層自分を責めることになり、憂うつな気分に浸りこみ、アルコール中毒になるのではないかと恐れおののいた。

この女性は厳格な祖父が絶対的権威をもって家族を支配していた家庭で成長した。両親をも含めた家族全員の食事や行儀について祖父は細かくせん索し、叱責し、命令し、皆それに従った。この女性がおとなになったとき、アルコールによってのみこの権威主義的な家庭の雰囲気に反抗することができた。しかし次の日祖父と同じ態度をしかももっと粗野に自分自身に適用した。

**反抗の領域**

あなたは自分がぐずぐずしたり、時間の浪費をしたり、仕事にとりかかれないというのはある特定の領域や仕事に限られていて、それに対してあなたが「義務感」や責任感をもっているということにすでに気づいているかもしれない。ほとんどの親は特に子どもにとって重要だと思われる領域についてのみ子どもに過度の強制をする。これはたぶんその親の両親がその領域について過度に強制したからかもしれない。この選択的な適用の結果、ある人は生活のある領域ではうまくやっていけるが、他の領域では浪費的で不幸で外観コントロール不可能にみえる命令－反抗の型にはまってしまう。一方、極端に過度の強制には多くの領域に反抗をひろめることになるかもしれない。

過度の強制が継続的に適用される領域は、しばしば生活を十分に楽しんだり、その人の潜在能力を完全に発達させるために重要な領域である。過度の強制が障害的影響をあたえる領域は関節炎のように特殊な関節が慢性にびっこになったのとあまり変わらない。家事をするために内緒で酒を飲まねばならない主婦はこの選択的な過度の強制のよい例である。彼女の子どものころ、すべての雑用をする女中としてその義務をなまけた場合、祖父から絶えず叱られたことが、家を綺麗にすることに対するはげしい命令―反抗のサイクルを形成したのである。

「祖父は私が本を読むために腰かけていたり、遊んでいたり、何もしないでいるのをみると、辛抱できなかった。私が子どものころ、もうその日に二回もほこりを拭いたのにまた拭かされた。彼はよく私をうそつきだといった。つまり、私が本を読もうと思って、働いているようにみせかけるために、はたきをもってときどきあちこちをたたいたりしたのをそう呼んだのです」とにがにがしくいった。結婚後自分の部屋を本当にきれいに掃除したいと思ったときでさえ、結局自分が祖父のきびしい叱責に対する反抗をつづけているのだということに気づくまで、酒を飲まないとそれをすることができなかった。彼女の親は子どものころから祖父に過度に強制され、その命令に従順に従ったので、ますます祖父の権力を強めることになったのである。

一般に背後に過度の強制的体験をもっている親は、それをおとなまたは親として行なうのは当然として真似るか、または自分自身の個性を確認するためにある領域においてのみそれに反抗するのである。たとえば、子どものころ「お皿の上のものは全部残さないで食べなさい」と強制された親は、子どもにもそのように主張するか、または食事のときの子どもの気むずかしい衝動を誇りにするかもしれない。しかしこのようにすれば、その親は子どもに正しい食事の習慣を形成させることができないかもしれないが、その代わりに自分の子どものころの強制的要求に打ちかつことができるのである。

反抗される領域は健康、清潔、仕事上の安全、時間厳守、セックス、宗教、学問、社会的地位、娯楽等を含む生活上のあらゆる面に存在している。これは次のことがらを理解するのに役立つ。すなわち、なぜある人たちは教会へ行かないのか、

**過度の強制が行なわれる局面**　なぜしばしば時間が守られないのか、なぜネクタイをしないスポーツシャツとズボンが男女共にわれわれの国民の実質的な服装になっているのか。なぜ十代の若者や大学生がだらしのない古いセーターにジーンズを彼らの象徴的なかっこうとしているのか等。またこれは一年に何百万ドルの長期欠席による企業の損害を説明するにも役立つ。特に大量生産を目標としている工場ではまさにそのことが実現している。すなわち、労働者は仕事の性質および親方や監督から絶えずより以上の生産を要求されることにより、自分の個性喪失をすでに感じている。「坐り込み」戦術や「仕事の能率低下」戦術は、心理学的にみて過度の強制に対する内在する「過去の子ども」の反抗に基づいていることは確かである。

「過去の子ども」が最もよく反抗する領域は次のようである。

**社交上の礼儀作法**　人を紹介することができない人、普通の社交上の礼儀を守るのに非常に当惑する人は、次のような強要的な親に対する反抗による場合が多い。「さあ、この部屋にいる皆さんにあなたのお友だちを紹介しなさい。早くしなさい。あなたはレディにお友だちを紹介するのですから、そのことを忘れないようにね。」

**読　書**　楽しみのためや自分の知識を豊富にするために本を読むことができない人の場合、それは本を読みはじめたころ、それが遅かったため先生が親に読書の訓練をするよう忠告をしたところ、親が心配して子どもにおどして読書を強制したためであることが多い。

**過飲**　ビール、ウイスキー、コーヒー等の飲み過ぎは、それに反対する親の特殊な強制への反抗的行為である。またそれは子どものころの全体的に強制的な雰囲気に対する反抗かもしれない。

**乱行**　多くの場合、乱行は親の強制的な脅迫的な警告や禁止から発生している。しばしば人々の注意をひくような行動をする女子中学生には、絶えずキスやネッキングやペッティングを罪悪とみなして彼女に警告したり悩ませている親がいる。そのような状態で親が「決して……してはいけないよ」と命令しても、たいていこっそりと「私は自分の生き方でいくのよ」というふうに反抗的に答えている。セックスや結婚生活に関する過度の強制の他の面については後で述べることにする。

**食事**　命令-反抗のサイクルは特に多くの場合、偏食や減食をしようとする女性に明らかにみられる。カロリーの高いケーキやデザートに手をつけようとする寸前に、「私は食べちゃいけないの」と自分にいってきかせている人をみたことはありませんか。

**金銭**　子どものとき小銭を数えさせられたり、金銭に困った人は、おとなになってから金銭に不注意になることが多い。身分不相応に金を使ってしまう「衝動買い」は、多くの場合金銭に対する強制的態度に対する反抗がつづいているのである。「私はそれを買う余裕がない」といっておきながら、それに反抗しようとする強力な衝動に負けてしまうのである。

**娯楽**　パーティに出かけたり、トランプをしたり、テレビの深夜番組をみたりすること等は子どものころのきびしい就寝時間やそのような楽しみに対する過度の反対や禁止に対する反抗によるものであることが多い。

過度の強制がよく行なわれたからといって、必ずしもすべての人が以上のような型になるとは限らない。またすべての反抗の原因が命令—反抗のサイクルにあるのではない。

あなたの親があなたに過度の強制をした特殊な活動や領域を思い出そうとする場合、今日あなたが悩んでいることの中にその手がかりがある。自分自身の努力に対してひそかに反抗しているような領域は、たいてい子どものころ親から強制された領域である。

あなたは人生のあらゆることが自分に強制されているとみなし、一般的な風習をも含む人生の多くの面に腹を立てて反抗しているかもしれない。特に何かをするように期待されるとき、たとえば料理をしたり、食べたり、時間に間に合ったり、仕事をしたり、掃除をしたり、礼儀正しくしたり、結婚したり、何か必要な活動をはじめたり、おとなとして自分自身や他人の責任をとったりすること等が期待されるとき、反抗するのである。これは子どものころに親や先生の過度の強制に悩まされ、その強制が消失した今日なおそれに対する反抗がつづいていることを明らかに示している。

反抗は、それが積極的であろうと消極的であろうと、命令されたときにのみ生ずる。おとなになると、仕事のような特殊な領域以外ではたいていの場合自分で自分自身に命令することになる。命令—反抗のこの基本的なメカニズムが自分自身の内部でどのように作用しているかを理解することは、自分自身に対する強制的態度やそれに反抗しようとする要求を緩和するのに役立つ。

反抗について考察する際当然起こってくる多くの問題に対処するとき、すべての反抗が必ずしも自滅的だとは限らないし、すべての強制が親からのみなされたのではないということを認めなければならない。ときには反抗によってのみ個性を表現することができるのである。このようなちょっと変った現象が有名人の生活の中にみられる。グレン・カニングハム（Glenn Cunningham）は子どものときひどい火傷をして、もう歩くことができないといわれた。しかし彼はこの宣告に反抗して、世界で有名な長距離走者になった。同様にセオドル・ルーズベルト（Theodore Roosevelt）は子どものころひどいぜんそくもちであったが、彼の体育活動を諦めさせようとするあらゆる試みに反抗し、また彼は結局病弱にしてしまったかもしれないおとなの忠告を拒否して、身体を強固にするために西部へ行った。またフランクリン・D・ルーズベルト（Franklin D. Roosevelt）の急性灰白髄炎に対する大胆な抵抗は彼が大統領になるのを可能にした。同様にこれの国家的規模としては、第二次世界大戦時にナチス占領下におけるフランス人や他の国の人々の魂と精神はまさに過度の強制に対する反抗をあらわしていた。個人の成長や発達はそのような反抗の結果であるともいえるのではなかろうか。

しかしあなたが自分自身に強制的に命令を課し、親の昔の態度をとりつづけて、それに反抗して時間浪費のぐずぐず作戦をとる場合は、結局自分自身を傷つけることになるのである。

## 過度の強制のセックスおよび結婚への影響

過去における親からうけた過度の強制は現在の結婚生活においてはげしい怒りや混乱状態を生じさせていることがある。しかしそれよりも「何をやっても効果がない」という無益感や不幸感につきまとわれたり、計画したようにすべてのことがうまくいかないために何となく憂うつになったり疲れたりすることが多い。結婚状態そのものが配偶者や男女の「義務」や「責任」を構成しているものに対してあらゆる期待をもっている。そしてこれらの期待はロマンチックな光の中では滅多に探求されない。そのために結婚は強要、憤慨、積極的および消極的反抗を増加させるのに非常に適した領域である。しかし過度の強制的態度がわれわれの家庭や文化に浸透しているので、このような困難から逃れられる結婚はほとんどない。

ときにはこの「命令－反抗」問題は子どもが生まれるまで無視されたり見逃されたりすることがある。そこでは子どもの養育に関して激しい衝突や危機が生ずることになり、その場合配偶者に対する怒りの攻撃を子どもと一緒にうけることが多い。そして子どもは親が現在なお自分自身にむけている専制的な命令に従わされることが多い。親としての適切性を懸念する若い父親や母親は、自分たちが育てられた「安全な」方法である強制的態度にもどることが多い。そしてその方法はほとんどの親がそうあり度いと強く要望しており、中にはそれ以外の方法を知らない親もいるくらいである。

## 配偶者を強制的な親に変える

結婚してから一方の配偶者に内在する「過去の子ども」が結婚生活固有の「すべき」に対し反抗することによって、他の配偶者を強制的な親に変えさせる傾向がある。その場合一方が大声で命令や注意をあたえ、他方がそれに反抗する。しかしこの状態はセックスとは何の関係もないのであって、かえって責任の負担は避けられ、昔の命令－反抗型の安全性が維持されることになる。

多くの夫はこの意味で掃除不足、食事の不規則、子どものだらしのないかっこうに対して妻に不平をいわざるをえないようになる。この場合妻の過度に強制的な母親が妻の家事能力を奪ってしまったのである。だから彼女は強要されないと仕事ができない。同様に親の「これをせよ。あれをせよ」という要求に結婚後も反抗している夫のぐずぐずしている態度が妻を口やかましい女に変えることがある。こわれた日よけの修理や扉の油さしを夫に頼んだ場合、何日間もやらないでいる。そこで結局妻がそれらの仕事をやってしまうか、または夫との争いを避けるため通常夫がとるべき責任までとらねばならなくなるのである。

結婚において過度の強制やその結果生ずる反抗が顕著な役割を演ずる状況は無限にある。責任をとることに抵抗する夫はしばしば妻に責任をとらせておいて、妻のその役割に憤慨する。多くの家庭では妻は何をすべきかをいわれたがるが、そうすれば彼女はいわれるまで動くことができないので、結局それに憤慨することになる。われわれは夫が嫌うことがわかっている帽子をわざわざ買う婦人を知っている。そして夫に意見をいわせ、彼が正直な意見をいうと、彼女は面白くなく不機嫌になるのである。

**期待は義務になる**　非現実的な希望や自分の親への反抗によってゆがめられた夫や妻のなすべきことへの期待は当然結婚にもちこまれる。そしてこのような期待は結婚生活において「義務」となり、特に消極的反抗そしてときには積極的反抗の対象になりやすい。まして男性のために役割を変えさせられた女性の場合、多くの家庭で役割に関する混乱、衝突、憤りがひき起こされている。

「あらゆることが私の仕事だと彼が考えているということを知ってさえいたならば、彼とは結婚しなかったのに。彼は何もかも私に任せっぱなしです」と多くの妻は抗議する。食器洗いや掃除に追われている夫はまた同じことを考えている。多くのそのような場合、配偶者の若いときの消極的な反抗や空想やぐずぐずした態度が将来問題になることがわからなかったのである。結婚後、責任をとることや活動にとりかかってそれを絶えず機能させておく必要性が厳然とした現実となるとき、以上のような夫婦は生活に満足できず、一般的に憂うつになり不幸になるのである。

「ときどき私は夫が仕事に対してアレルギーではないかと思います。彼はいつも何かができない理由をもっています。夫はガラスが破れた窓の側を通って、それが破れていると私にいうのですが、それを直そうとしません。これが私の頭痛の種です。彼は自分の責任を私に課したらそれでよしと考えているのです。私が彼に何かをしてくれというと同意するのですが、後でそれがまだできていないと怒りだすのです」とある女性は不平をもらした。

**性行為のリーダー**　ある個人に内在する命令－反抗サイクルは結婚生活のセックスの面にも明らかに影響をあたえる。もちろんこれには他の多くの要因も含まれるが、親から過度に強制されて悩まされた人はあらゆる行動を開始することができないので、夫婦生活においても誰がリードをすべきかが問題の焦点になる。たとえば男性の場合、彼がリードをしたときのみ彼は性的に機能することができる。しかし妻がリードしたり、彼にリードしてくれるように期待すると、彼の反抗的な「過去の子ども」が現われて、彼はひきさがってしまうのである。また彼女に強制的態度をとらせるようにしむけておいて、彼はその彼女の態度に内心憤慨してそれが彼の不能の原因になることもある。

同様に避妊に対する責任のなすり合いが夫婦相互の性的反応や満足を減少させることになる。ひどい欲求不満やはげしい憤りが結婚の性的な面を萎縮させると同様に、期待や反抗や失望もそのような結果をもたらすことが多い。

**「よい妻」**　性行為において妻が体験する最もよく知られている悩みの原因は、たぶん性行為は「よき妻」の夫に対する「義務」であると教えられたことにある。もしある女性がセックスをこのようにみなした場合、彼女は感情をともなわないでかなりの憤りをもってそれに応ずるであろう。彼女はこの憤りを「よい妻」になるための欲望が危機にさらされるので自分自身にわからないようにしてしまう。しかしその結果ひどい頭痛や背痛や他のいろいろな疾患が起こり、そのため性行為を避けるようになる。また他の妻は性行為の進行を妨げるために、大げさな就寝時の儀式をしようとする。このように夫婦相互の愛情交換の機会は憤慨している「過去の子ども」の犠牲になるのである。

反抗的な「過去の子ども」が自分の性的満足や夫婦間の愛情交換を破壊していることを知っている人がときどきある。しかしこの場合、その人は自分の過度に強制的な訓練と彼女の望む「よい妻」になるという概念を混同していることが多い。次にその実例を挙げてみよう。

二〇歳半ばの美しい有能なある娘が非常に思慮深い温かいある青年と出会った。彼女は深く彼を愛し、彼のプロポーズをよろこんでうけ結婚した。彼女は喜々として彼のために快適な家庭を作り、彼の好きな食事の新しい作り方を研究し、彼の仕事の話を同情的にきくようにした。これはすべて「よい妻」になろうとする彼女の決意と願望の一部分である。また「よい妻」は夫に性的な満足をさせなければならないと強く信じているにもかかわらず、彼女は夫の肉体的接近に苦々しく反抗して、彼を押しのけてしまうのである。

ときどき彼女は彼に従うが、「何も感じない」という。彼女はそれが強制的な母の命令によってちょうどなされたように、「降伏」しなければならないことによって彼女の人格が抹消されてしまうと思うのである。

これは忍耐強く長い間悩んできた理性的な夫が、彼女の母親の命令的役割をとって彼女に反抗的な不感症をもたらしたケースではない。夫の接近やそのほのめかしでさえも彼女にはげしい反抗を起こさせたのである。彼女自身母親の役割をうけついで、「よい妻になりなさい。そうしなさい。よい妻になるべきです」と自分にいってきかせた。このようにして彼女は、自分の生活の性的な面を、自分に「よい妻になる」ように忠告し、その結果反抗的な反応をするために用いていたのである。

彼女の夫は彼女にはねつけられたり拒否されたりして、彼女にはあまり愛情がないと思っていた。そして彼は失望し、いらいらし、彼女のこの反応はむしろ奇妙な反応だと思っていた。

このような女性は「よい妻」になるために自分に命令したり、あざむいたりすることが男女間の愛情には存在しえないものであるということを知る必要がある。十分な性的満足をうるためには子どものころの 命令—反抗のサイクルを取り除かなければならない。

あなたは命令-反抗のサイクルを認めて、それを解消しようとする場合、自分の命令に対する自分の反抗を子どものころまでさかのぼって思い出してみる必要はない。しかし自分を無力にしているこの激戦が、どのようにしてまたなぜ発達してきたかを理解することは役に立つかもしれない。

### 過度の強制の起源

すべての子どもは赤ん坊のときは生存し成長するために親の援助を必要とするし、またごく少ない例外を除いて彼らは親の受容と是認をも必要とする。子どもが成長するにつれて彼らの安全、健康、将来の発達のために監督、指導、指示を必要とする。

しかしこの子どもに対する指導や指示が過度になる場合が多い。その理由の一つは、子どもの発達に関する親の懸念である。つまり親が自分の親としての役割を果す上で不安を感じた、自分が親からこのようにされてきたのでそれ以外の方法を知らないためでもある。また親は多くの義務や遂行すべき事柄をもっており、それに関する不安があるために、子どもへの指示に対して背後から強制的な圧力をかけることが多い。ゆえに親は知らず知らずのうちに憤慨や不満のため息をついては批判したり、指示したり、何度も注意を浴びせかけたりするのである。

この過程で犠牲になるのは、子どもが自分の努力で事をやり始めてそれを仕上げる能力である。彼は自分が関心をもっているやり方で自分自身を指示していこうという気分になれなくなってしまう。また自分自身の業績によって自己評価を高める機会をもつことができないようになる。したがって自分の個性を確認する意味で、自分が関心をもっていることから外れた指示に対して、それを延引したり、他のことを空想したりして、その指示に反抗するようになるのである。

いつこの延引反応ははじまるか。まだあらゆるケースにあてはまるような答えはでていないが、一般的に食事や特に排泄訓練の過程において、子どもがはじめて親の絶えまない指示を妨害した自分の力を発見したときであることは明らかである。排泄訓練が子どもの養育上の重要事項として考えられるのは、フロイド的概念である「肛門固着」によるのではなくて、むしろ命令–反抗のサイクルによる。排泄訓練においては、親よりもむしろ子どもの方がその事態をコントロールする立場にある。もし子どもが親の要求どおり大便をしない場合、親はしだいに憤慨し、当惑し、要請し、おどしたりしてひどく強制的になる。このようにして少しずつ親を無視することを覚えた子どもは、親の指示と争い自分の個性を確認する方法としての延引法を、排泄における反抗からもっと一般的な事柄にまで使用するようになる。

子どもが学校へ行くようになると、延引法を多くの状況に適用することを覚えるようになり、他のことを空想するようにもなる。これによって子どもは一瞬なりとも親の過度の圧力に反抗して自分を守ろうとするようになる。積極的に親に反抗すれば親の是認を失うことになり、それは子どもにとって非常に不安なことである。延引法による反抗は親との直接の衝突を避けることができる。（もし親の強制が軽減すれば、子どもは最早反抗する必要もないし、親の是認を失わないで自分自身の興味を表現することができるのである。）

このように案外早い時期に命令–反抗のサイクルが形成される。

そしてこのサイクルはおとなの生活にまで継続し、その場合は自分が課した親の命令に対し自分自身が反抗することになる。このような人が人生において学ぶことは、反抗することである。こうすることによってその人は自分にとって親しみのある安定感を見出すことになる。

われわれが誰かの効果のない努力について考えるとき、まず動機づけを問題にする。

## 動機づけの問題

ある人が純粋に自分の目標を達成したいと望む。しかし親が自分を否認したときの憤慨した批判的な口調でもって自分自身をなまけ者、不真面目、価値のない者と呼んだのでは、自分を敗北させてしまうような反抗でもってことをはじめることになる。これでは彼の非生産性をかえって損傷することになり、少しも問題は解決されえないのである。

生産性は人間の自然な状態である。人間は当然生産的であるから、何もしないことはわれわれにとって有害である。そしてそれはおとなの自己評価や自尊心が依存している自分には価値があり、自分は必要とされ、有益であるという感情を損うことになる。

母親のとがめや父親の命令は適当な動機づけとはならないで、それは単にとがめであり命令であるに過ぎない。同様に自分自身に対するとがめや命令もおとなの活動の適当な動機づけとはなりえない。それはただ過去の反響にすぎない。

もしあなたが命令－反抗のサイクルが形成されるためにはまず命令からはじまるということを思い出してそれを軽減するならば、自動的に反抗への欲求も減少するようになる。しかし自分自身に命令する傾向がわれわれの古い「慣れた」態度であるために、そうしないで生活しようとするとはじめのうち非常におかしな感じがするであろう。しかし「すべき」事柄のリストをつくる習慣をやめて、自分の本当にしたいことのリストをつくることができたならば、達成可能の目標へ一歩近づいたことになる。そして自分自身を強制的におどさないで活動できる自分の能力に満足をもちはじめるようになり、反抗的態度はさらに減少し、自分の活動能力や自信が増すようになる。

# 第12章 盲従型の親

## 要請的で衝動的な場合

**あなたの疑いへの指針**　もしあなたがカッとなる傾向がある場合、早いスピードで車を運転することを好んだり、突如として衝動的な行動に走ったりする場合、価値のない仕事や活動に絶えず努力する場合、他人が自分の思うようにならないと、自分は愛されていないと感ずる場合、おそらくあなたは親の盲従に今なお反応しているのである。

アメリカにおいてはこのタイプの親は強制し過ぎる親に次いでよくみられるタイプである。過度の強制と盲従の結果は一見矛盾しているようであるが、同一人物に共存していることが多い。この二重性は一方の親が子どもに強制し過ぎ、他の親が盲従する場合に生ずるのである。そういう人が自分自身に対して親の態度をとる場合、この二重性をもちつづけ、そのときの気分によって自分に対して過度に強制的になったり服従したりする。

**盲従された自分を知ること**　子どものころ親がその人のいいなりになって育てられた人は、概して、魅力的で明るく「そのときそのときのために生きている」という親しみやすい人である。

衝動的に行動することは近視眼的であるということが自分でわかっていても、そうした方が「非常に気分がよい」ので、突如としてそうしないではおられない人は、たぶんあなたの子どものころの未熟な気まぐれや要請に対する親の盲従的態度をとりつづけているのである。「でもその方が全く自然だと思うんだが。外にどうやって行動するんだい」と自分の衝動性が不幸の原因であることがわかったとき、このように不平をいう。

衝動的行動は子どもにとっては当然なことであり、これは子どもが未熟で知識不足のため他の方法で行動ができないからである。しかし即時の満足をえるより遠大な目標を達成するのがわれわれの社会のおとなの生活であり、そこにおいては衝動的行為は自滅を意味するか、他人への迷惑をかけることになる。そのような人が自分自身に対して親の態度をとる場合、当然親と同様に自分の気まぐれや要求に甘んずることになる。ある意味でその人は望ましい目標を達成するためにはおとなは自分の衝動をコントロールし指導しなければならないということを学ぶ機会をもつことが全くないといえる。ある衝動的な人がかつて自分の行動を反省して、「私は子どものころワナにかけられたままおとなになったような気がする」といった。

自分の盲従的態度に悩んでいる人は気まぐれで、絶えず「よりよい場所」を求めて駆りたてられている。そのような人は食べ過ぎ、飲み過ぎ、スピードの出し過ぎ、恋愛遊び、浪費、重要なことを無視する傾向がある。そして自分の衝動的な要求が満たされないと、カンシャクを起こす。忍耐やたゆまない努力を求められると、そんなことをすると「疲れる」とか「退屈だ」という。そして自分自身で努力して何かをやりとげることの満足感を味わったことがほとんどなく、他の人がそれをやってくれることを期待する。もし自分でやることや一貫性を維持することが期待されると、衝動的な人は腹を立てて怒る。精神医学においてはこのタイプの人は治療を中断する傾向があるので以前からよく知られている。そのような人の治療には医師の協力が必要であり、他人に対する思慮の欠如に直面して自分の衝動に対して制限をあたえるようにならねばならない。そして衝動を制限すれば、即時的満足を切り詰めることになる。そうなると何となく異和感をもち、何か物足りなさを感ずるために、そこで治療を止めてしまうようになる場合が多い。

大まかにいって衝動的な人は特に二種類の困難に悩まされるが、その要約は親の盲従が子ども時代において意義のある要因であるかどうかを知る手がかりとなるであろう。

1　衝動に駆りたてられる人は往々にして他人の感情や権利を侵害する。自分の衝動に何の遠慮もなく従うことになれているので、他人が自分の感情の爆発や不貞や思慮のなさによって傷ついたのをみておどろくことが多い。そのような人は「そのときそのときのために生きている」ので他人の感情に対して全く気がつかない傾向がある。恋愛においては、彼は独裁者になり、相手は奴隷に過ぎず、相互関係は認められず、理解されず、それが望ましいことだと考えられさえしない。彼の過食、過飲、恋愛遊び、かんしゃく、向うみずな冒険的事業、浪費は他人の権利を侵害することになる。またしばしば他人を利己的に利用することもある。

2　彼らは衝動的に駆りたてられているために、おとなとしての目標を達成したいと真剣に望んでいるにもかかわらず、その目標に一貫して進んでいくことができないことが多い。彼らは気が散って目標から容易に外れてしまう。彼らが衝動的であるために気まぐれなことがおとなの目標の達成を妨害するものだということの認識を不可能にしているために、絶えず横道にそれてしまうのである。その最も明白な例は、永続的な結婚を危険にさらす浮気である。他の気まぐれはそれほど明白ではない。たとえば、友だちに衝動的に電話をかけること、ふらっとスナック・バーに立ち寄ること、目先の変わったものを衝動的に買ったためにもっと大事なものが買えなくなってしまうこと等。そしてこれらの気まぐれはたいていの場合自分を正当化するように合理化され、結局長期の目標を達成することがほとんどできなくなってしまうのである。

また彼らはおとなの目標へむかってゆっくりと、ときには困難をのりこえて進んでいくことに満足を覚えることがむずかしいため、絶えず目前の衝動的な満足を追いかけることになる。他の人はこのような人の行為を「子どもっぽい」というかもしれないが、彼らは衝動的に生活することによってのみ「生きがい」を感じているのである。忍耐することや不変であることは、彼らにとって人生を寒々とした単調なものにしてしまうように思えるのである。

**特徴**　子どものころに親から従属的態度で育てられた人は、第一に魅力的な特徴をもっている。まず身体的に魅力的である場合が多く、特に彼らの衝動性それ自体が最も魅力的である。特に体制人間時代の現代社会において、ある個人の即時性および衝動性はその人を興奮させることがよくある。人々はそういう人に溺れる。彼は禁句をしゃべり、したい放題ふるまう。どんな会合やパーティでも衝動的にふるまう人が関心と友人と賞賛を手に入れるものである。もちろんそういう人の言動はばかげているかもしれないが。

第二に衝動的にふるまう人は非常に創造的で自信をもっていることが多い。そういう人が自分の感情を疑わないことが、ある領域において自信をもち成功する上に役に立つことになる。

第三に衝動的な人は素早く簡単に親密な人間関係をつくる能力をもっている。彼らが愛情や同意を勝ちえたいと思うとき、ある直感力でもってちょうど適当な時機に適度にふるまったりしゃべったりして非凡に他人を魅惑したり、他人より賞賛をうることができる。だから特に親密な対人関係を結ぶことのできにくいために一層それを重要視している人の「足をすくう」ことがよくある。彼らは誰か他の人が現われて何ということなく自分が他の人たちから見放されることを知るときくらい以外は、ほとんど苦労しないで他人と親密な関係をもてることをよろこんでいる。このような気まぐれなやり方のために、衝動的な人は自分と親しい人の感情を害することがよくある。また衝動的な人はすぐにそして容易に親密な人間関係を形成できるために、それが容易に形成できなくて彼に必死にしがみついてくるような人にとって高い価値のある親密な人間関係があまり価値があるものとは思えないのである。

**武器**　衝動的な人はかんしゃく以外に自分の幼稚な要求に対して他人をむりやりに服従させるのに使うごく一般的な武器をもっている。「あなたは私を愛していないんだ。愛しているんだったら私のいうことをしてくれるはずだ」と叫ぶ。これは後述するようにこのタイプの人にとって非常に古い武器であって、子どものころにはよく役に立った武器である。しかしこれは多くの配偶者が体験してきたように、完全に自分の要求が満たされなければ満足できないのであるから、その実現が困難な場合が多い。愛することと譲歩することを同一視すること自体ばかげているようにみえるが、実際に衝動的な人は自分の要求が受け入れられないと自分は愛されていないとか望まれていないと痛切に感ずるのであり、その点が一般に理解されないことがよくある。このことはひどく骨の折れる苛酷な問題を生じさせることが多いが、本人以外の人によっては解決することができない。つまり本人が自分の衝動性を制限し、自分に対する態度を変えることによってのみ解決することができるのである。

前述されたすべての特徴はしばしば芸能人によくみられる。芸能界では衝動性や親密な人間関係を即刻つくることのできる解放的な能力やタイミングよくことを処する鋭敏な感覚が偉大な俳優や喜劇役者をつくるのである。そのような芸能人の性格の多くは母親との親密な関係をもちつづけている。このような母親は子どもに自分自身を「特別視」したり「非凡視」するように教えこみ、多くの場合立派なキャリアをつくるように激励し応援するのである。しかしそのような母親の多くは子どもの衝動的要求やキャリアに対して隷属している。そして子どもの一生をとおしてある特殊な基礎を形成する。結局このような衝動的な人は芸能界ではすばらしい成功をおさめる一方、舞台外における人生そのものでは大失敗をする場合が多い。

### フレッドの場合

ほとんどの衝動的な人は他人にあたえる第一印象通りに生きることはむずかしい。たとえば、フレッドは常に知的ですばらしく機知に富み落ち着いた人物として知られていた。会話は才気に満ち、人々とすぐ慣れ慣れしくなる。人々のもつ第一印象は必ず「あの男はとても頭がきれるし非凡で魅力的だから出世するだろう」というのである。しかし日が暮れるまでにこの印象は変わってしまうことが多い。それはフレッドがあまりにも機知がきき過ぎるため「忠実さ」を一貫してもちつづけることができないからである。そして彼にぞっこんほれこんでいる人たちに対し陰険で皮肉なあてこすりを浴びせたりして彼らを手痛く傷つけてしまうことになる。そうなればそのような人たちはフレッドの限界を知ることになるのである。

しかしこれでフレッドの問題は終わりではない。彼は父の事業の後を継いだのであるが、父の死後その年間の成長率が低下しつづけた。それというのもフレッドが衝動的な気晴らしに有頂点になって、事業に必要な詳細事に身を入れることができなかったからである。その上彼は使用人や客に対してさえしんらつな毒舌をはくという衝動を押さえることができないため、競争相手にその両者を奪われてしまった。また彼の秘書は彼が机をどんどんたたいて、気のむいたときにほしいものを要求するので、常におどおどして過していた。

彼は非常によく食べにいったり飲みにいったりするので、重要な決定事項があるとき不在なことが多く、一層彼の事業経営をむずかしくさせた。そして何事も自分の思うようにならないと、使用人や妻を批難したり、衝動的に酒を飲んではうっぷんばらしをした。またときには妻を口汚なくののしった。これらは皆彼が子どものころにとった態度をつづけているのである。フレッドが成長するにつれて、母親は彼は決して間違ったことはしないし、結局は偉大な人物になるものと信じていた。彼は母親にとってそのように特別な存在であったので、彼が彼女を罵倒したときでさえ、彼女はよろこんで彼のいうように従ったのである。もちろん彼女は感情的には傷つけられたが、息子の行為をおさえようとも正そうともしなかった。それどころか彼の行動の弁解をし、彼に服従しつづけたのである。

彼の妻は彼の態度に憤慨して、彼と別れるといって脅したりした。しかしそれよりもフレッドにとって恐慌的なことは、父から受け継いだ事業成績の明白な下落であった。彼自身自分が事業の詳細にわたってもっと注意を払い、もっと積極的に新しい仕事を求めなければいけないことは知っているのであるが、彼にはうまずたゆまず努力することができないのである。そしてときどき昼食時に楽しい会話に花が咲くと、そのまま午後おそくまでだらだらと時間を浪費する。またときどきゴルフやテニスに誘われると、特に彼はそれがうまいのでどうしてもそのときそれを拒むことができずやってしまう。そして彼は「自分なりのかっこうをつけなくてはならない」し、もしかするとクラブで何か仕事を手に入れることができるかもしれないと自分自身にいってきかせるのである。しかし決してそううまくはいかないし、仕事への心配とどうすれば事業の悪化を防止することができるかという懸念が高まり、妻や使用人に対してますます不機嫌になってしまう。彼は自分が人々や自分自身の期待通りに生活していないという事実を薄々知っているのであるが、現実には他の人たちに対して自分が成功するために必要なことをやってくれるように期待し、そうされないとその人たちを責めつづけているのである。そして「なぜ私だけがすべてのことをしなくてはならないんだ」と愚痴をこぼす。

親から盲従された子どもは、おとなになってから自分が君臨していた子どものころとは全く異った生活の中で困難な問題にぶつかる。そのような妻は夫をみじめにさせることになり、それがコニーの場合にあてはまるのである。

**コニーの場合**

コニーは自分の家庭に不釣合いな生活をしようとし、女中をやとったり、豪華なパーティを開いたり、豪遊をしようとした。ときどき自分の子どもが楽しみというよりわずらわしくなったり、また子どもの特権をねたんだりした。夫が自分のあらゆることに関心をもってくれることを望み、女性である以上常に自分が入ろうとする扉は誰かが開けてくれ、坐ろうとするときは誰かが椅子をひいてくれ、自分に対してはいかなる質問もされないものであると信じていた。

彼女はときどき家庭をかえりみないで享楽を求めた。彼女は美食に耽り、そのために体重が増えたといって不平をこぼした。パーティでは人より目立って、お世辞をふりまくのが好きだった。すぐ友だちはできるが、自分の意見と少しでも食い違うと機嫌をそこねてしまう。気性があらく、気分がおさまらないと大声で泣きだす。夫との性生活においては、夫が彼女の無理な要求をききいれなければ彼を拒絶していた。彼女が横柄で意地の悪いうわさをするので、他の女性たちは彼女の「目立とう」とする試みを冷たく無視し、彼女に敵がい心をもつようになり、ある社会集団より彼女をボイコットしてしまった。

彼女はたいていのとき孤独で、不満で、不幸であった。彼女はなぜ夫がもっと金をもうけることができないのか、なぜ「すべての感じの悪い人たち」から離れて引越しできないのか理解できなかった。彼女は娘のころ家事を全くする必要がなく、またそれをひどく嫌った。母親は自分の夫のことを引き合いに出して、いつもコニーにいってきかせた。「コニー、お前はお金持と結婚して、貴婦人のように暮らすんだよ。」それからさらに強い口調でいった。「ごらん、私はひざまずいて床をごしごし洗って人生を終わることになるんだよ。」それはコニーの好きな話の一つで、特にパーティの席でその話をして人を楽しませたり、夫を狼狽させたりした。それは彼女がときどき酷使されていると思うからである。ある意味で彼女は常に衝動的な子ども時代の雰囲気を求めているため、なぜ自分の友情が簡単にこわされてしまうのかを理解することができなかった。

あまりにも勝手気ままな人は次の二つの要因によって一般の人々から受け入れられにくい、と思われる。(1)衝動的な人は他人の迷惑を顧みないで勝手にふるまうことによって人々を傷つけるため、そのような人から皆が離れていくのである。(2)一般に衝動的な人の気分に合わせることに飽きてきて、憤りを感じるようになるからである。結局追従を要求する人に憤りを感じないで、その人のいいなりになる人はいないであろう。ゆえに衝動的な人は自分自身ずっと誰かに愛着をもちつづけざるをえないのであり、または心の中では憤りを感じながらも自分の要求に応じてくれる人と一緒に暮らさざるをえないのである。これは多くの不幸な恋愛や結婚にみられる状態である。

**特に盲従されやすい人々**

親がもっている態度がどんなに問題になるようなものであっても、子どもはその影響から逃れることはできないのであって、子どもが生まれると同時に親はその態度を子どもにとるようになる。しかしある場合には、子どもの出生状況そのものがそれまでにすでに親がもっている極端な態度を強調するようになる。たとえば、第一子は後の子どもより親から過度の強制をうけやすい。これは新米の親がよい親になろうとするための不安の結果、子どもを「威圧」しがちになるからであり、後の子どもの場合には親がずっと落着いて、親としての自信をもつようになり、子どもの発育状態にいちいち悩まされることがなくなるからである。しかし第一子はすべての発育段階において親にとってははじめての体験であるため、出生から青年期を経て一人前になるまで親から過度の強制をうける場合が多い。

出生状態は特に子どもに対する親の盲従的態度に影響を及ぼす。第一子は不安な親の盲従的態度をうけることにもなる。同様にひとりっ子や障害児の親は子どもの要求に応じないようにするために苦労することが多い。また末子や子どもの死後生まれた子どもや思いがけなく授った子どものような「特殊な」子どもの場合も同様である。

**盲従的態度の起源**

魅力的で有能な人々のすべてを台無しにしてしまうような衝動的行動の基礎は子どものときにできはじめる。そのころ親は子どもの衝動性を抑制しないで、子どものいいなりになってしまう。重要な各発達段階において、子どもの要求に「ノー」といって、うまく彼の衝動性に制限を加える人がいない場合、おとなになってから自分自身の行動にある制限を与えなければならないときに非常に困るようになる。そしてそうしようとした場合、子どものころから慣れ親しんできた古い安定感と自分の衝動を制限することによって即刻えられる満足感の両立を失うことになる。

なぜ親は子どもの要求に従うのか。なぜ幼稚な若僧が主人になることを許すのか。

これは「愛情」によると親は答える。この「愛情」には単独で作用したり、または合同で作用する二つの主要な要因が普通含まれている。

その一つは、子どもが両親特に母親の生活の中で特殊な地位を占めているということである。前述したように、その子どもがひとりっ子であったり、第一子であったり、親が高齢で生まれた子であったり、ある子どもの死後生まれた子どもであったりした場合、その親は非常にほしがっていた子どもを授ったのであるから、子どもの要求に応ずることと子どもを愛することを同一視してしまうのである。

そのような親は子どもの幸せと福祉を願い、小さな子どもの望むすべてのものをあたえようとする。すなわち、子どもの愛情をつなぎとめておくことに最も気を配るのである。このような状態であるから、子どもが顔をしかめたりいらだちの表情をするのをみるに忍びないようになる。そのような表情は子どもの自分に対する愛情の欠如であるとみなして恐れる。そしてこわごわ子どもの要求通りになるというのが養育態度として身についてしまう。そうなると子どもは自分が騒いだり怒ったりすれば自分の思いどおりになるということをすぐに知るようになる。後になって親が確固たる制限を子どもに加えなければならないと思ったとき、子どものかんしゃくによって親が降伏せざるをえないようになってしまっている。それがたとえ親にとっては大きな犠牲を払うことになったり、親自身の生活の権利を諦めなければならないような場合でさえも親が負けてしまうようになる。こうなると子どもは服従的な親に対して成功確実な武器を使うことを覚える。すなわち「私を愛しているなら、私のいうとおりにしてくれるはずだ。」これで親は自分の子どもに対する愛情を実証しなくてはならないようになり、結局子どもの幼稚な要求に完全に服従する以外に道はないということになる。

第二の要因も親の盲従的態度の主要な原因である。ある親の場合、先天的に子どもに対して服従的になるように条件づけられている。たとえば、生来的に強い母性本能をもち、誰に対しても「母親」となる傾向をもつ女性の場合である。そのような女性は自分の家庭での役割以外に、隣りの人にパイを焼いてあげたり、教会のバザー用のクッキーを徹夜で焼いたり、病気の友人の家の家事をしてあげたりという具合に、他人のために常に何かをすることを好むのである。その上そのような人は誰もが幸せでにこにこしているのをみることを望み、すべてのことが支障なく行なわれることを望むので、意見のくい違いを避けるためにどんな犠牲をもいとわないのである。

母親としてはそのような女性はよろこんで子どもの召使いになり、何でも子どものいうなりになるので、子どもが彼女を利用するようになる。彼女の人生は子どもから承認され愛されるためにあらゆる犠牲を払っているのであるから、子どもの衝動的行為に対し制限を加えることは絶対にできないことになる。

この外に盲従的母親には次の二つのタイプがある。

1　子どもに個人としての権利を認めず、自分たちの要求に常に応じるように子どもを教育するような親に育てられた人。このような人は母親としては何の考えもなくごく自然に子どものいうなりになる。子どもの幼稚な要求に応ずることは、彼女が家族内の要求的な人に対する反応として知っている唯一の方法なのである。

2　他の人たちが自分自身の感情をしきりと無視するまで、自分には何の権利もないと信じている人。そういう母親は子どもの要求を自分自身のどんな欲求よりも優先させる。そして子どもの衝動的な行動に制限をしなければならないと思っても、子どもの激しい要求に直面すると、それをふりきってまでもしっかりとした制限をあたえるだけの自分自身の権利を尊重することができないのである。

このような親は子どもに服従することと子どもに愛情と安全性を与えることとを混同している。子どもを愛し尊敬することは彼の要求のとりこになることとは違うのである。子どもの要求に応じれば、それだけ子どもの衝動性は助長せられ、安全性は事実危うくなるのである。なぜなら子ども自身が自分の激しい感情に驚くようになるからである。子どもは本当は親からある制限をされることを期待し、望んでいるのである。

**衝動–服従のサイクル**

親が子どもの要求どおりになることと子どもを保護してやることとを混同している場合、その根拠は継続的な衝動的行為にある。子どもは大きくなるにつれて、自分のほしいものはますます衝動的に要求的にふるまえば手に入れることができるということを知るようになる。一方、親は子どものこのような衝動的な要求により自分たちの感情や権利が踏みにじられていると思うようになるため、いらだつようになる。しかしそのいらだちの結果、子どもの衝動性に制限を加えるのではなくて、罪業感をもつようになる。そして自分は本当によい親ではないのでこの子を真から愛していないのだと自分にいってきかせ、ふたたび子どものいうなりになって愛情と保護をあたえようと努める。一方、子どもは親がいらいらして子どもの要求を認めるのを差しひかえているのを感じとり、自分の知っている唯一の方法として、自分の要求をますます強要することによってそれを手に入れようと努めるようになる。

このサイクルはずっとつづくが、ついに親がうっ積したいらいらや憤慨を些細なことで爆発させることになる。ここで親も子どももこの爆発が不正であることを認め、特に悪賢い子どもに責められた場合、親は罪業感をもち子どもの要求に服従して子どもに愛情と保護をあたえるというサイクルをふたたび繰返すことになる。

もし自分が衝動的なおとなであるということがわかっていて、その起源が幼少期にあるということがわかっている場合、その衝動的行動を抑制するために長く熱心に努力をする覚悟をしなければならない。自分にとって有益な親になるためには、あなたの親がかつてそうであったように自分自身の衝動に負けないようにならなければならない。あなたが確立しなければならないことは、あなたの衝動を蔽ったり否定することではなくて、ぬき出してそれをコントロールすることである。

## 盲従的態度の文化的要因

なぜおとなになってから衝動性を抑制することが非常に困難であるのか。なぜ親の盲従的態度がアメリカで最も問題になっている態度の一つであるのか。それはまさに文化的影響力によって強化されているからである。またたからこそ、一方において子どもに対し過度に抑圧的でありながら、他方では過度に服従的になって、いつもがみがみ小言をいったり押しつけたりすることの埋めあわせをしようとする親をよくみかけるのである。そして多くの人たちは仕事に関しては自分に対して抑圧的であり、飲食や性的な事柄に関しては衝動的になる。また多くの人たちは車を運転するときに自分の衝動の思うがままに走り、時速六〇マイルで高速道路を二トンの鋼鉄を衝動的に走らせるから事故による死亡率が高くなるのである。

子どもの愛情の欲求に関する母親の混乱状態の多くはこのような文化的な要因に起因している。過去二五年間に善意的な雑誌の記事やラジオやテレビの番組は何千回と子どもの育て方、結婚上の問題、ぞっとするような犯罪率等に関するいろいろなことを取り扱ってきたが、それが子どもに愛と庇護をあたえる上で母親に問題を起こさせる原因にもなってきたのである。つまり以上の記事や番組は、子どもに愛情と庇護をあたえることと子どもの要求どおりになるということが異なるということをほとんどはっきりと示していないのである。

その結果、母親は子どもに愛情と庇護をあたえるにあたって非常に不安になり、子どもを笑わせたり幸せにするためにいかなる犠牲をも惜しまず、結局子どもの衝動性に対して何ら制限をあたえようとしないことになる。そのような親は、制限をあたえることが子どもに安定感をあたえるために必要なことであり、子どもも自分の限界を知るために親が制限をあたえてくれることを望み、そうしてもらうよう働きかけているということを理解していないのである。もちろん制限をあたえるときは断固としてあたえるべきであるが、それは小言をいったり罰したりするのでなく丁寧にあたえるべきである。

もし十分な愛情と庇護を子どもにあたえないと非行少年をつくり出すことになるのではないかと恐れている母親の多くは、子どもの要求通りに従うことこそ非行および非行的な青年や成人の主要な要因を形成する無規制な衝動性を作ることになるのだということを十分に理解していないのである。親が課した規制はすべてのおとなが自分の職分を果たし自分を十分に発揮するために必要な自己制御の基礎となるのである。そのような制御がなかったならば、おとなになっても非常に傷つきやすく、永久に衝動にかりたてられ、いろいろ出食わす状況に適応できなくなってしまうのである。

われわれの文化の中で自分の衝動にあるブレーキをかけようとするおとなは苦しいときを過すことになる。なぜなら、われわれの多くの社会習慣や他の社会的要因がそのようなコントロールを破り、衝動の束縛を解くように目標づけられているからである。たとえば、宣伝の多くはある製品特有の長所を詳細に述べるというのではなくて、「ちょっと休んで……を奮発して買おう」という調子である。また全ての産業は衝動買いに基礎をおいており、店は客が必要品だけを買うのではなく衝動的に買物をするようにしむけている。品物自体から包装や陳列の仕方にいたるまですべてが買いたいという衝動のおとりを作るのが目的であって、品物自体が無視されることがよくある。衝動買いへの誘いは買手のあこがれ、希望、夢に訴えられる。つまり、この品物を買えば、あなたは安全で、快適で、健康になり、誇りをもつことができ、人からは愛されるようになり、普通の人とは違った「某様」になれるという具合である。

また卓上ラジオや衣服から車や休暇にいたるあらゆるものを非常に安い支払額で売る掛け売りは、浪費する衝動をけしかけるのがねらいである。フォーチュン誌によると、衝動買いの結果として次の年の収入をつかっている家庭がたくさんあるということである。

ロマンチックな性衝動はあらゆる現代のマスコミによって刺激されている。すべての雑誌や新聞は実質的にあらゆる衝動領域として特に性衝動をかりたてている。また歌は衝動を価値あるもの、魅力的なもののように歌っている。文学全般、劇、映画、テレビドラマ等西部劇からもっと真面目なものまですべてが「チャンスに人生をかけている」衝動的な人物をほめたたえている。ドライブインの劇場はスクリーンに映し出されるものから、それぞれの車の中での性的行為にいたるまでの衝動性の大きな活動舞台になることがよくある。そして「奮発して飲食しなさい」という絶えまないアピールで衝動をかりたてるスナックバーはドライブイン劇場の収入の大半を占めていることが多い。

あなたの衝動がこれらの文化的要因によっていかに刺激され食い物にされているかを理解したならば、自分自身のために制限を加えようとする上で役に立つであろう。しかしこれによってあなたは即時的な満足や快楽を失うことになり、そのために不快になったりいらいらしたり不安になることは避けられない。しかし長期的な目標をもつことは、このような些細な喪失は価値があることだということを知る上で役に立つのである。そのような目標をもたないと、どんな努力も無価値だと思い再び昔の態度に逆もどりということになる。

衝動的な人は一般にほとんどの活動領域において衝動的である。それで彼は「生き甲斐」を感じているのである。しかしたいていの人は親の努力または自分自身の体験をとおして、ある特別の領域においてコントロールをしたり規制をすることを習得しているが、他の領域ではそれができない。そして自分の行動の衝動性が社会的に承認されるような雰囲気をもっていた場合、またさらに重要なことは衝動の即時的満足感がとてもよいため、自分の衝動性に気づかぬことがよくある。

**衝動の領域**

次に衝動に盲従しやすい領域をあげてみよう。

**かんしゃく** なんかで失望したり挫折したりしたとき、耳ざわりな口汚ないことばで自分の憤慨や怒りを衝動的に発散させることは、自分では衝動的でないと思っている人にさえよくある。残忍なことや物をこわしたりするときっと後で後悔をするものだといわれるが、それは容易に修理されるものではない。かんしゃくは衝動的な人が思いどおりにならないときに起こす。彼はそのときの状況について滅多に考慮を払うことはなく、その状況のために彼を批難する相手に対して怒りを爆発させる。そのようなかんしゃくの爆発は自分がコントロールできない理性に従おうと不屈の努力をしばしばしている他の人たちの気持を少しも考えないことになる。そしてこのような爆発はその人を非常に不幸にさせみじめにさせるための原因になることが多い。だから多くの人たちは自分のかんしゃくを爆発させる傾向をくい止めるためにいろいろな方法、たとえば数を十数えたり、道を一丁ほど歩く等を実行している。かんしゃくは何のために起こるのかを知らねばならない。あの激しい爆発はずっと長くつづいている不正や違反に対する深刻な怒りではない。これを知ればすべての生活につきものの事故やときどき起こる不満に対する怒りやいらだたしさの表現をコントロールする上で役に立つであろう。

ある人は自分のかんしゃくを弁解するために精神医学の抑圧の概念を使用する。「それを私の心の中から追い払わねばならなかった」「私はすべてのことを抑圧していたので、それを爆発させざるをえなかった」「私はこの気持を抑圧したくなかったので表現したのだ」等はその例である。しかし人間は沸騰している蒸気と同様の原理をもって必ずしも作用しない。他人の権利が関係している場合は健康的に抑圧した方がよい。

**肥満**　肥満に悩んでいる多くの人は食べることを制限できないのである。そのような人の母親は子どものころ、子どもを食べさせなければと懸命に努力をして子どもの食物の要求を満たした人に多い。または孤独、貧困、地位が低いというように何かが欠如している場合に過食する傾向をもつようになる。その他拒まれないと人におごりたいという衝動をおさえることができない人もいる。故ノーマン・ジョリフ博士（Norman Jolliffe）がニューヨーク市に設立した施設のような肥満クリニックは、その人が体重を減らしたいという強い動機をもっていないならば、食べることをひかえようとする努力はいつも失敗に終わると表明している。このようなパターンは女性に多い。ニューヨーク市の調査によれば、女性が体重を減らしたい最も強い動機はスマートになりたいというのであり、男性の場合には動脈発作がおそろしいからというのである。

減食しようとする努力はわれわれの社会慣習や休日のためにしばしばだめになってしまう「クリスマスだから減食なんか忘れてしまいなさい」とか「ジャッキーの誕生日なんだから、もう一片パイを食べてくれなきゃ……」といわれると、多くの衝動的な人は意志が弱くなってしまう。主催者の気分を損なうのを恐れることもあって結局いわれたようにしてしまうのである。

もしあなたが肥り過ぎに悩んで絶えず減食を試みているならば、自分の欲求に対してあまりにも服従し過ぎる自分を変えようとするより、そういう自分の態度の結果を強調した方がよい。つまりどんな食事が体重を減らすのによいかを考えるより、自分に対して自分がどんな態度をとっているかを考えてみるべきである。

**飲み過ぎ**　多くのアルコール中毒患者の衝動的でコントロールのきかない飲み方は、子どものころにこの面で制限をすることに失敗したことに起因している。社交のための飲酒の多くがアルコール中毒の境界線までいっており、衝動的な性格をもっている。ほとんどあらゆることが衝動的な飲酒家にとって飲酒の口実になりうる。「ノー」といえない性格から生じた悲劇的な生活はここで改めて述べるまでもない。子どものころ自分の衝動性に対し少しも規制をされずに育ったために飲み過ぎる人は、自分の問題の真の内容がビンの中の中味ではなくて制限の欠如にあるということを理解しないで、おとなになってからどうすることもできずただ悩むということになる。そして彼の抑制しようという気持は一杯目を飲むことによって化学的に弱められてしまうのである。

飲酒のことで悩んでいる多くの人は自分で自分を叱責したり、他の人にも自分を叱ってくれるように頼んだりする。そのような人は、飲酒の規制はその葛藤を真に理解するという真面目な雰囲気の中においてのみなされうるのだということを理解していない。もしあなたが自分の過去の衝動的な子どもに制限をあたえているのだということを理解するならば、あなたは真面目になるであろうし、その雰囲気の中でこそ自分に制限をあたえることができるようになるのである。

アルコール中毒患者の救済会は、患者が自分自身で完全に立直るまで、集団としての制限をつくることによって衝動的な飲酒家を助けている。そしてこれは心の底から丁重な態度でなされている。そのような雰囲気の中においてこそしっかりとした精神的な制限が発達するのである。このようにしてアルコール中毒患者の救済会は精神的な制限が発達できるような「足場」を提供して多くの患者を助けているのである。

**浪　費**　完全雇用や余暇の増加や老人年金制度による社会保障が発達した近代社会では衝動的な消費が顕著になってきた。ときには衝動的な消費も建設的で満足しうるものではあるが、大変重要な義務の遂行を不可能にさせるようなことになると、それは明らかに多くの問題の原因になる。

店で子どもがかんしゃくを起こして恥ずかしい思いをするのを避けるため、親が子どものほしがるものを何でもあたえてやることを繰返していると、その子を浪費家にする背景をつくっていることになる場合が多い。多くの結婚カウンセラーの研究や陳述によれば、衝動的消費は結婚生活の不満や葛藤の主要な原因である。そしてついには離婚にまで発展するようなひどいケースもある。郊外の家庭では「ビールを買う予算でシャンペンを味わう」といって浪費をいましめるのが普通である。

子どもの時は親が金銭をコントロールし制限してくれるのであるが、その親が何でもあなたが新しいものをほしがったときそれをあたえてくれたならば、現在あなたは自分自身にも親と同じように服従しているかもしれない。あなたは現在子どもが浪費するのと同様にずっと浪費しているかどうか自問してみなさい。あなたは自分がほしいから買っていますか。あなたの欲求の本質は何ですか。それは本当に必要ですか。それとも衝動が本当に必要なものを妨げているのですか。衝動的な消費は純粋な娯楽のために必要な金をつかい果してしまうことにさえなる。

**気前のよさ**　衝動的な人の一つの魅力的な特性は気前のよいことである。そのような人にはふんだんにものがあたえられてきたので、心理的にいって人にあたえるものをたくさんもっている。そこでそれを自由自在にあたえてしまうのである。しかし彼は他の衝動的な面においてと同様に気前のよい面でも気まぐれである。だからその気前のよさはあてにならない。その衝動性はときとして他人から引受けたことをやりとげないということになり、あの気前のよさが突如として冷淡なそしらぬ目つきに変わってしまう。そのような人は衝動的に他人と契約をしてしまい、それからその人たちが自分の契約履行を期待していることを知ってがく然とする。同じように対人関係においても簡単に親密に交際をしては、それを不意にやめてしまったりするのである。

**ダンスパーティの開催**　ダンスパーティを開いて、非公式でときにはその場ですぐに人の話題にのぼるような社交をすることは、われわれの社会において最も純粋に衝動的な慣習である。その中では過度の浪費から過飲、過食、大いなる気前のよさ、恋愛遊びにいたるすべての衝動的な行為が大目にみられるだけでなく、賞賛され是認されるのである。人々は向こう見ずな衝動性でもってお互いに張り合おうとして、それが果てしない社交上の談話や羨望や自慢の種になる。歴史的にみると、「どんちゃん騒ぎ」が「ダンスパーティ」になったのであり、われわれは社会的な衝動性に対し古い世代の人たちがおどろくような是認の形式をあたえているのである。それが集団的衝動性や非常に多くの領域とかかわりがあり、また社会的に是認されているために、そのような挿話的な衝動性に対して多くの人たちが支払っている真の代価が隠されてしまったのである。ダンスパーティの人気はわれわれが衝動的な行為に対してますます拘束をゆるめていることをあらわしている。

**盲従的態度の結婚およびセックスへの影響**　衝動的な人が衝動的な人と結婚するということはまれである。その場合両者がお互いに要求し合い、相手の要求を互いに拒否し合うことになるであろう。とにかく他人のために何かをしてあげることによる満足感にはそのような人は全く見向きもせず、他人は親と同様に自分に奉仕をしてくれるためにあるものだと思っている。衝動的な人がお互いに好きになると、すぐに相手が自分の奉仕を期待しているということに気づくため、ふたりの関係は破れてしまう。ふたりの関係を維持するだけの十分な寛大さも配慮ももちあわせないのである。

以上のことから衝動的な人の結婚生活における人間関係のあり方や問題点を知る手がかりが得られると思う。簡単に親密な人間関係を形成できる能力をもつ衝動的な人は、親しい人間関係をつくるためによろこんで相手のいうとおりになろうとしている抑圧的な人と結婚するケースが多い。そして非常に抑圧的な人はいつかきっと自分も相手のもつあたたかい衝動的な自発性をもつことができるであろうという望みをかけて夫婦関係を維持していくのである。しかし実際にはこの望みはまれにしか満たされることがなく、その抑圧的な人は衝動的な相手の気分にふりまわされてしまい、それを避けられないでいる自分に気づくのである。「私の夫と生活することは感情的なローラーコースターに乗って生活しているようなものです。彼は私の感情なんて少しも気にしてくれません。自分の気分だけを気にしています。彼は私がひとりで乗馬にいっていれば幸せだと思っています」とある婦人はいった。

そのような夫婦関係の中で非常に抑圧的な人をつなぎとめているものは、親密で愛情のある結びつきへの欲求である。いつも親の服従的な愛情を一身に集めてきた衝動的な人は、そのために容易に親密な人間関係をつくることができるのであり、だからそのような欲求はもっていない。抑圧的な人にとっては人生を支えているようなものでも衝動的な人にとってはあまり重要ではないのである。衝動的な相手の配慮のなさに疑惑をもち傷つけられた抑圧的な人が相手に要求を出せば、相手からかんしゃく玉が落ちるか、誰か外の人に浮気をするか、家を出ていってしまうということになる。そしてこのような武器によって結局抑圧的な人は泣き寝入りということになる。しかしこのようなことがつづくとしだいに反感を強めることになり、ついにははげしい口論やけんかになる。衝動的な人に対する「私はずっとこき使われている」という不平はごく標準的であり、「あれは私のいうとおりにしない」が相手の不平である。

衝動的な人にとって非常に困難なことは、他人に奉仕をして満足感を味うことである。これは彼の子ども時代の体験と全く正反対のことである。彼が何かをすれば、それに対し全面的服従でもって大げさに報われることを期待する。だからそのような人が他人を助けて満足感を味うということは全くたまげたこととしか思えない。「今日私は今まで会ったこともない人によいことをしてあげたが、それによって何の得もないどころか大変な苦労だったよ。しかしおどろいたことに何となく気分がいいよ。私は本当に自分じゃなくて他の人を助けたんだね」と以前ある衝動的な人が私に話した。

「こき使われる」という不平はセックスの領域で最もよくいわれる。衝動的な男性と結婚した女性はよく次のような不平をいう。「彼は私のことや私の気持を少しも考えてくれない。彼は乱暴で私を人間扱いしてくれない。彼は自分の満足のことだけしか考えていない。」また他の女はいう。「私の夫は一日中私にあれこれと要求して、虫けらのようにこき使っておいて、夜になるとねたましく彼のベッドに飛びこんでいくことを期待する。私は夫を愛しているが、私の感情はあまりにもいためつけられてしまって、私は全面的に彼におんぶしていると思うようになってしまった。」

衝動的な妻も同様に夫の感情を無視して、セックスを武器として使う。他の領域で夫が彼女のいうなりにならないと、彼女は夫の性的な要求を拒否したり反抗したりする。ある夫は妻のことを次のようにいっている。「彼女は私が彼女の目に入るほんのちょっとした物をも買うためのお金をもうけてこないといって、私を苦しめ、ふくれっ面をする。そして私が彼女のいうとおりにしないとセックスを拒否する。彼女が私を愛してくれるためには彼女にダイヤモンドの腕輪を買ってやらなければならないとときどき思う。」このような結婚には嵐が吹きあれることが多い。「もし私を愛しているのならば」ということばが、悲しいとき、怒っているとき、淋しいとき、何となく不幸せなときに怒りをこめて交互するのである。

衝動的な人にとってセックスはき生甲斐であり、その相手は自分が快感をうるための道具に過ぎない。しかしそのような人は自分がセックスを楽しんでいるということを率直に表現してくれるので、その体験自体によってつくすことを望んでいる相手を満足させてしまうことが多い。しかし衝動的な人は気まぐれであるために、この親密性は長つづきせず、ときどき抑圧的な人に「こき使われている」という気持をもたせることになる。この不平が直接衝動的な人に浴びせかけられても、彼はただ困惑するだけである。彼は一瞬一瞬を感覚的に生きているのであり、他の人にもそうすることを期待しているのである。

# 第13章　甘やかし過ぎる親

## あきっぽくて、一つのことに専念できない場合

**あなたの疑いへの指針**　もしあなたが通常あきっぽくてぼんやりしていて、活動に参加してもあまり面白くなく、外の人たちが満足していることをしたいとも思わないし、いつも不平をいい、まともな目標をたてて、それに向うこともできず、ぶらぶらしていて他人が何かしてくれることにたよりきっているようであるならば、あなたの人生があなたに内在する非常に甘やかされた「過去の子ども」によって支配されているという可能性を考慮すべきである。甘やかしすぎは盲従することとは全く異り、おとなの生活の上に違ったタイプの問題を生ずることになる。盲従された場合は活動的で要求がましい子どもっぽいおとなになるが、非常に甘やかされた場合はあきっぽくて受動的な、しかも不平がましい子どもっぽいおとなをつくり出す。われわれはある点で非常に甘やかされて育った者が多い。

**甘やかされて育った自分を知ること**　あなたが親から主に甘やかされて育ったならば、その取り扱いの結果をみつけることは容易である。そのような人には二つの顕著な特性がある。

1　彼は疲れやすくあきっぽくて、ぐったりと疲れ果てた様子をみせ、淋しがりやで不平が多く落着きがない。この状態はこじつけの知識や体験からきているのではなくて子ども時代にその原因がある。自分の周囲の活動にはほとんど興味がもてず、他人が熱心にやって

いるのをうさんくさく思う。

2　彼は彼が請求しなくても誰かが自分に何かをやってくれることを期待し、孤独な精神的な退屈さや重くるしい不満や面白くない生活から誰かが救ってくれるのを熱望している。彼は小声で哀れっぽく不平をいう。

その上このような人は、何か事をしはじめてそれをずっと努力してやりとおすことができない。少しの努力はしてみるのであるが、そしてそれが自分のための努力であってもそれで疲れ切ってしまう。たいていこういう人は明確な達成可能な目標をもっていない。何かを求めてはいるのであるが、その目標をみつけることができず、自分自身にも生活にも満足ができない。

そのような人には知的で魅力的な人が多いのであるが、彼の受動的な態度や生活に興味がもてないようなうんざりした態度のために孤立する傾向がある。しかし大学に入ったり、新しい仕事にありついたり、新しい町に住むようになるというような、新しい環境においては外の新しい人たちと同様に刺激をうけ、ちょっと活動しかけてみるが、彼の人生に対する受動的な態度が彼の足をひっぱり、結局一時的な興味は消え失せてしまう。そしてまたうんざりして「何も起こらないなんてことは、はじめからわかってるんだ」「何も昔と変わらないじゃないか」といつものようにあきあきした態度でいう。外の人たちがあたたかい親しい交際をしているのをみてねたましく思うこともあるが、声をかけたり、笑いかけたりして他人に近づこうという気持になれない。ただ相手が近づくのを待つのみで、そういう自分の態度に対し、これこそ礼儀正しい態度だとか世間の慣習だとかお金がないとかいって言い訳をするのである。

**重要なきめ手――漂流すること**　自分は周囲から閉め出されていると思っている人は、自分を変えようと決心し、他人に笑いかけ、親しくし、熱心にその人たちにとけこもうとしてみる。しかしそのような試みは非常に当事者を疲れさせて結局失敗に終わってしまうことが多い。それよりまずそういうことをやりはじめる段階でその意欲をなくしてしまうことが多く、やってみても根っからのぐずぐずした態度をみて人々が離れていってしまう。そしてひとりぼっちで不平をいいながら、何事にも何人にもしっかりとつながりをつけないで、ふらふらと時の流れをみつめて待ちつづける。この漂流的特徴が子ども時代に甘やかされて育った人の重要なきめ手である。

そのような人は仕事、恋愛の相手、配偶者、住居を次々と変える傾向がある。このことはまず自分が生活に参与しているという実感をもつための試みとしてなされるのであり、反面こうすることにより自分が満足できるつながりをもてないということを自分自身および他人に知られなくてすむからである。そしておとなになるにしたがって辛らつになり、不平が多くなり、自分の受動的な依頼性に対して偽善的になる。

子どものとき過度に甘やかされて育った人は、ある意味でちょっと変わった目標、すなわち「自分の生活を面白くしてくれる人」を求める。そしてその責任を他人に転嫁する。そして自分では満足できることは何もできないと思いこんでいる。また淋しさと受動性のために、その人をひとりにしておくことを悪く思う他人に意識してべったりとへばりつくが、結局その関係を長く維持することができない。

**友人を親代わりにする**　子どものころ非常に甘やかされて育ったがために問題をもっている人は、自分の友人になる人に対して自分を甘やかしてくれた親の役割をとってくれることを期待し、その人が自分のほしいものを何でもすぐあたえてくれることを望む。そして自分が進歩しないための客観的な

郵便はがき

料金受取人払

名古屋中局
承　認

1756

差出有効期間
平成13年10月
31日まで

4 6 0 - 8 7 9 0

303

名古屋市中区
丸の内三丁目6番27号
（EBSビル八階）

# 黎明書房 行

## 購入申込書

●ご注文の書籍はお近くの書店よりお届けいたします。ご希望書店名をご記入の上ご投函ください。（直接小社へご注文の場合は代金引換にてお届けします。送料は一律380円です。お急ぎの場合はFAXで。）

| （書名） | （定価）　　円 | （部数）　　部 |
|---|---|---|
| （書名） | （定価）　　円 | （部数）　　部 |

ご氏名　　　　TEL.

ご住所 〒

| ご指定書店名<br>（必ずご記入下さい。） | 取次・番線印 | この欄は書店又は小社で記入します。 |
|---|---|---|
| 書店住所 | | |

# 愛読者カード

| 　— |
|---|

今後の出版企画の参考にいたしたく存じます。ご記入のうえご投函くださいますようお願いいたします。図書目録などをお送りいたします。

| 書名 | |
|---|---|

1.本書についてのご感想

2.出版をご希望される著者とテーマ

3.過去一カ年間に図書目録が届いておりますか?　　いる　　いない

ふりがな
ご 氏 名　　　　年齢　　歳
ご 職 業　　　　（ 男・女 ）

(〒　　　)
ご 住 所
電　　話

| ご購入の書店名 | | ご購読の新聞・雑誌 | 新聞（　　　）<br>雑誌（　　　） |
|---|---|---|---|

本書ご購入の動機（番号を○でかこんでください。）

1.新聞広告を見て（新聞名　　　）　2.雑誌広告を見て（雑誌名　　　）　3.書評を読んで　4.人からすすめられて　5.書店で内容を見て　6.小社からの案内　7.その他

ご協力ありがとうございました。

原因についてもっともらしい口実をつくってごまかしてしまう。そしてそのようにぐずぐずしている間に、客観的な問題はますます深刻になってしまう。つまり子ども時代の特徴であるうんざりするような受動性と依存性に埋没して苦境に陥ってしまうのである。甘やかし過ぎの態度は、自分のしたいことを他人が皆見抜いてやってくれる子ども時代には率直に望まれる態度であるということはわかっている。そういう人が心理療法をうけにくるとたいていそれを中断してしまう。なぜならば自分の努力によって他人への依存性を変えねばならないからである。この変化への多少なりとも可能性を本人が認めても、その努力をする意志がない場合、この心理療法は本人が子どものころから親しく感じてきた甘えることによる安定感をおびやかすことになるからである。

次の症例によって、あなたは過度に甘やかされた場合どうなるか、自分自身どの程度その影響をうけているかを知ることができるであろう。

### 父親っ子 リンダ

リンダは現在二八歳の知的で見かけは落着いた娘であるが、自分の思うようにならないと、気が狂う寸前までいく。兄の出生後九年目に生まれたので、ひとり娘と同様に中西部地方の郊外の家で愛想のよい母と弁護士の父の寵愛をうけて育った。彼女は「自分の子ども時代は非常に幸福だった」と述べると共に、自分は親からより以上の報酬をもらうためにはどうしたらよいかを習得したといっている。

大学へ行く年ごろになったころ、彼女は頭脳明晰で、礼儀作法も洗練されていたが、やや肥り気味であった。大学では最初の二年間彼女は非常によい成績をおさめたが、親友ができなかった。それは子どものころ家が郊外にあったし、両親が多少年齢の多い彼女を同年齢の子どもたちと一緒に遊ばせようとしなかったからでもある。また大学で彼女は友人が衣服や小遣いや仕事を十分にもっていないことが理解できなかった。三年生の期末テストの前の晩に、テストなんてつまらないと思い、ついにテストを受けなかった。

そして家へ帰り、泣きながらテストも学友も先生も学校のすべてが嫌いだと母親に話した。彼女は自分の勉強にあきあきしていて、それに何の価値をもみつけることができなかった。それから三年間彼女はずっと家にいて、両親と社交生活を楽しみ、夏は近くの海岸で過した。彼女が海岸で会った男の子にあまり興味をもたなかったこともあり、また彼女のデブっちょな姿が男の子をひきつけなかったせいもあってほとんどデートをしなかった。彼女が楽しんだものは、若者たちの集りでキャッキャッとしゃべることと母親のつくる夕食であった。父親はよく若い弁護士を家へ連れてきて、おしゃべりや夕食を共にしたが、皆これを「楽しくて面白い」といった。その他のときはリンダはたいてい退屈であった。

ある晩父親が秘書が退職するので困っているということをきいて、リンダは自分からすすんでその仕事をひきうけ、タイプを習い、毎朝父親と一緒に事務所へ出かけるようになった。そして彼女はそこで生き生きと働き、父親の「特別秘書」として活躍した。そして彼女は「父親っ子」であるため、タイム・カードにパンチを入れなくてもよいし、買物に一走り出かけることもできたし、父親の手紙とその他すこしタイプを打つ以外にきまった義務がなかった。事務所の他の女の子ともうまくやっていけたが、親しい友人関係はできなかった。彼女はたいてい父親と一緒に昼食に出かけた。そしてそれまでよりたくさんの若い弁護士に会い、彼らが話をしてくれるときには「適宜に笑ったり微笑んだりする」という法則を十分習得した。しかしそうかといって彼らとデートをすることもほとんどなく、彼女のあきっぽい態度や明白な反応の欠如のためにときどき演劇をみにいったり夕食を一緒にするデートくらいにしか発展しなかった。このようにして六年たった。

その間に海岸のクラブでできた数少ない女友だちは皆結婚し、その中のひとりが二番目の子どもを産んだとき、リンダはひどい恐怖反応を示した。彼女は何もかもうまく行っていなかった。それで、兄の歯科医となるための教育費にふんだんのお金を使って自分をもっとよい大学へやってくれなかったといって両親を批難した。彼女は衝動的に家を出て、就職し、自立して立派な専門職をもつ男性と結婚しようと決心し、直ちに中西部地方の大きな町へ引越した。

そこですぐに秘書としての職をみつけ、同じアパートで一緒に住む人を求めていた女の子をみつけた。しかし一度仕事上のことでうまくいかなかったら、もうその仕事がいやになった。また、タイム・カードにパンチを入れたり、時間内に昼食をしたり、買物にちょっと出かけたりすることができないことをひどくきらった。その上仕事は次々とあるのに、その割にサラリーは生活費をやっと満たす程度しかなかった。また大きな町の群衆の中で彼女は孤独を感じ、特に夜淋しくなった。彼女と同室の友人は男友だちとよく夕食にでかけ、間もなく結婚することになっているといった。リンダは夜読書をしたり、お金を依頼する手紙を書いたりして過した。ときどきウィンドウ・ショッピングにでかけて自分の欲望を満たしていた。

彼女の同室の友人はボーイフレンドのジョーが部屋へきたとき、だらしなくしていて自分がそういう女だと思われたくないからというので、ベッドを作ったり掃除することをリンダに強く主張し、その自分の分担をするのをリンダは非常に嫌った。特に自分のものの洗たくをいやがった。これらのことは家ではすべて女中か母親がやってくれたのである。彼女はディスク・ジョッキーのおしゃべりをききながら友人が帰ってくるのを待っているのが好きだった。それから母親がしたように友人のデートの様子をきくのを好んだ。しかし友人は二、三度は話をしたが、その後はリンダの質問を軽くあしらって、それよりなぜ朝食の食器がまだ洗ってないのかと尋ねた。しかしときどきは友人は自分の結婚の計画をうれしそうに話したりした。何れにせよリンダは自分が情なくて、夜ねられなかったり、夜どおし泣いたりした。

したがって職場におくれるようになった。事務所の人事主任が彼女の怠慢を咎めるようになったため、彼女の上司は彼女の問題に立ち入ることになり、はじめのうちは彼女に同情的であった。彼は彼女に教会やダンスパーティやその他のいろいろな社交的な集りに女友だちと一緒に出かけて若い男性に会うように努めることをすすめた。そこでまず事務所の女の子たちの中で友だちをつくろうと努力したが、その誰もが彼女の仕事上でのライバルでもあった。また彼女たちがリンダを招待するためにいろいろと心づかいをしなくてはならないことを考えただけでうんざりするようになり、彼女たちが招待しなくなると同時に彼女たちと友だちになる努力もやめてしまった。彼女たちの会話は家の人たちのように面白くないと彼女はいった。

彼女の不眠症と仕事の怠慢は同室の友人が結婚のために出ていくといってから一層悪化した。最初そのことをきいたときは、これで誰も自分に掃除や食事の後片づけをやかましくいう人がいなくなるのでほっとした。しかし結局他の同居してくれる女の子を探さねばならないということに気づいて、これが非常にむずかしいことだとわかったとき、すぐ両親に「今までの友だちのようなばかな女の子とは二度と同居しなくてもよいように」十分な金銭的援助を依頼した。

最初のうち、彼女は部屋の装飾を変えて若い男性を食事に招待して面白く話し合えるという空想に胸をおどらせて一晩中ねむることができず、また職場へおくれることになった。朝目覚時計の音がきこえないからである。そこで職場をクビになるのをおそれて、毎朝母親に電話で起こしてくれるように頼んだ。一回の電話料金は四〇セントであったが、母親の声をきくと子どものころの雰囲気がよみがえってきて、しばらくの間は時間どおりに職場へ行くことができた。しかし彼女が若い男性に会う努力をしたにもかかわらず、彼女が専門職以外の仕事をもつ男性との交際をこばんだため、結局その努力は無に帰した。そして全く疲れ果ててしまい、朝母親の電話をうけた後またベッドにもどってしまうようになった。

彼女は頑固に職を辞した。あの職場はばからしい所だったと彼女はいって家に帰り、夏には海岸で退屈なときを過し、夜になると淋しさにおびやかされた。彼女は両親や海岸にいる群衆を批難し、彼女を気の毒に思っている既婚の数少ない友人にだけへばりついていた。「彼女たちもその子どもたちも私をうんざりさせるんだが、ほかに誰も知らないし、私を招待してくれるので……私はどうしたらいいんだろう。」

**スウ嬢の話**

高価なドレスを何気なく着こなしているスウは見栄えのよい知的な女の子で、彼女自身について次のように述べている。

「二年前に私は看護婦になるのを止めました。私は自分が人の世話をしたり病人の役に立つことが好きだと思っていましたが、それをつづけることができなくなったのです。つまりその仕事はきりのない仕事で、私はいつも非常に疲れました。止めた後私は文学の勉強をする決心をしました。

ある学校でラルフという男の子に会いました。彼は高校のころから知っておりましたし、数回デートをしたこともあります。彼が電話をかけてきて一緒に出かけるようになりました。彼とは私たちがお互いに知っている人たちについて話せるので、私は彼が好きでした。彼は私と結婚したがり、私もそれはいいことだと最初思いました。しかし夏中私はそのことを考えた結果、私があまり彼を愛していないことがわかり、また彼の友人や家族の人たちに十分つくしてあげることができると思えなくなりました。そこで私たちの結婚の計画を取り止め、大学も中退しました。そして家におりましたが、両親が私のことを心配してあれこれと私のためにしてくれることにうんざりしてきました。クリスマスにラルフが私に会いに家にやってきて一緒に話しました。彼は私のことを心配して自分が私に大学を止めさせたのだと責任を感じ、私に大学へもどって音楽の勉強をするようにすすめました。」

「私は今でも彼と会っていますが、それは普通のデートのようにロマンチックなものではありません。彼はまだ私をとても好いててくれますので、なぜ私が彼との結婚を取り止めにしたかわかりません。彼は私にとてもよくしてくれ、私がしてほしいことは何でもしてくれます。しかし事実私は彼と一緒に坐っていることにあきあきしているのです。ときどき私は彼が何か興奮するようなことをいったりしたりしてほしいのです。彼はただ外の人たちが彼に話したことを私に話してくれるだけです。または自分はこのことやあのことをこのようにしてやったが、それをどう思うかと尋ねます。そこで私はそんなことどうでもよいので、たいていは「エート」というような返事をします。彼がきてくれないと非常に淋しいくせに、全く彼にはうんざりしているのです。」

「今までに私がわかった一つのことは、人々とは何か新しいことや誰かがしゃべったこと等、あれこれをあなたに話して、あなたがそれをきいて興奮するのを期待するということです。ラルフと同様ですし、皆そうなんです。でも私にはそんなことは少しも興味がないのです。私は自分が音楽を勉強するとかしないとか、また大学を卒業するとかしないとかについてさえ全く何の関心もないのです。それは家にいてそこでときを過す代わりにやっているに過ぎないのです。私は結婚するためにやきもきしたり、家事や育児で疲れ果てたくないから結婚したくないのです。数年前までは私はかなり幸せでしたが、年をとるにつれて疲れるようになり興味もなくなってきました。私は朝起きますが、それは別の日だからです。でもそんなことどうだってかまいません。私は音楽の練習量があまり多いし、先生は私が練習をしてもこきおろすので、練習をしないことにしています。私がただ一つ好きなことは小部屋に入ってイヤホーンをつけて音楽をきくことです。イヤホーンを耳につけて、じっとして音楽をきいていると、音が違ってきこえ、一つ一つの音をしっかりときくことができるのです。交響曲だって何回もきいたのではあなただってあきるでしょう。」

## ヴィンセントのケース

ヴィンセントは以前は筋骨たくましい体格の人であったが、今では飲み過ぎと食べ過ぎのためにデブデブしている。会社のピクニックでひとりぼっちで静かにしている彼に対して、傍系会社でよい職についているおしゃべりで明るいエディーという女の子が惹かれた。彼女はしばらく彼と一緒に坐っていたが、それから彼女と一緒にダンスをするように陽気に頼んだ。おっくうそうに、しかしやさしい態度で彼は、文明がダンスをすっかり荒廃させてしまったという点がわからないといった。そして彼は人類学者や哲学者の言を引用した。彼女は感銘をうけ、彼がいやしいとるにたらない仕事をしているということを知って非常におどろいた。

彼が大学卒であることを知って、なぜもっとよい仕事につかなかったのかと彼女は尋ねた。「このような会社やビジネスの世界はごぞんじのような人によって牛耳られているのだからとうていよい仕事がえられるなどとは思っていない。もちろん、彼らがどんな人かを知ろうとも思わないが、結局リーダーについていけ式の羊のような人たちだよ」と彼は答えた。エディーは彼のその面白い答えに感動し、彼の彼女に対する無関心さに何かかきたてられる思いがした。ピクニックが終わったとき、彼女は「この荒野の中のダイヤモンド」のような人物を磨きあげてやろうと思い夢中になった。

彼女は彼をアパートに招待し夕食を御馳走し、彼が裕福な未亡人のひとり息子であり、孤独な子ども時代を過したことを彼からきき出すことに成功した。彼にもっとよい仕事を求めるようにすすめたが、それに対して彼はあくまでも反対した。そこで彼女は自分がその問題を解決しましょうと答えた。そして彼女がみつけてきた仕事に対して、車がないからといって彼が拒否したので、彼女は彼に車を買いあたえた。彼女の女友だちがあまりよく知らない男性をアパートへ招待するのは心配じゃないかと忠告しても、エディーはそれをあざけり笑った。そして「ヴィンセントは完全な紳士よ」と宣言した。彼も少しも危機をもたらさなかった。

このようにしてエディーはいろいろな問題を解決し、ついにヴィンセントと結婚した。彼女は彼に職業の準備をさせ、彼は足の専門医になる決意をした。彼が開業すると同時にエディーは自分の仕事を退職した。しかし医者の方の業績はあがらず、彼は「僕が医学博士をとっていないからだとどの医者も批判的だよ」と不平をいった。患者を待っている間に彼は飛行機の操縦を習おうと決心した。「航空術は今までよりずっと発達しており、貨物輸送で運ぶすべてのものを飛行機で輸送しているんだ」と彼はいった。

彼がパイロットの訓練をうけにいっている間エディーは働きに出た。それは彼女にとって非常に張りのあることのように思えた。しかし彼は免許証をとったが、いろいろな法規を守るのを嫌って、「僕の年齢まで規制するんだ」と不平をいった。そこで空気や温度調節の講習をうけにいくことに決めたが、結局その方の職業にもつかなかった。そして「それには資本が必要なんだ。大きな会社は無力な野郎に何の機会もあたえてくれないんだ」といった。

この時点で、それまでずっと彼の勉学の援助をするために懸命に働いてきたエディーは、彼が自分の計画を最後までやりとおすことのできない人だということがわかった。結局自分は彼のために使われてきたんだと憤慨した。彼女は彼から離別したかったが、そうかといって、自分なしの彼を考えることもできなかった。彼は一日中家で食べたり飲んだりし、夜になると仲間に会いに近所の飲み屋へ出かけた。彼はあらゆることに無関心であり、言い訳ばかりしていた。エディーが彼の夜の外出について不平をいうと「お前はここ何年間あれこれとしゃべってばかりいて、私はもううんざりしたよ。誰がそれをいちいち気にするもんか。お前のいう一言だって誰かに少しでも役に立ったかい」と彼はいった。しかし内心彼は非常に淋しく不安であった。ときどき彼は蒸発したいと思ったが、一方ではエディーの慰めの支えが必要であり、それなしには生きられなかった。

**甘やかされた人の見解**

以上のようにおとなになっても受動的でなりゆきまかせで甘やかされて育った「過去の子ども」が支配している人の生活や問題をみれば、自分の問題がそのような親の病的な養育態度によるものかどうかを判定する手がかりになると思う。もちろんたいていわれわれは子どものころある面では甘やかされたと思うが、この人たちのようにそれが全面的ではなかった。

甘やかされ過ぎた人は人生および実行するように期待されるすべてのことに対しぐちっぽく不平がましい態度をとる。第二次世界大戦のとき、若い兵士の多くの者が「一元論主義者」だといって批難された。それは彼らが子どものころ非常に甘やかされて育ったので、兵士としてすべきすべてのことをひどく不満に思ったからである。

こういう人はあらゆることが自分のためになされることを期待するため、全く無力な自己敗北の形態の中に入りこんでいってしまう。また自分の努力を必要とすることは皆自分ではできないとか自分の能力以上のことだと考える傾向がある。以前、一生涯親の過度の寵愛をうけて育った若者が人生、彼自身のこと、彼の問題についての彼の考えを次のように書きつづった。

「私は生きつづけている一個の有機物である。私はアメリカの社会の生産物である。私はある標準的な生活をしなければならない。なぜならば社会がそうすべきだとしているからである。たとえば、私は道を歩くとき衣服を着ていなくてはならない。なぜならば社会がそうすべきだとしているからである。人生の目標は幸福である。異ったそれぞれの人によって幸福の達成の仕方あるいは接近の仕方は異っている。

個人の人生の目標はその人のための幸福である。ゆえにその人に幸福をあたえたり、幸福になってもらうように援助するものが何であるかを決めなければならない。

私の考えでは幸福は今世紀ではえられないと思う。つまり完全な幸福は今世紀ではえられないのであって、妥協的で部分的な満足がえられるだけである。

なぜ私は無気力であるのか。それは結局私には自分の目標を達成することができないということがわかっているからである。

しかし最終目標が変われば、その無気力さも緩和するかもしれない。私の目標がたとえ絶えず変わっても、それを達成できれば教育が主要な役割を果すことができるのである。しかし私には自分を教育することは不可能だと思うし、また公的な施設で学習をし、そこから指導をうけるという機構も自分を教育することを不可能にさせると思う。

この点であらゆる最終目標を達成するために進歩させるべき活動は一種の職業である。私にとってそれをすることは不可能である。

そうなれば州立病院に入るより仕方がない。これはむずかしいことではあるが不可能ではない。二ヵ月くらいなら私はそこに入っていることができる。

私は不感症である。私の生活はうつろで空虚である。私はタイプを打っていてもその実感がわかないので止めてしまう。どうしてもタイプを打たなければならない理由がない。」

以上は甘やかされ過ぎた人の典型的な人生観といえよう。本人が何か努力をしなくてはならないことはすべて「できない」というのである。しかし努力をして空虚な生活が多少なりとも満足感をおぼえる生活に変化をすれば、目標の達成は可能になるのである。

### 甘やかし過ぎの起源

問題となる他の養育態度と同様、甘やかし過ぎる親もこの方法だけが子どもに対する「真の愛情」の表現であると思っているのである。そして子どもが興味を示してそれをほしがる以前に、玩具や色々な品物やサービスを絶えず浴びせかける。

甘やかし過ぎることとは盲従することとは全く異なる。盲従型の親は子どもの要求に何でも応じてしまうのであるが、甘やかし過ぎる親は子どもが要求するずっと以前に品物やサービスを提供してしまうのである。その結果、前者の子どもは衝動的で要請的で自分の要望を追求するために活動的であるが、後者の子どもは受動的で、何事も提供されることを期待し、あまり過剰にあたえられるためにうんざりして何事にも興味を失ってしまうのである。

甘やかし過ぎる親の豊饒さのために、子どもは努力すれば満足感を味うことができるという体験をられる機会をあたえられず、また努力をしようという気持や要求しようという気持さえもとりあげられる傾向がある。そのような子どもは何事かをしはじめるとか、たゆまぬ努力をする体験を全くしないで、依存的で受動的な状態の中におかれるのである。またあまり十分に何事も提供されるので、それらのことに対してあきっぽくなり、長い間興味や努力を存続させることができなくなってしまう。そして自分が物事に対する興味を維持することができないのだから、自分自身も他人も楽しませることができない。そしておとなになってもこの依存的であきっぽく受動的な態度はつづく。自分自身を頼りにしなければならないようなあまり親しみのない環境にほうりこまれると非常に不安になり怖くなる。その場合彼は友人たちが自分に何もしてくれないということを悩み失望することが多い。そして彼はそのような友だちを「親友」でないとして帳消しにする傾向がある。

次のようなタイプの親が子どもを甘やかし過ぎる傾向がある。

1　自分自身があまり親から甘やかされて育てられなかった場合、自分の子どもにはそうさせまい、と決心する。そのような親は自分の子どもを過度に甘やかして、それによって自分の子どものころのあこがれを満たそうとする。そして最近では豪華な玩具や衣服から夏のキャンプ、オープンカー、毛皮のコート、海外旅行にいたるあらゆるものを物質的な富によって子どもに提供している親が多い。子どもは何の努力もしないでふらふらと落着かず、あきっぽくて何事にも無関心になる。そのあげく、自分の親のように苦労しないでこんなに楽ができるということがつらくなる。そして精神的に体のあちこちに苦痛を訴えて、他の人が自分の世話をしてくれることを期待するようになる。

2　金持の親は苦労しないでどんな人に対しても何でも提供できる。このような社会的階層においては、甘やかし過ぎることは容易に生活の中にとり入れられる。なぜならば苦労して満足感を味わおうという欲求がなくなってしまっているからである。

3　第三のタイプの親はなんということなく自分自身や自分の過去や結婚や子どもに関して罪業感をもち、その償いのために子どもを甘やかすのである。そのような罪業感は親の「過去の子ども」の中に内在している場合が多く、特に結婚や妊娠のある状況やセックスと関係のあることが多い。

4　もう一つのタイプは特に祖父母に多く、ただやたらとかわいがりたくて、子どもに品物やサービスを提供して、甘やかし過ぎてしまうのである。「溺愛すること」や子どもをむやみにほめることは、子どものすべての欲求を予知したり、何でもない危険から子どもを庇護し過ぎることになる。また両親間の葛藤や性的不適合のために、母親が一層子どもに関心をもつようになり、その結果子どもを過度に甘やかしたりかわいがったりするようになる。

子どもを甘やかし過ぎることは親の全く反対の欲求を満足させることになる。しかし、それは自分自身の努力によって満足をしたり、何事かをしはじめることができるような活動的な個人として子どもが成長するのを妨げることになるのである。

### 甘やかし過ぎのサイクルがおとなになってからどのように影響するか

親の甘やかし過ぎる態度は多くの異った原因から生ずるが、それを生ずるまでのサイクルは皆同じである。

子どもがほしがったり求めたりしないのに玩具、プレゼント、品物、サービス等を提供した場合、その子は受動的であきっぽい子になる。子どもが望み、苦労してそれらのものを手に入れたとき子どもがもつであろう満足感が、あらゆるものを子どもにあたえて親自身、子どもに対する深い愛情をあらわしていると思っている親の犠牲になっている。また何事も率先することを習得したいと思う子どもの欲求も犠牲になり、その代わり何事も誰かがやってくれるということを習得するようになる。

新しい玩具やプレゼントや着物には一時的に興味をもつだけで、すぐに何となく物足らなくなり、落着きがなくなる。このような子どもの興味の欠如や落着きのなさを知った親は一層甘やかして子どもの不満を満たしてやろうとする。それは一層子どもを受動的にさせ無関心にさせることになる。そして何事をも積極的に求めたいとか、どんな方面にも絶えず努力をしようと思わなくなる。そうしておいて何となく物足らず、退屈した状態のままでいる。このようなサイクルを繰返している中に、率先して物事を行なったり、絶えまなく努力をすることが子どもにとって非常に困難になってしまうのである。

甘やかし過ぎて育てられた人はおとなになってからもこの状態をもちつづける。そしてそれがたとえば食べることのようなある特殊な領域において明白な形態をとる一方、その主な特色である受動性、依存性、仕事や勉学を完遂できないこと等も含まれる。そのような人は事を率先してやる能力がほとんどない。自分で仕事をみつけることができず、不平をいいながらも他の人がみつけてくれるのに頼る。仕事はたいていうまくできず、それで満足することはほとんどなく、何かするようにたのまれると不平をいう。他人に頼るのは自分ではどんなことをしても満足にやれないからだという。退屈と孤独と不満が彼につきまとい、誰も彼を助けてくれないといって他人を責める。皆が自分の世話をしてくれることを期待する。

### 自分の心を読んでほしい

おとなに内在する「甘やかし過ぎて育てられた過去の子ども」の顕著な特徴の一つは、そのような人は他の人に自分の心を読んでもらい、自分が何を望んでいるかを知ってもらい、それをやってもらいたいということである。それが子どものころのようにしてもらえないと、まず自分自身をひどく責める。なぜならば彼は自分から積極的に何かを要求したことがないからである。このような形で期待される人は何を期待されているのか全くわからない。しかし過度に甘やかされた「過去の子ども」は自分の欲望が予知されて自動的にそれが満たされることを期待する。

そのような人の不平はこの「読心的」特徴をもっている。

「妻は私が毎朝の食事に何か変わったものをほしいということを知るべきだ。それは楽しい驚きになるのに……」

「夫は私を数週間フロリダへやってくれるべきだ。多くのよそのご主人たちはそうしているのに……」

「頭痛がしたとき、妻は私がいつも話している母のやってくれた頭のマッサージを私が望んでいることを知るべきであるのに……」

「夫は人の前で私にキスをして私をとても愛してるといってくれるべきなのに……」

「夫は食器を洗って私を娘たちと一緒に映画に行かせてくれるべきだ。私が食事後いつも疲れて、洗物をするのがきらいだということを知っているのに……」

以上のような「読心に関する不平」をもつ過度に甘やかされて育った人は事実自分は愛されていな

いと思っている。なぜならば親が自分の子どもに対する愛情表現の普通のあり方として、子どもの願望を予知しているからである。ゆえにおとなになってもこれと同じようにしてもらえないと、自分は愛されていないと思うのである。

それらの期待はほとんど満たされないので、そのような人はいつも内心不満をもって生活をしている。自分で活動できないし、受動的な興味さえ維持できないのであるから、決して長い間幸せはつづかない。努力には不快感やときには不安感を伴うために、自分から努力して何か有益な満足感を味わうこともできない。不満で退屈しながらも受動性を維持して子ども時代の過度に甘やかされた状態をつづけていく。そして何か活動するように強制されると泣きごとをいう。要するに何か危機的状況に直面したとき、その人の使うことばや口調をきくだけで、その人に内在する「過去の子ども」が過度に甘やかされて育ったかどうかを知ることができる。そういう人は間違いなく哀れっぽい怒ったような口調で話す。

過度に甘やかされて育った子どもが大きくなると、現実の要求に直面できなくなる。まず子どものころのように豊富なものがないといって他の人を責める傾向がある。また子どものころに親密な人間関係の中で育ったため、人を惹きつけ、す早く他人と親密になりやすい。しかし当然の権利として子どものころのように制限なく品物やサービスを他人がしてくれることを期待する。しかしその関係において自分が何かをしなければならないようになると、それをすることができないため、相手とうまくいかなくなることが多い。そして自分にとって最も親しい人を傷つけることになる。

## 甘やかし過ぎる領域

われわれのほとんどの者は一時期ある領域で自分自身を甘やかし過ぎている。しかしそれは必ずしも子どものころに甘やかし過ぎて育てられた結果ではない。子どものころでもおとなになってからでもよいが、何もかも喪失してしまうような状況におかれるとおとなでも自分を甘やかし過ぎることがある。また自分の子どものころのそういう状態を償うために自分の子どもを甘やかし過ぎる親もいる。

一般に自分の甘やかし過ぎる態度の原因が、ある過去の喪失によるものか、または親の甘やかし過ぎた態度によるかを判定することは可能である。なぜならば喪失は現実であり、はっきりと知ることができるからである。たとえば、子どものころ農家で育った女の子が「お古の靴」でなくて新しいのをはきたいという夢をもって大きくなった。彼女が娘になったとき、新しい靴をたくさん買おうと決心した。高校卒業後就職してから毎週新しい靴を買い、ついに二〇足にもなった。これは真の喪失状態に起因する自己の甘やかし過ぎである。

一方、おとなに内在する「甘やかし過ぎて育てられた過去の子ども」は常に何となく物足らなく感ずるが、何が欠如しているかを明確にはなかなか指摘できない。そうかといって前述の女の子のように自分自身を甘やかすためにすすんで働こうともしないで、ただ誰かが自分のために何かを提供してくれることを期待するだけである。

以上のような態度はある領域や活動にのみ現われるかもしれないが、それに加えて自分の可能性を達成したり、安定した人間関係を維持することが困難である。最もよく甘やかし過ぎる態度が現われる領域は次のようである。

**食べること**　他に原因があるかもしれないが、肥満と食べるときの「気むずかしさ」は親が子どもを甘やかし過ぎたためであることが多い。他のことではあまり甘やかさない親でも、食物で甘やかすことは愛情を示す一つの方法だと思っている。子ども食物の好き嫌いはよしとされ、御馳走のときには栄養のある食物を食べなくても許されることが多い。

食物の好き嫌いや食事の習慣はたいてい幼少期につくられるので、この点に関する過度の甘やかしはコントロールすることが困難であり、それはしばしば子どものころの家庭における親の全般的に甘やかし過ぎる態度をあらわしている。多くの場合、そのような背景をもった人は何でもすぐ自分に課せられたと思いやすくその責任を果すために人におごったり、絶えず働こうと努力をする。しかしそのような努力は喪失感を生じさせ、結局自分を過度に甘やかしてしまうことになる。

そのような人は自分の責任が他の人が陽気に負うている責任と違うものでもなければ、それより重いものでもないということを認めないかぎり、常に喪失感を味わいその結果限りなく自分を甘やかすことになる。多くの場合、子どものころに過度に甘やかされた人は軍隊のような組織的な状況において、自分の喪失感を洞察することができるようになり、自尊心のために自分に割り当てられた仕事をしなくてはならないことを理解することができるようになる。

**飲酒**　アルコール中毒は自分自身を絶えず甘やかし過ぎている一つのあらわれでありうる、もちろん外にも複雑にかかわりあっている原因があるかもしれないが、とにかく子どものころ甘やかし過ぎて育てられた人が自分の退屈さや孤独をまぎらすために飲酒をすることが多い。そして飲酒によってのみ生きがいを感ずるようになる。しかしその効果は一時的なものであって、結局アルコール中毒は落着かない退屈さを一時的にまぎらわすために高い料金を強請することになる。

**浪費**　甘やかし過ぎて育てられた「過去の子ども」を内在するおとなはたいていぜいたくで現実的に金銭を取り扱うことができない。新しいものに対する興味はすぐに消失し、退屈で面白くなくなる。そして親がしてくれたように新しい購買に対する不満感を静めようとしてみる。しかし根気よく働く能力がひどく欠けているため、当然もうけは少ない。そこで資金を他人に頼らねばならなくなることが多い。そして彼の非現実的な浪費をきりつめるようにいわれると、その人に対してつらくあたる。性格的に彼は長期的なみとおしをたてて貯金をして物を買うというより、絶えず存在する不満を満たすために目新しいものを買って金を使い果たしてしまう方である。

**衣服**　他の点では自分自身をあまり甘やかさない女性でも衣服に関してはそうはいかない場合が多い。「女はあまりたくさんの衣服をもちえない」という一般的な文化的態度が女性の特性としての甘やかし過ぎる態度を支持している傾向がある。衣服の装飾品や宝石はこの一般的な態度を培うために創られている。ファッション産業は女性に自分の服が今年の流行おくれであることによって、喪失感を味わわせ、その服を着たいという欲求を起こさせるとともに、それへの女性の甘えを頼りにしている。

**車**　運輸関係の調査によれば、ひとりの車の所有者の年間走行距離は平均して約一万マイルである。車の技術家によれば、そのくらいの走行には二〇〇馬力もある豪華な車はいらないということである。たぶん車はアメリカ人の生活の中で甘やかし過ぎの態度を最も如実にあらわしているものの一つであり、最近小型の外国の家族向きの車が出現して問題視されはじめている。しかしこれには非常に多くの複雑な要因がからんでいるので、子どものころに甘やかし過ぎて育てられたことがこの問題に主要な影響をあたえていても、そうであると決断するのは個人的なレベル以外では困難である。

**甘やかし過ぎがセックスや結婚にあたえる影響**　子どものころ甘やかし過ぎて育てられた場合、他人が何でもよろこんで自分に提供してくれて、そのあふれるような愛情や贈物やサービスを保留するために何もする必要がないという受動的な期待を個人の中につくってしまうということは理解されたと思う。このような態度がおとなになっても続いた場合、結婚生活や性的関係において精神的な苦悩や孤独感や不幸感をもたらすことが多い。しかし一方では何の影響もない場合もある。

たとえば、子どものころに甘やかし過ぎて育てられたある男性は、彼の女友だちにいわせると「一晩のつき合い以上のものを彼に期待した瞬間逃げてしまう。」彼は愛をひどく求めてはいるが、女の子にデートを申し込むだけでそれ以上の交際を自分からすすんではやっていけない。だから女の子が彼に電話をかけ、ふたりで行く場所も準備しなくてはならない。性関係において彼女がリードをすれば、彼はそれをよろこびはするが、その後逃げてしまう。そして「女の子は皆こうすることを愛だと呼びたがるが、僕はほとんど彼女たちを知らない」とぶつぶついう。しかし彼は誰も自分を愛してくれないといってひどく不平をいい、誰かが彼を愛そうとすると、その人は彼に何も期待できないのである。

親密さと相互にかかわりあいのある感情的な特質をもつ結婚生活や性関係は以上のような人およびその配偶者にとって非常に困ったそして苦しい問題をもたらすことが多い。恋愛関係においては、おとなに内在する過度に甘やかされた「過去の子ども」は、親からうけたと同様の無制限な愛情や品物やサービスを相手からもらえるものと思っている。そして結局このような関係において彼は相手が自分の心を予測して、自分が何をほしがっているかを知り、それを食事から肉体的な快楽にいたるまで彼に提供してくれることを期待する。

そして子どものころと同様、相手に何かしてあげようという気持にはならない。そのようなことは子どものころ彼に期待されなかったので、自分の相手が関心や愛情を自分に求めているということは量的にも質的にも気がつかない。そして自分の相手が自分の期待どおりにやってくれないと、失望していらいらし、落着きがなくなり欲求不満になる。過度に甘やかされた「過去の子ども」に支配されているおとなは、相手が自分に愛情、好きな食物、金銭、その他のあらゆる快楽や性的な満足感等を提供してくれないと不平だらけになる。

自分の相手が失望しているという事実は「自分に関係がない」として退ぞけ、それは自分ではどうしようもないことだと主張さえするであろう。そして相手が自分たちの関係には彼もかかわりあいがあり、それを維持するための責任が彼にもあることを主張すると、彼は相手にうんざりして嫌いになり、そのための努力から逃れる手段を求める。

結局相手は自分が自分の分担以上の責任をもたされていることに気づき、だまされていたとか、こき使われていたことがわかり、彼との関係を断ち切りたいと思う。しかし彼があまりにも自分にべったりと頼り切っているので、その関係を終結させることに対して強い罪業感をもつためそれができない。そしてふたり共疲れ果てて不幸な状態になってしまうことが多い。それから何年もこの関係がつづき、相互に隷属し合って愛情も満足もない生活を過ごす。

しかし関係が終結する場合もある。つまり率先して物事のできる「提供者」が関係を断ち切る決意をするかもしれない。しかしそれより甘やかし過ぎて育てられた人が相手の不十分な提供に失望し、相手の自分に対する期待におびえて、本当に自分を愛してくれる（提供してくれる）新しい相手を求めるようになることが多い。このまぼろしの相手は行きずりの性的関係やちょっとした付き合いで求められる。しかし過度に甘やかされた人は率先して事をすることがほとんどできないので、結局相手を求めるにしても受動的であることは最初からはっきりしている。

「ハネムーンは終わった」とはおとなになって甘やかされなくなったことやおとなとしての責任をとることになったことを嘆いていう表現である。この表現が広く使われるということは、われわれが皆子どものころは甘やかし過ぎて育てられたということであろうか。その答えは「ノー」であるが、ほとんどの結婚生活や性的関係においては甘えを求める傾向がある。一般的にこの領域には愛情が関与しているので、子どものころと同様、これこそ甘やかし過ぎて育てられた「過去の子ども」の役割が次の点に注意を払うことによる一次的な甘やかしと明確に区別されうる領域である。

**率先することができない**　子どものころに甘やかし過ぎて育てられたことがすべての受動性の原因とは限らないのであって、その他疲労や恐怖や偏見等のいろいろな原因によって生ずるときもある。しかし、それは特に愛情をあたえることや性的関係のような状況において、感情的に率先する能力に大きな影響をあたえる。その結果子どものころ過度に甘やかされたおとなは他の人に頼らざるをえないようになり、その人が自分に関心を示してくれて、率先せねばならぬ状況下における自分の欲求をよく知ってくれて、愛情をあたえてくれることを期待する。

彼は全般的に他動的な態度を示している中に、人がこの点で自分のためによろこんで率先してやってくれるように人にうまくもちかけるいろいろな方法を身につけるようになる。つまり彼は人の同情をえたり、自分の約束不履行は他人のせいだと説明をする上での芸術家になる。しかし彼の全面的な依存性やはっきりしない態度や他人に対する無関心さが彼の好きな人を自分から離れさせてしまうことが多い。彼がその人の提案に反応しないので、彼は自分に興味がないのだとその人に思わせるからである。その上甘やかされ過ぎた人は思うようになればなるほど、いっそう他動的になる。

子どものころあまり甘やかされると、常に他人が自分にすすんで目をかけてくれて、その返礼は何もしなくてもよいという他動的な期待をもつようになる。あなたに内在する「過去の子ども」が過度に甘やかされて育ったかどうかを判定するためには、感情面および性的な面で率先することができるかどうか、常に相手が率先してやってくれるはずだという期待を絶えずもっているかどうかによってわかる場合が多い。もし以上の点で相手に依存していて、自分にある責任を課せられるのをとてもわずらわしく思うならば、あなたは子どものころ甘やかし過ぎて育てられた可能性が強いことになる。

**依存性**　相互依存は最も安定した結婚の特色である。しかし子どものころ過度に甘やかされて育った人は自分以外の人に責任を感じないし、他の人に配慮する必要性も認めないし、そうすべきだと期待されることは好まない。それと同時に彼は他人に率直に心をひらいて頼り、要請する。また何事が起こった場合でも相手を批難し、自分自身についてもまた相手との関係を維持することについても責任をとろうとしない。そのような人はデートの約束をしてもそれが守れない。なぜならばデートの約束の時間がきても、そのとき同じ職場の友人たちと一緒に食事をしていると、そこから抜け出せないからである。それは彼のように甘やかされて育った人は愛情や温かさや是認に飢えているので、それがえられる機会を逃すことができないからである。彼の欲求があまりにも極端なので、ある意味で彼は偶然知り合った温かい人と結婚した相手との区別ができなくなる。つまり、配偶者が彼に自分が彼を愛すると同様に自分を愛してほしいといったり、彼に何か責任を課したりしたならば、彼は配偶者より彼に笑い以外の何ものをも期待しない行きずりの友人の方を好ましく思うのである。そんなふうにふるまっておきながらも、彼は配偶者にべったりと頼り、「君がいなくては」と強く思わせるようにしむける。「でも彼はとても私を必要としているので、私が彼から離れたら、彼は無茶苦茶になってしまうわ」とは、多くの女性が夫のひどい行為を説明した後で最後にいうことばである。過度に甘やかされた人は他人をうまくあしらって、自分に対して気の毒がったり罪業感を感じたりさせることの名人になることが多い。これはどのバーでもみかけられる「ただ飲みする人」の技術である。今あなたが正直に自分自身を反省してみるならば、自分自身に対する態度が自分にある責任をもたせているかどうか、配偶者の欲求や満足に対して配慮をしているかどうかを知ることによって自分の依存の程度を知ることができる。しかし依存性そのものは必ずしも甘やかし過ぎの結果ではない。

**放浪**　甘やかし過ぎて育てられた人は自分から生活の指針をたてることができないために、対人関係において行きあたりばったりの傾向がある。そしてこのような関係に対して全く責任を感ぜず、ある意味でそんなことはどうでもよいというふうである。そして自分が絶えず不幸で退屈で不満であるのは自分自身を甘やかし過ぎるからだということを認めないで、多くの人と浅い関係をもちつづけていくのである。

そのような人は「自分はただ調子を合わせているだけだ」とよくいう。過度に甘やかされて育った男性は自分の男性性に対してひどい葛藤をもち、一生独身で過ごそうと決心することが多い。また男女共このような人は有意義な対人関係を維持することが非常に困難である。

その結果、そのような人は性的関係を行きずりの情事にとどめ、親密な関係をもつことを諦めてしまう。そして彼を深く愛そうとする人の期待にうんざりして、ただ他人の生活をみつめながら淋しく空虚に放浪するのである。しかし中には状況いかんによって、本質的に彼に何の意義もないような社会的活動をする者もいる。そういう人たちは、自分たちに内在する過度に甘やかされた「過去の子ども」が自分たちの生活にどんな影響をあたえているかを決して認めることができないであろう。たとえば次に紹介するシルヴィアはその例である。

**シルヴィアと三人の夫**　小柄ではあるがとても美しいシルヴィアは三度も結婚をした。彼女からうける第一印象は他のどんな人にもみられないほど繊細で弱々しくてまるで人形のようであった。彼女の黒い瞳と毛髪、少し分厚くて突出ている唇は顔つきを不快でもやもやしたものにしているのに、それが過去において高校や大学の男子学生、事業家、ブローカー、セールスマン、俳優たちをして贅沢な贈物をもって彼女の後をおっかけさせたのである。

シルヴィアは常にすべてのことが彼女のためになされるように期待していた。彼女の最初の夫は自分の職業と苦闘していたので、彼女の同情的理解と支持を期待したが、彼女はそれをあたえることができなかった。彼女の両親は彼女の夫がまだ立派な事業家でないことと自分たちの「誇りと喜こび」であるシルヴィアを失うために、彼女の結婚に反対し、最初の二回の結婚を巧みにぶちこわした。両親はシルヴィアの過度に甘えた態度を彼女の「権利」として応援した。しかし後になって母親はシルヴィアが親に依存しつづけていたならば幸せには決してなれないことに気づいた。その結果、彼女の二回目の結婚は最初の結婚より長くつづいた。しかし結局二度目の夫は妻をほめ、彼女の義務と努力を免除し、彼女を感情的に満足させ、彼女を幸せにさせるようにと両親からくどくいわれるのにうんざりしてしまったのである。彼女は自分の夫の幸せについては考えたこともなく、ただ人は彼女を幸せにするために存在しているものと思っていた。

「何においても最上級のもの」にならされているシルヴィアはぜいたくであった。この点で彼女の最初の二回の結婚は失敗に終わった。今では年老いた両親はこの点およびシルヴィアのことを心配し、直接口には出さないが父の仕事上の仲間を彼女の三度目の夫にしようといろいろ工夫をして結婚させた。この結婚であれば彼女の経済面および自分自身に対する甘え過ぎの態度を満足させうると思ったからである。しかし夫は彼女が絶えずぐずぐず不平をいうのにうんざりした。家庭内では彼は全く無力なのである。

彼女の子どものころの状態は現在とあまり変わらなかった。裕福な両親はシルヴィアと妹に何でもあたえた。しかし妹はシルヴィアのように美しくなかったので、両親はあまり熱を入れて関心を示さなかったし、男の子も全く魅力を感じなかったので、いつもひとりぼっちで退屈な生活をしていた。学校では大学の高学年になるまで、シルヴィアは勉強は好きでなく、事実その仕方もわからず、宿題をするために本をもってくることから他のすべてのことまで両親や男友だちにしてもらっていた。そんなわけで大学を無事に卒業することさえむずかしく、試験のときにはずうずうしくも彼女に夢中になっている男友だちの答案を写したりした。とにかく彼女は社交を楽しむ以外に大学へ行きたくなかったといっている。

彼女は自分が小柄なのをよいことにしてどんなときにも男性に戸を開けさせた。また実際より弱々しくみせかけて、指一本あげることもしようとしなかった。彼女の好きな活動はダンスだけであり、そのときは男性に夢心地でよりかかっておどるのである。しかし中でもとりわけ好きなことは、ダンス場の片隅のテーブルに腰かけて、人から給仕されたり賞賛されたり、感謝されたりして、自分の美しさに対する他人の反応をみていることである。彼女の美しい顔は優雅ではあるが、忘れることのできないようなふくれ面をするので、彼女の愛情を克ちえようとする男性は特に彼女のところへいそいそでとんでいくことになる。

彼女の結婚が三回とも不幸であったのは、主に夫が彼女を甘やかしたからである。彼女の現在の夫は自分が彼女のとりこになっていることを強く感ずるようになった。彼が自分たちの住居を他の町へ移そうとシルヴィアに話したが、「私の友だちが皆ここにいるのだから」といってそんなことはばかげたことだとして無視した。彼はまた自分たちの夫婦関係の全責任を負わされていることにうんざりしていた。最初彼はシルヴィアが二度も結婚に失敗している話をきいて、その夫たちが賤しい強引な獣のような男だと思っていたが、今では「やっとなぜ彼らが地獄から抜け出したかがわかった」といっている。

シルヴィアは夫に「私のように自分の思うようにして、ゆったりと楽しみなさいよ」と夫を力づけていうのであるが、しかし彼は自分自身のために努力をせざるをえない。彼は「男やもめ」としての役割に自己満足をしていてもやはりいずれ出て行くことになるであろう。シルヴィアにはそのことがよくわかってはいるが、「ケンと彼の不平は私をうんざりさせる」という。彼女が一番気になることは自分の美しさが失われていくことであり、ときどき彼女は「私に何もかもを絶対にさせ、私がそれをしないときは私をぶってくれるような男性」に出会うことを望むことがある。非常に甘やかされて退屈していた子どものころも彼女は同じようなことを望んだことがよくあった。しかしそのときも今も誰もそうしてくれそうにない。現在の彼女の生活は無意味な社交で満たされていて、自分の美しさに対する他人の反応を自己愛的にみつめていることが彼女を最も満足させているのである。しかし一方では自分をぶってでも自分に生きがいある生活をさせてくれる人との出会いを望んでいる。結局彼女はまだ自分の満足のために自分自身の努力より他人の力に頼っているのである。

あまりにも勝手気ままな態度は子どものころ親によって形成されたものであるということが理解できないと、シルヴィアのような人にあまり同情することはむずかしい。その人自身には何の責任もない。しかしそういう人は他人にべったりでありながらも、常に不平不満がいっぱいで、自分自身およびその他動性を嫌悪することが多い。

## 甘やかされ過ぎた「過去の子ども」を変える

そういう人が自分自身に対する昔のままのあまりにも勝手な態度をいまなおつづけているということに気づくようになると、あるむずかしい不安な葛藤に直面することになる。そして役に立たぬ自己批判や自己不満をもとうとする衝動に負けてはいけないが、甘やかされ過ぎた「過去の子ども」がさらにわがままなことを要求するのを丁重にうけとめることを習得するようにならなければいけない。

そのとき、親切ではあるがしっかりとしていて真に助けとなってくれる親の役割をもって、自分のわがままで他人に頼る傾向にきびしい制限を課すべきである。また対人関係に対して積極的に参加するために闘うべきである。

忍耐強くたゆまず、ちょうど赤ん坊に歩行を教えるのと同じように、無情な自己批判や自己卑下をしないですすんでいけば、昔の他動的、依存的な役割の中での満足でなくて、それよりも深い満足を見出し始めることができるようになる。

もちろん自分自身に対してこの新しい親の態度を適用するためには、かなりはげしい闘争を覚悟せねばならない。そのためには過去における他動的、依存的役割の中でもった「身近で親しい安定感」を失うことになり、過去においては常にいやでたまらなかった責任をとり、努力をしなければならない。そしてこの精神的闘争によって決してすぐに報酬があるものではないということを知らねばならない。はじめての満足感を味わうにはかなり長い時間を必要とするであろう。しかしいつもだっこされていた赤ちゃんが歩けるようになるのと同様、それだってできるはずである。

# 第14章　心気症的な親

## いつも健康のことが気になる場合

**あなたの疑いへの指針**　もしあなたが気分がすぐれなかったり、すぐ疲れて医者がどこも悪くないといっても、絶えず医者にかかったり、自分の身体に関する感覚や機能を疾患と関係づけたりして、活動に参加できないような場合、あなたに内在する「過去の子ども」が親の心気症的態度、すなわち苦痛や疾患をもっているから何もできないという先入観に影響をうけていると強く疑ってみるべきである。

アメリカ人が特許権をもつ薬やビタミン剤や緩下剤に毎年費す何百万ドルの大部分は、親の「細菌」や病気に対する恐怖をもちつづけている「過去の子ども」のために支払われている。しかしこの金銭的な問題は、外見は元気にみえても病弱で疲労しやすいため人生を楽しめない何千人ものあわれな無能力者に比べれば何でもない。

そのような病気と自己診断をともなった先入観は本当の病気の原因にさえなりうる。たとえばデンマークの医学雑誌によれば、デンマークにおける丸薬、鎮静剤、精神安定剤、頭痛薬やその他の薬の消費が非常に増えたため、入院を必要とする心臓疾患が第二位になったと報じている。*

* *The New York Times*, January 27, 1962.

自分の病気が本物であるか心気症的なものであるかを決めるためには、まず第一に医者に気になる病状について特別念を入れて調べてもらうことである。こうすれば自分の病気が客観的に評価されうるという基礎をつくることができる。

## 心気症の自分を知ること

あなたが心気症的傾向をもっているならば、たぶんもう数回も医者の診断をうけにいって、病因はないといわれているであろう。そして検査が精密でないといってその診断を信じないかもしれない。時間のかかるテストや投薬や手術までも要請するのは病気の原因がみつからない患者によくみられることである。メイヨー・クリニックのファウセット博士（R.L. Faucett）は「医師がしばしば患者の願望や要求の強要に応じてしまうことは困ったことである」と指摘している。*こうすることは、医師に自分が「よい」医師であることに対する不安と全く不可思議であいまいな症状の原因を見出せないための欲求不満をもたせることになる。

## 自分自身の取り扱い方

自分の感じ方は、自分自身の取り扱い方、すなわち親として自分自身に対する態度を知るための根本的なきめ手である。子どものころに心気症的な親によって心配と不安で満ちた「病室」のような雰囲気の中で育てられた場合、その人は自分のちょっとした痛みを大げさにみたてることから逃れえないであろう。そのような人は頭痛がする、胃がごろごろ鳴る、今朝は便通がない、手が冷たい、足が痛い、背中がだるい、眼がおかしい、ひざがつっぱる、神経がいらいらするなどといつもこぼしている。そしてそれらの症状をほとんど病気だと思っている。

そのような人は自分が病気か病気になりかかっていると信じているのであるから、自分を非常にやさしく親切に取り扱う。そして全身の正常な機能に気を配り、ちょっとした不調を大げさにみたて、病気や慢性の疲労を強壮剤や錠剤で防備している。子どものとき心気症的態度で取り扱われた人がおとなになった場合、親と同様の心配と不安な態度で自分を取り扱うことになる。その結果そのような人は自分は何もできないと思いこみ、他の人が生きがいを感ずる多くの活動、すなわち仕事、セックス、娯楽等を中途半端で切り捨てることが多い。

**心気症の取りのぞき方**　われわれは寒気や頭痛や筋肉痛がしたり、疲れ果てたりしたとき、誰でも気分が悪く体の調子がよくないと思うものである。しかしほとんどの人はそのまま生活をつづけているが、子どものころ心気症的に育てられた人は痛みを誇張してすっかりそれにまいってしまい、生活上の活動から強いて逃れてしまう。

子どものころ心気症的態度で育てられた人が病気や健康をあまり気にしないで育てられた人から全く切り離されるのは、ちょっとした痛みを活動不能の原因としてうけとめることにある。そして健康に対する不安はその中に慢性の心気症の重要な要素となる。なぜならば、実際の病気あるいは機能不調がとりのぞかれると、次にそのような人は健康な人として働ける能力について心配するようになるからである。すなわち、子どものころ全くしたことのない自分に対する責任をとらねばならないため、彼は心細くやりきれなくなる。そこで前の症状が全く病気でないということが判明するのとほとんど同時に、他の新しい症状を訴えるようになることが多い。つまり彼は子どものころの家庭の雰囲気から、常に自分が病気であることが期待されているということを習得してしまったのである。だから病気でぐずぐずしていることの方が正常な活動に参加することよりずっと楽なことになってしまい、健康であることがおそろしくなってしまうのである。

もしあなたが自分自身病気であった方がいいと思ったり、社会的活動や仕事ができないような苦痛や症状をわざわざ探すようである場合、あなたの「過去の子ども」が心気症的影響をうけていることの明白な証拠である。

心気症的な人はたいてい自分の痛みが大げさなものであることを知っており、自分が薬を飲むことや働けないことをはずかしく思っている。われわれは皆薬剤常用の心気症患者の不安や不平を皮肉って表現している漫画やテレビをみるが、彼らの不安や不平には何の客観的な根拠はないにしても、彼らにとっては大げさな痛みは本物であり苦痛なのであるということを見逃していることがよくある。彼らは自分の親の態度にその原因があることおよびその態度をもちつづけているというメカニズムを理解しない限り、それから逃れることも、それと闘うことも容易にできないであろう。そして結局その態度に埋没して、自分をかばうことになってしまう。

彼らの苦痛が彼らにとっては本物であるため、それが心気症的なものであることやそのメカニズムに気がつかない人が比較的多い。その場合、自分ができないことの数やそれを病気のせいにする頻度をノートにとってみることによって、はじめて親の態度の自分の生活への全影響を知ることができる。ある女性はその点について次のように述べている。

「ある日私は自分がその日朝起きてから夫や近所の人やおばや子どもにいった不平を夜になって皆紙に書き、それに『その日の不平』という題をつけました。そしてそれを話した相手とその内容に分類しました。それをみて自分が非常に実際より誇張していることを知りました。郵便屋さんにまで眼が悪いことを話しているのです。もし私のいった不平が皆病気であるなら、私は入院しなくてはいけませんわね。でも誰かが私に『ジェラルディン、病院へ連れていってあげるわ』といったとき、私はおどろいて、それをことわりました。そんなにひどい病気じゃなかったんです。」

ではなぜ健康な多くの人が「健康がすぐれない」「何となく痛い」「憂うつだ」などといつもぶつ

ぶつ不平をいうのであろうか。たいていの場合、ただ子どものころの家庭の雰囲気の反映であり、過去の親しみのある感情を表現して安心感をもって自分を慰めるためのものである。ときには本当に病気がちであったため、皆から大事にされたので、不平をいえば皆から同情され甘やかされると思っている場合もある。しかしこのようにしてえられた満足感は自分自身の努力によってえられるものに比べると非常にわずかなものである。

あなたが自分の苦痛を誇張し過ぎると思うならば、次の二つの生活面を検討してみる必要がある。

**子どものころの生活**　あなたの両親は病気に対してどんな態度をとったか。彼らは健康であることをよろこんだか。健康がすぐれないことに不平をいったか。寒いときや雨降りの日に他の友人の親と比べて特別あなたにいろいろ注意をしたか。あなたは病気だからといってよく学校を休ませられたか。「細菌」についてどんな話をしたり、その予防のためにどんな方法をとったか。あなたは健康に関する親の心配を利用して雑用や宿題や社会的な義務をさぼったことがあるか。医師はたいてい病気との闘争でいろいろな先入観をもっているはずであるが、その子どもは必ずしも心気症ではない。さて現在おとなとしてあなたは両親の自分自身およびあなたの健康に対する心配が大げさなものであったと思いますか。

**現在の生活**　あなたは現在器官上に何の原因もない痛みで悩まされているか。いつも健康のことが気になるか。何かの約束をするとき、たいていの場合「もし私の健康状態がよかったならば」という条件をつけるか。よく知っている人が病気だと知ったとき、自分もその病気にかかるのではないかと心配するか。「体が弱い」ためにしたいこともできないか。いつも不平をこぼしているか。規則的に特許権のある薬を飲んでいるか。医薬箱にはあらゆる病気のための薬が入っているか。ある疾患についての記事を読んだり、テレビで何か病気についてのショーをみたりしたとき、それらの病気に自分がかかっているような気がするか。民間で流行している治療で自分自身を治療するか。

以上の子どものころについての質問に対する答えから、あなたの両親が健康に対して非常に気を配り、絶えず病気にかかるのを心配していたことがわかった場合、おそらくその心気症的な態度をあなたは今でももちつづけているであろう。そしてそのことは現在の生活に関する質問に対するあなたの答えでもってはっきりと立証されるであろう。

* R.L. Faucett, *Minnesota Medicine*, 41:691, 1958.

**有名な家族の心気症**

知能も社会的地位も経済的な安定性も心気症を防ぐことができないし、それを軽減することもできない。事実、人生のこのような面が不安を解消すると、かえって病気に対する不安が誇張されるようになるかもしれない。全般的に人生は葛藤と問題から成りたっているものである。経済的また社会的地位が安定すると、葛藤や問題は健康に集中するようになり、それにかなりの関心をもつようになることが多い。

このことはチャールズ・ダーウィンの家族の歴史にはっきりと記録されている。すなわち、親の心気症がある家族の世代から世代へとどのように伝えられるかを明示している。進化のすばらしい研究で一九世紀における著名な科学者のひとりとなったダーウィンはひどい心気症であった。彼は元気なときでさえ、風邪をひかないためにショールをいつも肩にかけていた。彼には一〇人の子どもがあり、その中の七人がおとなになるまで生きていた。五人の息子の中の三人は立派な経歴をもち、四人目の息子は先導的な遺伝学者でイギリス地理学協会の会長になった。しかし七人の中ふたりのみは心気症からまぬがれたが、残りの者はほとんどが皆死ぬ前にダーウィン家のシンボルであるショールをかけていた。この心気症の遺伝については、イギリスの医学雑誌『ランセット』*にダグラス・ハブル博士（Douglas Hubble）が連続して記事を掲載している。日記、手紙、自叙伝、家族の伝記等から、博士はこの病的な態度の遺伝についてはっきりとした事実を提供している。

チャールズ・ダーウィンは著名なシュルスベリーの医師ロバート・ダーウィンの息子である。父親は権威主義の人で、その自信に満ちた態度が当時まだ初歩的段階にあった科学としての医学の世界で息子を裕福な開業医にさせたのである。父親は親切ではあったが、自分の見解に対するいかなる反論も許さなかった。そして何時間も話すことを好んだが、その間誰もそれに対して返答をする必要がなかった。チャールズは五人目の子どもで、彼が九歳になったばかりのとき母親が死んだので、彼の教育は一切姉が面倒をみており、彼は姉の部屋の外で「今度は何といって叱られるかなあ」と自問しながら立っていたものであると書いている。

父親は温和ではあるが高圧的な態度で息子たちを医師にさせようと決心し、チャールズとエラスムスをエジンバラの医学校へやった。しかしふたり共医師になることを望んではいなかった。当時まだ病気について科学的にほとんど知られておらず、いろいろな徴候についてたえず検査がされていたときであるから、チャールズたちが非常に病気に対して気がつかわれた雰囲気で育てられたことは十分に想像できる。ひとりのいとこがダーウィン家を訪問したときの緊張した雰囲気について次のように書いている。「私たちは一時半に食事をし、その後で着換えをしてから約三時間暗くなって潮が満ちてくるのを待ちながら坐っていた。それはむしろ肩のこったひどい夜だった。」（ここで「潮」とは父のダーウィン博士のことであって、たぶん彼が人生や死や患者や病気についてひとりしゃべりを長時間したのであろう。）

母親の死は疑いもなく子どもたちにやるせない不安な気持をもたせたにちがいない。チャールズもエラスムスも医学校を忠実に卒業し、開業の資格はとれたものの、ふたりともそうしなかった。ハブル博士によれば、「ふたり共父親がふたりにあてがおうとしていた不屈な努力を〝ちゅうちょ〟した」。そしてエラスムスは卒業後静かな独身生活に引退し、チャールズは、「子どものころから身体が弱いとされており、その結果精力的ではなかった」。しかし七二歳まで生きたのであるからそれほど弱くはなかったのであろう。

チャールズは卒業後生活に困ることはなく、彼の好奇心と思索をする心は地質学や自然の研究に興味を示し、いろいろな種の起源や進化の問題の研究へとすすんでいった。こうして有名なビーグル号による航海をすることになった。彼は自叙伝の中でビーグル号の出帆を待っているときの心のときめきについて書いている。航海は全くおそろしいみじめなものであったが、彼は別におどろくような徴候を示さなかった。医者にいえば二度と航海することができないので、それを秘密にしていたのである。このようにして彼は恐怖心をもちながらも強いて航海にでかけたが、それが有名な種の起源に関する研究の基礎的観察をする機会を提供することになったのである。

彼は航海に成功して後、どうにか自信をえて遠い従妹にあたるエマ・エッジウッズと結婚した。彼女の実家は中流でも上の方の家柄で、エッジウッズ陶磁器でもってしっかりと富を築きあげた家であった。そこでチャールズは幸福感に満ちて航海で収集したいろいろな標本の研究に打ちこんだ。

しかし妻が妊娠すると、彼も病気になった。不眠症と胃痛と寒気を訴え、二年間床についたのでその間研究をつづけることができなかった。彼はあらゆることに疲れ果てていた。エマは彼の痛みや苦痛に心から同情して仕えた。彼の病のため、夫婦はすべての社交活動をやめた。ハブル博士は「このような新婚生活のあり方が結局一生つづいた。……つまり彼は社交的な活動が全くできず、彼女は彼の完全な看護婦になった」と述べている。

父親はチャールズが田舎でしばらく静養すれば回復すると確信し、その忠告によってすぐチャールズ夫妻は田舎のダウン荘へ引越した。その別荘はダーウィン家とエッジウッズ家よりの経済的支援によって全く友人や訪問者から隔離され、チャールズの心を占めている二つの事柄、すなわち研究と健康を思うままにできるようになっていた。この静かな雰囲気の中で彼は妻に慰められ、子どもたちと楽しく過しながら、徐々に体力を回復した。毎日小さい研究室の中で読書をしたり、分類をしたり、思索にふけったりした。そしてとても気分のよいときは庭を散歩することもできるようになった。

しかし彼はショールをほとんど肩からはずしたことはなく、彼の健康のことが家庭の中心になっていた。元気そうにみえても絶えず夜眠れないとか胃の調子がおかしいとか気分がすぐれず疲れた等と不平をいっていた。彼は一度もロンドンの科学者の集りに出かけようとしなかったし、誰をも訪問しなかった。彼の友人たちは彼が絶えず不眠で苦しんでいることをきいても、彼の元気そうな外見から彼が健康であることを信じて、彼のケースは心気症であると診断をした。「誰もが私を全く健康にみえるといい、私がうそをついていると思っている」と彼は書いている。

このような彼に対して妻は決して不平をいわなかった。彼女は何度も妊娠し、だんだん増えてくる家事労働をかかえながらも、夫の「弱い健康」に対して常に同情的であった。後にダーウィン家のひとりと結婚したアメリカ婦人のラバラット夫人はその家族の伝記『平和な時』の中で、「家族の者が健康を害したときは本当に彼女がお気の毒でたまりませんでした」と書いている。またその状態についてハブル博士は、「完全な看護婦が完全な病人と結婚をした」と表現している。

夜眠れないとき、ダーウィンは科学的な思索にふけり、自分の理論を体系化し、それを朝研究室で行なった観察と比較して調べてみたりした。彼は読書をしたり論文を書いたりはしたが、科学者の集りでの活発な討議には疲労とすぐれない気分のため参加しなかった。** 科学者の友人たちは彼に会いにきたが、彼からは誰も訪問する元気がなかった。しかし彼はついに研究をまとめて不滅の仕事を出版したのであるが、それもある友人からすすめられ、他の科学者がよく似た考えを出版しようとしているということをきかされたからである。他の人たちから離れていたため、彼は世間のことにうとくなっており、自分の考えが矛盾していることに気づかなかった。そこで彼の研究が攻撃されても、それを防衛しようとせず、それを友人トーマス・ハックスレイたちにまかせた。ハックスレイはダーウィンのためにその反論者たちとはげしく口論した。

父親としてのダーウィンは子どもをとてもかわいがり、甘やかした。彼が子どもに無愛想に話したときは、その晩そのことが気になって眠られなかった。あるとき彼は長男を叱った後その許しを乞うて長男をおどろかせたりした。非常に同情心の強いもの静かで実践的な妻に対しては、彼は過度の愛情をもつと同時にそのように愛されたいと望んだ。とにかく彼はあらゆる点で溺愛的なセンチメンタルな父親であった。

ダーウィンの健康に対するたえまない不平やすき間風と細菌に対する恐怖は子どもたちにもうつってしまった。あるとき、ひとりの子どもが病気になったとき、ダーウィンが手を握りしめて心配する姿の方が病気そのものより耐え難く、子どもは彼に病室の外へ出て行ってくれと頼んだくらいである。

子どもの中ふたりだけが心気症的恐怖から逃れえた。長女のアニーが一〇歳で死んでから、子どもたちは父親の態度の強い影響をうけた。それから四年後に当時一二歳のヘンリエッタが原因不明の熱病にかかった。彼女は一年間ずっと病気にかかっており、次の一年間は徐々に回復にむかい、その後一生病弱で過した。医師のすすめで朝食をベッドでとりはじめ、それを八六歳で死ぬまでつづけた。

心気症にかからなかったようにみえたのはエリザベスとウイリアムであった。エリザベスは精神薄弱で、一生すべての面で他人の世話になった。ウイリアムは一二歳のとき、健康に対して全く別の態度が普及している寮のある学校へ行ったおかげで、ダーウィン家の心気症的先入観をもたないですんだのである。

ケンブリッジ大学で後に天文学の教授になったジョージは父親の心気症の症状をうけつぎ、いつも病気がちで疲れきっていた。ラバラット夫人によれば「彼は病弱な人を好まないアメリカの娘と結婚し、元気になるように望まれたおかげで、まだ元気になった方である」。もうひとりの息子のレオナルドはウーリッチ兵学校へ入隊したので父親の影響をうけることは少なかったが、四〇歳のとき「健康があまりすぐれない」という理由で退役した。しかし彼は九三歳まで生きている。また立派な科学上の業績で称号をあたえられたフランシス・ダーウィン卿は、ハブル博士による「ダーウィン家の心気症の一種」であるうつ病に一生かかっていた。

ホレイス卿は科学器具の有名な会社を設立した人であるが、病弱で非常に発育がおそかったので、はじめのうちは精神薄弱だと思われていた。後で優生学会の会長になったレオナルドはホレイスについて、「兄弟の中でホレイスは最も成功しないいんじゃないかと思っていた」と述べている。家族の全般的に心気症的な態度は、ホレイスが三八歳になって病気から回復しつつあったころの彼について母親が、「親愛なる老人をみてますが、彼の手は気の毒なほど透きとおっています」と書いていることでも明らかである。また一生病弱であったヘンリエッタは病気を処置することを心から楽しんで、「病人は皆シャンペンのようである」と書いている。

心気症にかかわらず健康であったウイリアムも隙間風に対する家族の者の恐怖はもっていて、ウエストミンスター寺院での父親の葬儀のとき、隙間風を感じたので式の間中黒い手袋で禿頭を蔽って坐っていたということである。

ハブル博士は以上のようなダーウィン家の状態について次のように批評している。「ここには現代人を羨しがらせるほどの経済的な安定があり、神と人間の豊かな愛がある。どんな学派の心理学者も安定感と愛情が成長期にある子どもにとって必要であることには同意している。どんな悪でもこの二つの資性によって力をそがれ、それが欠如しているときにはいかなる天性も育たない。ダウン荘の記録は子どもたちがあまりにも恵まれていることを示している。過度の愛情は不安を生じ、安定そのものは不安定の恐怖を生むものである。」

ハブル博士の総括的結語は一見して真実のようではあるが、実際には彼が親の極端な態度を「愛および愛情」と呼んでいる点で多くの患者と同様の間違いをしている。真にダーウィン家および子どもたちを悩ましたものは不健全で病的な病気に対する態度であり、病気の徴候をあまりにも恐れそれにふりまわされたことである。その上チャールズもエラスムスもそして子どもたちも皆甘やかされ過ぎたことが一層いけなかった。またチャールズとエラスムスの場合、彼らが望まなかった医学教育を無理やりに強制されたためさらに問題が複雑になった。

ハブル博士のように「恵まれ過ぎている」ということばを広義に使うと、問題をあいまいにし、特に問題の原因になる病的な親の態度を認めにくくさせる。そのような親の特殊な態度が識別され分類されることができれば、真の努力によってそれを減少させたり、変容させたり、コントロールしたり、また生きがいのある生活や個人の可能性が十分に発達できるようにその態度を変えることができる。真の問題はあなたが自分自身に対して親のとった病的な態度をとりつづけるかどうかである。

ハブル博士が述べているように、「過度の愛と愛情」が不安をつくり出すのではない。親が子どものためを心から願う「愛と愛情」の一形態として親の過度で病的な態度が現われるのである。すなわち、それは完全主義、過度の強制、従順、甘やかし等の問題になる親の態度のみせかけである。特殊な病的な態度を認めないでいるために混乱を生じたり、それを軽減しない問題に対してはげしく攻撃するようになる場合が多い。

たとえば、「愛と愛情」に対する攻撃は何が間違っているかまたはどうすべきかを明瞭にしないで、それらの人間の欲求を否定しているように思われる。米国では第二次世界大戦のとき、若い兵士のことを「ママっ子」であるとして批難した。過度の服従と甘やかしおよび心気症は総括して「ママ主義」と呼ばれ、悪として批難され、多くの若い途方に暮れた兵士や不安な母親はこの批難によって打ちのめされ傷つけられた。この批難は問題を解明するわけでなく、またこのような特殊な態度に対して兵士として母親としてどうしたらよいかを理解させるための助けともならなかった。

愛も愛情も問題となる態度をかくさないならば、何も悪くはないのである。

* Douglas Hubble, *Lancet*, 2:1351, December 26, 1953.

** J・テッパーマン博士は次のように述べている。「……ダーウィンは病気だといって自分の偉大な仕事に集中するために必要な隠遁生活を確保した。彼はいかなる委員会にも出席せず、芝生も刈らず、食器も洗わず、カブ・スカウトの会合にも出なかった。多くの記事によれば彼は一日のうちただの二、三時間しか仕事をしなかったというが、その残りの時間に種の問題のある面について熟考していなかったということは信じられない。」（*Perspectives in Biology and Medicine*, 4:445, 1961）

心気症はそれに苦しむ人がそれを許容するだけその人を無能にする傾向がある。その中で仕事をする能力が最もひどい打撃をうけることになるが、たいてい社会的および性的な機能も含まれる。

**心気症が影響する領域**

心気症がわれわれにどんな損失をあたえるのか、またその程度についてはまったくぼんやりしたことしかわかっていない。しかしたいていの医師は原因不明の「心臓疾患」で自分を無能にしている患者を知っている。アメリカ心臓学会では医師たちに患者の胸に聴診器をあてて「ウーム」と意味もなくいわないようにと教えるのに非常な努力をした。すなわち、そういわれた患者はすぐに自分は心臓が悪いのだと決めこみ、医師は親切心から自分に本当のことをいわないのだと思いこむからである。またその「ウーム」ということばによって生じた不安や緊張からはげしい動悸が起こって、そのために活動を制限したり、仕事を止めたり、希望のない生活に落ちついてしまう患者も多い。

健康な人にとって理解するのが困難なことは、心気症で苦しんでいる人はダーウィンの場合のように「そのふりをしている」のではないということである。彼の痛みや苦痛や疲労感やめまいのような症状は本当にそうであって、あざけったり元気に話しかけたりしてもなおらないのである。

われわれのある者は全般的にはひどい心気症にはかかっていなくても、特殊な状態においてこのような態度のために不必要に苦しんでいるのである。これもまたそのような状態で親が心気症的な恐怖を表現したからである。たとえば、ある人は足がぬれるのをこわがって、雨降りの日には長靴をはきレインコートを着て傘をささないときっと肺炎になると信じている。またある人は食前に手を洗うこと、昆虫、帽子をかぶること、汗をかくまで頑張ることなどについて同様の恐怖をもっている。

そのような用心は全般的には問題はないが、ときには不必要に活動を制限したり、楽しみを禁じることになる。たとえば、食前に手を洗うことは結構な衛生的行為であるが、ピクニックに行ったときなどそれができないときがある。それでもある人にとってはそれが非常に気になって、食事をしない。すると空腹になり、気分がおかしくなったり、実際胃に傷害を起こしたりすることになる。

心気症はエネルギーの消耗をひどく制限することになるので、次の三つの領域で最も問題を生ずることになる。

**仕事**　心気症で悩んでいる人は仕事の面で最も大きな支障をきたす。ひどい病気だと思ったり、非常に弱っているとか疲れていると思いこんでいるので、病気だといっては仕事を休んだりする。そしてよくてもせいぜい自分の仕事がどうにかやっていける程度である。目立った仕事をするということはほとんどないが、ときどきダーウィンやプルーストのように心気症をうけいれてくれるような雰囲気の中で科学的または文学的なすばらしい仕事をした人もいる。しかし全般的にはそのような人は日常茶飯事をつづけてやることができない。

一方、生計をたてなければならないので、心気症の人はできるだけ仕事のために消費するエネルギーを節約しようとする。そこで薬を常用し、同僚や家族の者たちの同情を求めながら闘いつづけていくのである。しかし仕事はあまりうまくできないし、仕事を大きな負担として考えているので、自分の努力に対して心から満足をすることはあまりない。仕事は日々の苦悩だが耐えねばならないと思っているので、ちょうど痛みや症状を大げさに表現すると同様に仕事の困難さをも誇張していう。

**社会的な活動**　心気症の人は体が弱いからというので社会的な事業にあまり張り切って参加すること

はできない。そうしたいとはよく思うのであるが、自分の健康があてにならない。だから自然にそういう人の社会生活は限られてしまう。しかし他の人が率先して何かをやりかけてくれたり、会いにきてくれたり、自分のみじめさを同情してきいてくれたりすれば非常に満足する。多くの心気症の男女は身体的に成熟する過程で決して家を離れないで、心気症の親の保護の下に留まろうとする。そしてそれは親の面倒をみるためだと言い訳をする場合が多い。

### 心気症のセックスおよび結婚への影響

多くの場合心気症は結婚を妨げる。すなわち、心気症の人は相手に自分の不幸を同情的にきいてほしがるため、相手は結婚後自分はその人の配偶者になるより看護人になるのじゃないかと思うようになるからである。その上、心気症の人の受動性と無気力性は、一応それは体が弱いからだとは説明されても、結局夫婦のそれぞれの役割を分担してやっていくことができないことを明らかにするからである。以上のような点からして結局結婚の相手としてもっと不平の少ない有能な人を選ぶようになってしまう。しかし「看護人」の役割は初期の段階においては若い女性の「母性性」および若い男性の勇気をくすぐることがよくある。しかし後になって心気症の相手が自分にとって負担になり、自分の幸福を阻害していることに気づくようになると、正常な夫婦生活の満足が奪われ自分はただ利用されているのだと思うようになる。

このように結婚生活において夫婦のどちらが心気症であっても、その関係は悪化し、性生活は全くだめになってしまう場合が多い。社会活動に参加することになるといつも「気分がすぐれない」、頭や背中が痛い、疲れたと不平をいう心気症の女性は性行為を苦痛で耐えられないとさえ思う者が多い。またそれを自分の「義務」だと考え、何の快感も満足感も味わうことなくただ従うという場合もある。その場合夫は殉教者のような妻にとって責苦の授与者としての役割を演ずることになり、いらいらして何となくしっくり感じなくなり、怒りっぽくみじめになるであろう。この場合夫が体の弱い妻を求めるということになるが、どのような治療も効果はないようで、治療することによってかえって結婚生活を破壊するようになる。

心気症の妻は家事や料理や買物をすることができない場合が多い。したがってそれを夫がやらされることになり、結局結婚生活に破綻をきたすことになる。一方、心気症の夫の妻は生計をたてざるをえないようになるであろう。

金持の家族でよくみられる説明できない症状が次々と現われてくるような心気症の特徴は本物の病気とは全く異っている。本当の病気は、非常に多くの人たちが日々体験しているのであるが、それが夫婦関係に重大な影響をもたらすことはほとんどない。

一方の配偶者が心気症である場合、その罪意識が夫婦関係を存続していく上で重要な役割をもっていることが多い。心気症の配偶者は相手に重い負担をかけており、相手の満足感を阻害していることを知ると、非常にそれを悪く思い、自分の症状に輪をかけて一層意気消沈する。一方、相手は自分の欲求不満と自分に負わされている不公平な負担のために夫婦関係を解消したいと思うのであるが、病人を見捨てるわけにはいかないというのでそれができない。そのようにしてこのふたりは苦しいフラストレーション、みじめさ、罪意識、不幸感をもちながら長年一緒に生活をしていくことになるであろう。

夫が心気症の場合には、その不平や疲労のために安定した家庭生活が提供できなかったり、妻の手助けができないだけでなく、自分の仕事も満足にできないことが多い。彼は進歩しないで脱落することが多い。また心気症の男性は絶えず妻から同情されながら、いやいや自分の仕事をつづけている場合が多い。そして自分が失職したならば妻の同情がえられなくなるのではないかと心配する。また家では自分に特別の配慮がされることを期待しそれを要求する。

ある点で心気症は甘やかし過ぎの場合とよく似ている。すなわち、心気症の人の受動性および他人が自分のために何でもやってくれるという期待は甘やかし過ぎて育てられた場合と同様である。そして甘やかし過ぎの場合の退屈さと興味の欠如の代わりに、心気症の場合は自分の受動性の口実として病気をつかう特徴がある。心気症の人は絶えず同情を求め、相手の罪業感に訴えるが、甘やかされた人のように自分の興味を維持できないことはなく、自分の無能さを非常になげかわしく思う。

**レイ夫人のケース**

心気症で見逃されやすいことは、その痛みや苦痛や疲労が実際の病気の場合と同じようにはげしいものであるということである。このことは二五歳の神経質なレイ夫人の次の陳述で明らかである。

「私は約一一ヵ月間ずっと病気です。《精密検査やレントゲン検査や検査室でのテスト等たくさんの検査をうけましたが、お医者さんは誰もどこも悪くないといわれます。》現在体の調子がとても悪いのです。そしてそのことばかり気になっているので、本当はそれを忘れなければならないと思っているのですが……。ときどきとても気分が悪く、めまいがして、よく泣きます。全く元気がありません。自分のことを考えるとき横にならざるをえません。私はとても憂うつになります。自分が重い病気にかかっていると思うときは、私は正気ではないのでしょうか。ねるのはよくねます。いつも心配していらいらしているのですが、何を心配しているのかわかりません。《いつもかたくなって神経がいらだっています。》」

「ここ数ヵ月神経をおさえるためにビタミン$B_{12}$の注射をうっていますが、一向効かないようです。主人は何かした方がよいと申します。一年前に私は気が狂うところでした。神経がバイオリンの弦のようにピンと張りつめたように思えました。」

「三ヵ月間何もしないで床についていました。ただ泣くだけで何もすることができませんでした。それから八ヵ月間起きていますが、とても体がしんどくて何もできません。家事も全くできません。」

「こんなことは皆一年前からはじまったのです。流感にかかり、《それがなおって起きはじめたとき、かゆくなり非常に体が弱っているのを感じました。》かゆみがひどくなったので、医者がそのための注射をしてくれてから、すべてがどんどん悪くなったのです。四ヵ月間めまいがするので床から起き上れませんでした。神経がとてもいらだちました。主人がいろいろ検査をしてもらった方がよいといいましたので、それをしましたが、どこも悪くないということです。《でも私はまだ体がとてもしんどいのです。》」

「外出するといつもこわいのです。めまいがするのです。めまいがして道で倒れても誰も私を知らないということを考えると心配なのです。心が少しも落着かないで、いつも心配ばかりしてます。横になってみても何の役にも立ちません。」

「私は結婚して五年になります。主人は建設工事の親方です。こんなふうになるまでは、私は書類を綴じこむ仕事の事務員をして働いていました。仕事は好きでしたが幸せではありませんでした。とても一生懸命働いたと思います。事務所で懸命に働き、家は申し分なくきれいにしようとしましたが、結局それが私には負担が多過ぎたのです。」

「流感にかかるまでは私をいらだたせるようなものは何も思いあたりません。ただちょうどその直前にいとこが訪ねてきました。それは楽しい訪問でしたが、ある意味では特別の御馳走をしたりして心の負担になりました。」

「私共は主人が軍隊に入った直後結婚しました。彼は軍隊から帰ってきて今の仕事についたのです。それまで私は実家に住んでいました。それから自分たちの家に落着き、ふたり共懸命に働きました。特に主人のカールはよく働き、私をよく助けてくれます。事実私がぐずぐずして以来ずっと彼は家事もほとんどやってくれています。でも私にうんざりしているようです。前より機嫌が悪く、家では何もいわないで坐っているだけです。以前はよく私を元気づけてくれましたが、私が彼の足をひっぱったため彼も憂うつになってしまったのでしょう。私が話しかけても、「なるほど」といったり、うなずくだけで自分のやっていることをそのままつづけてやっています。私はもう彼の妻ではないのです。彼は誰にも好かれ、陽気で情深い人ですが、私が彼を悪くしたようです。私はどうしてもこの病的な感じから脱皮しなくてはなりません。」

また次のレイ夫人の子どものころの話から、彼女の心気症が親の態度からきていることが明らかである。

「《私は一〇歳になるまで病気がちでした。》子どものときにかかる病気には皆かかり、肺炎で入院もしました。また後になって腹膜炎で手術もしました。」

「私の両親や兄弟姉妹は皆とても心のあたたかい人ですので、《私が病気のとき皆とても親切にしてくれました。》事実私は甘やかされて育ちました。私のほしいことは何でもしてもらえましたから、全く私の子ども時代は幸福そのものでした。」

「母親はとてもすばらしい人でやさしい心の持主で、いつも家族のために自分を犠牲にしてました。彼女が一番幸せなときは自分が家族のために役に立っているときでした。私たちはいつも彼女に頼っていました。《彼女はいつも私の健康について心配してました。》」

「《父親は病気がちで》とても神経質で機嫌が悪かった。彼は今でも母を頼りにしており、母がいなくては生きていけないとよくいいます。《彼も私の健康をよく心配してくれました。》私はいつも父母のおかげで病気から回復することができたのです。」

この女性の話の中で心気症のきめ手になる部分は《　》の部分である。あなたは自分の子どものころの病気の体験や病気に対する親の態度から、これとよく似た点をみつけることができますか。

確かにレイ夫人は事務所での仕事と家事の二つの仕事を懸命にやった点では何の問題もない。彼女は自分に内在する心気症の「過去の子ども」については、流感にかかった話になるまでだまっていた。その時点で彼女のとにかく甘やかされて育った「過去の子ども」が彼女の生活を占領したため、起き上ろうとしたとき、かゆくなりはじめ、それを治療したら起き上れなくなってしまったのである。

彼女が昔親のとった心気症的で心配ばかりしていた態度を自分自身に対して現在なおとりつづけているという事実を認めた当初は、その古い親の態度から自分自身を解放するために非常に苦闘した。それは容易なことではない。最初は文字どおり自分自身の足をひっぱることが多かった。そして自分の「過去の子ども」の体験を一つ一つ金切声を立てながらなじった。しかしそれから夫の助けをかりなくても買物以外は家事ができるようになった。そしてめまいがして倒れるのを心配しながらも毎日外出する準備をした。すなわち、彼女は目を閉じてじっと立ち自分にいってきかせた。「お前は今ちょうど親に愛撫されたいと思ったときにお前がしたことをしているのだ。お前はどこも悪くないのであって大丈夫だ。だからお前に立ち入って批判しようとは思わない。」そしてついにめまいがしなくなり外出することができるようになった。

彼女の回復への進歩は彼女をとても満足させた。彼女は最早ゆううつでなくとても元気になった。夫も彼女の努力に刺激されて、以前のように陽気であたたかくふるまうようになった。ふたりの性生活ももとどおりになった。「主人は私がよくなっていることがわかり、私に対する彼のその理解が一層私にもっと自分自身のことをしなくてはいけないと思わせるようになった。今でもやりすぎると疲れるが、私は自分に最もふさわしい生活をしようと決心したので、毎日少しずつ多くのことをするようにしている」とレイ夫人はいっている。

彼女は自分の「過去の子ども」を認容し、心気症的に子どもを甘やかす親の態度で自分自身を取り扱ってはいけないと決心することによって、新しい非常に満足のできる生活の基礎をつくったのである。もちろんこの基礎にもとづいて現実を築き上げていく過程では日々英雄的な努力を必要としたのであるが、現在では彼女は「できない」といわないで毎日少しずつやりとげている。

心気症の人の努力を過小評価すべきではない。不平がましい「過去の子ども」はいつもちょっとした痛みや苦痛や打撲や傷を誇張し、大声で新しい症状について何度も繰返して述べ、やさしく同情的に世話をしてもらうことを望む。心気症の人が自身に対して親としての立場をとるようになり、いろいろの不幸の原因を認めることができた場合、それは慎重に横においておいて、おとなとしての満足を探求する方向へ進まなければいけない。その不平を腹立たしく軽蔑して無視したならば、ちょうどレイ夫人の流感のときのように、その不平が表面化して、強引に要請するようになるであろう。そして昔の子ども時代の状態が再現し、非常にその克服を困難にさせることになるであろう。

心気症を取り扱うとき、病的な親の態度による心気症とそうでない心気症とを慎重に区別すべきである。

## 心気症の起源とメカニズム

心気症はそのしつこさによって、健康な人が精神的な葛藤や欲求不満や怒りのために起る頭痛や胸やけや疲労のような心身症の徴候とは異る。たいていの人は心気症にならないときでもときとしてそのような心身症の徴候をもったことがある。

しかし心気症の人はその徴候を非常に誇張することによって心気症を固定させてしまうのである。つまりその徴候は自分の心気症的な「過去の子ども」の主張なのである。ダーウィンがビーグル号の出帆を待っていたとき胸さわぎをしたのはこのタイプの特徴の実例である。

心気症の人が非常にしつこく症状を訴え、甘えや同情を要求するのに、その症状が全くとるにたらぬようなものであるため、他の人にとってその病気がダーウィンのいう「にせもの」だと信じないようにすることは非常に困難である。また心気症の人の「病気を楽しむ態度」はしばしば彼を世話するために要請された人を怒らせ、露骨に病気が「にせもの」だと批難させることになり、それが心気症の人の無能感や罪業感を一層深刻にさせるようになる。それでは心気症的態度を克服することはできない。またそのとき元気づけるために話しかけてもよくないし、同情すれば一層本当の病気だと思いこませることになる。

**起　源**　多くの場合、心気症の原因は親が病気をこわがる態度にある。全知全能の親にすっかり依存している子どもは親の不安な態度を自分のものとして吸収し、それをまねる。そうすることによって子どもは親に対して親近感をもち、安心できるようになる。そして自分の知っている唯一のおとなである保護者として親を好きになる。そしておとなになっても親のとった態度をもちつづけて自分自身を取り扱う。その方が慣れていて安心感がもてるからである。

他の態度と同じように心気症的態度も親から子どもへと伝えられるので、まだ科学的に病気に関してほとんど知られていなかったころに流行していた病気に対する恐怖が現代まだ心気症の原因になっていることがよくある。心気症的態度によって病人は周囲の人たちから同情や甘えをうることができるために、それがまたその態度を二次的に支持することになる。

**心気症の「過去の子ども」の取り扱い方**

心気症を克服するにはそれで悩んでいる人が取り扱うべきである。まず自分が痛みや苦痛を誇張していることに気づかねばならぬ。また自分は自分の受動的で限定的、放棄的態度によってずいぶん人生の楽しみを失っていることを心に強く深く感じなければならない。また疲労感にのめりこまないように決心し、古い症状を慎重に無視したように、新しい症状を克服する準備をしなければならない。

以上のような闘いに勝つためには次のことをしなければならない。

1　自分の症状に対する医師の客観的な見解を合理的な科学的な見解として受け入れよ。自分の不平が全く恐怖によるものであるということを現代の医学の助けをえて心から信ずること。

2　自分の心気症的態度の発達に影響をあたえた心気症の人、たとえば両親や祖父母等を見つけること。

3　子どものころに形成された心気症的態度をもちつづけているために、症状を誇張するのだということを認める準備をすること。誰でも皆ちょっとした症状はいつももっている。たとえば、誰でも懸命に努力をすれば疲労するのであり、そんなことは予測できるが、それによって仕事ができないようになることはない。それを誇張するために心気症の人は何もできなくなってしまうのである。

4　症状に甘えないように闘う準備をし、おとなの目標を達成するためにおとなの生活に積極的に参加するよう懸命に努力をすること。

5　不平をいうことによって他の人の同情と恩恵をえようとする努力を見つけ出して、それを止めること。そのような努力は罪業感を強めることになるからである。また自分のために自分できめた目標を積極的に達成したときの満足感の方が友人の同情や恩恵よりずっと偉大なものであることを知る必要がある。

6　以上のことをするためには長期間の闘いになること、そしてときにはあまりにも苛酷な状況であるためもとにもどることもあることを承知しておくこと。また子どものころの心気症的な精神状態を克服するための努力をしている過程で、新たに生じた症状の特徴を理解するために医師の支援を必要とするかもしれない。心気症の人が、今自分は子どものとき親から吸収し親のまねをして安心感を見出していた恐怖を取り扱っているのだということを知ったならば、その人はおとなとして両親よりも自分自身に対して一層立派な親としての態度をとりうるのである。

自分に内在する「過去の子ども」に対して一層よい親になる方法を習得する上で最もむずかしいことは、子どものころの感情を尊重することである。われわれはおとなになりたいから自分の未成熟な点を「子どもっぽい」といって恥ずかしく思い軽蔑するのである。また子どものころの感情をいじめたり、おどしたり、無視しようとする。しかしそのようなことをすれば、不幸になり、自分自身を疎外することになる。そうしないで、自分の子ども時代は自分ではそのときも今もどうすることもできないということを知るべきである。親の態度が完全主義であろうと心気症的であろうと、それはあなたのコントロール外のことであるが、それがあなたの人生、恐怖、感情、希望の上に影響をあたえているのである。

それゆえに、生活の上で満足感をうるためには自分の「過去の子ども」を尊敬してうけ入れなければならないということになる。あなたが変えることのできるものは、現在あなたの苦痛や不幸の原因であり、満足感をえようとする努力を制限している親の態度である。

# 第15章　懲罰的な親

## 絶えず過去の復讐をしようとする場合

### あなたの疑いへの指針

もしあなたが自分は「よくない人間だ」とか「悪い人間」だと思って、よく自分自身を罰したり、人に罰せられたりしている場合、また困苦に耐える能力を必要とする仕事を求めようとしたり、しかえしをするための憎むべき欲望に満たされることがよくある場合、あなたに内在する「過去の子ども」が非常に厳格で無情で懲罰的な雰囲気で育てられたことを明白に示している。

このような態度を全くもたない人はほとんどいない。この態度は学校でも家庭でもよくみられる。この厳しい懲罰的な態度は、おとなが、娯楽や快楽に対してもつ罪業感や、子どもが無茶苦茶遊んだときに反射的に罰せられるものと思う罪業感を説明している。多くの人の生活をだいなしにするような世の中へのしかえしを望むのは、過度に親が懲罰的であったりして子どもがそれへの復讐を望んでいる場合に多い。

### 自分自身に懲罰的であることを知る

あなたは絶えず「自分自身を叩きのめして」いますか。多くの人は自分自身を叱責していることに気づかないでいる。親が子どもをむちで叩かない場合、その親は子どもを甘やかしていると信じられている文化の中で育った親は おとなの自分自身にむちを加えつづけている。このように親は子どものころ自分の取り扱い方を教えられたので、「過去の子ども」は幼少期の家庭の特徴であるひどい罰をうけないと何となく不安に思うのである。

そのような罰は必ずしも身体的なものに限られておらず、絶えずきびしく道徳的な教訓をすることも含まれている。子どもはまだ当然未熟な年齢であるのに、その未熟さを叱られて罪業感や自分は価値がない人間だと思うようになる。子どもは絶えず衝動的に行動し、強い好奇心で自分自身や周囲を探究するのであるから、懲罰的な家庭においては「失策から逃れる」ことはできないことになる。また子どもは自分の衝動性にも気がつかないし、それをコントロールしなければならないということもわからない。すなわち、おとなの知識と洞察が欠けているので、きびしく叱ったり、怒ってなぐったり、謹厳に説教したりするのを繰返すと、子どもはすっかりしょげこんで、自分は本当に「悪い子どもだ」と信ずるようになる。子どもはいつも自分が悪いことをしたとは思っていないのか。いつも困っていないのか。子どもの行為はよくなりえないのか。

おかしなことにこのきびしい懲罰に愛と愛情が混じっている。非常にきびしく残酷にぶつような罰でも、子どもにとってはそれの中で自身および世間を知り、一種の安心感がもてるのである。

以上のようにすべての要因の起源が子どものころにあるため、自分を懲罰的に扱う人は、その態度が現在もつづいているために生活を楽しむことができないのだということを認めることは非常に困難である場合が多い。そのような人は自分が懸命に働くこと、子どものころみじめに取り扱われたこと、愛情を受けることもあたえることもできないこと、社交の場において不愉快なこと、くつろげないこと等についてひどく不平をいう。しかしこのような事柄を自分が親の態度を自分自身に対してとりつづけているという事実と関連づけることができない。「私が自分自身を罰しているとおっしゃるのですか。もちろんですよ。そうすべきですからね。でもなぜ私がこんなに憂うつなのかわかりません」とそういう人はいう。

あなたが自分自身に対して懲罰的であるかどうかを知るための最もよい手がかりは、現在のおとなとしてのあなたの感じ方にある。その最も顕著なものは罪業感、復讐心、恐怖心である。

**罪業感**　親が子どもを罰すると、子どもは自分が「悪い子」「小さな悪魔」「悪い役者」「いつもいたずらばかりしているから、それを矯正するためにむちでうたねばならぬ者」等と思いこむようになる。そのような人がおとなになると、何も悪いことをしていないのに、そして特に何か楽しいことをするといつも悪いことをしたように思う。何かをしてくつろいだり楽しんだりすると、「過去の子ども」が自分は悪い人間だと思う。ゆえに自分自身に対して厳格で道徳的で懲罰的でなくてはならない。そして親から昔いわれたように、「お前は悪い、恥ずかしい、不名誉な、仕方がない子だ」と自分自身にいう。実際は何も悪いことをしていないのに、罪業感をもち、それを償うために自分自身を罰しなければならないと思うのである。

このような罰はしばしばはげしい労働という形態をとる。不必要な家事労働を疲れ果てるまでやる主婦は自分自身を罰しているのである。なぜそんなことをするのか、彼女は何も悪いことをしていないのに、罪業感をもっているからである。そのときは、その罪業感を、のらくらしたこと、仕事をさぼったこと、教会へ行かなかったこと、つまらないものに夫の金をつかったこと等のせいにするかもしれない。しかしこれらのことは彼女の深刻な罪業感の客観的な説明にはならない。ただ毎日自分を罰することで彼女の気持が楽になるのである。

同様に子どものとき親から懲罰的に扱われた男性は自分のこぶしをすりむいたり、筋肉がつっぱったり、関節が痛んだりするくらい働かないと満足ができない。そうしないと自分はなまけているとかボスをごまかしているというふうに思う。このような自罰的態度は不必要に自己疎外をしたり、苦悩したり、肉体的に自分を傷つけたりする等のいろいろな様相を示す。

幼児のときにぶたれたり、「お前には全くヘドが出るよ」等といわれたりしてもつようになった罪業感はおとなになって自己劣等感の形態をとり、「自分は全く迷惑者だ。……本当にだらしがなくみにくい。……ルーズな妻だ。……」等ということが多い。客観的にはまれにしかそのようなことはなく、自罰的にそういっているのである。そのような人はほとんど自尊心がなく、自分の弱点や欠点ばかり述べ、自分の業績を無視する。つまり親がそのように彼を扱ったからである。誰かが彼の業績をほめると、彼の「過去の子ども」は「あの人は自分がどんなに悪い人間かを知らないんだ」と思わせる。たいていそのような人は子どものころに生じた罪業感からのがれるために自分自身を全く消耗するまでののしるのである。

誰かがあなたにお世辞をいったとき何となく恥ずかしく思うならば、それはたいていあなたに内在する「過去の子ども」があなた自身のすべての満足感を否定しようとするからである。この子どものころの罪業感があまりにも深く徹底してしみこんでいるので、多くの人は自分がすべての点で「よくない」と思っていることが多い。そして満足感が何となくその人をおびやかすために、いつも自分自身を罰し虐待することになる。多くの既婚女性は性交を楽しんだり、夫以外の男性に瞬間的でも魅力を感じたり、魅惑的な服をほしいと思ったりした場合、自分を「売春婦」と呼ぶ。男女共にこのような子どものころの罪業感は性的反応を麻痺させることになり、尊敬しているおとなから忍耐強く再認識をさせられない限り、彼らはそのような罪業感による抑制から解放されないであろう。

そのような子どものころの罪業感はおとなの不安感を形成することが多い。つまりおとなになって親の厳格さや禁止的な罰から解放され、おとなとしての生活を楽しむことになると、「過去の子ども」がそれに対して罪業感と不安感をもつようになるのである。近所の人の思惑、金銭、セックス等に関する不安は自分自身に対する懲罰の一形態である場合が多い。

このような不安感および罪業感は特に子どものころに禁ぜられた事柄と関連しているが、親の懲罰によってもたらされた主要な災難は、それが何事も楽しめないほどの深刻な罪業感と無価値感を形成することである。それはしたがって生活を非常に規制することになり、ひどいうつ状態を生ずることになる。

以上のような「過去の子ども」をもっている人は、一日の休日をとったり、一晩社交を楽しんだりするような単なる楽しみをなおもつことができない。男性の場合、自分の創造力を認めるのに非常に困難を感ずるであろうし、主婦の場合、台所をきれいに飾りたてるが、それを褒められると何となく後ろめたい気持がする。その瞬間彼女の口の悪い懲罰的な「過去の子ども」が彼女をコントロールするのである。

**復讐心**　子どものとき極度にきつく罰せられた場合、心の中で燃えているかっかっとした嫌悪感をコントロールするのに苦労することになる。それは批難、反抗、強烈な不安、しっと、羨望、世の中に対するはげしい復讐心等として表現される。

子どもは全般的に愛する親からの矯正や罰を受け入れ、しだいに自分の衝動性をコントロールしたり、自分の行為を支配するための規則の必要性を知るようになる。

しかし過度の不公平な罰に対しては、子どもははげしい復讐心に燃える。そしてそのような罰をあたえた親を憎むようになる。そして「お前は今は私より大きいから私をばかにしたが、今にみていろ。お前より強くなったらきっとしかえしをしてやるから」というようになる。罰が不公平であるほど、それだけはげしく復讐心が燃えることになる。罰を逃れるためにうそをつくことを覚えるが、そういう自分の行為に対してやりきれない卑劣な気持になる。まだ大きくないので親を罰することができないため、その報復を空想する。彼は矯正や規則の必要を理解すること、またやさしさを感受することができないようになる。

おとなになっても自分を不公平にひどく罰した人に対するはげしい復讐心にかりたてられる。おとなの生活の場面からは普通親の存在は消失しているので、復讐は自分より弱小な者にむけられ、親が自分に罰したようにその人を罰するようになる。その復讐心は親がつくった規則を破って親を失望させたり傷心させたりするような様相を呈することもある。また報復は衝動的に禁じられているすべての人や事柄に対してなされることが多い。

子どものときから復讐心に燃えている人は、おとなになってから生活の上で満足感を味わうことがむずかしい。つまり「過去の子ども」の復讐心への願望をひきついでいるからである。またそのような人は心から愛を受けることもあたえることもできない場合が多い。愛は復讐の要求を満たすことができないからである。そのような復讐心や残忍な衝動性の起源を認めない限り、それらを断片的にコントロールする程度のことしかなしえない場合が多い。そのような人の懲罰的な態度は人を恐れさせるので、他人から孤立することになる。家族の中においてそのような態度がとられた場合は、しばしばその家を滅亡に導くことになる。後で述べるエレノアの話はそのよい例である。

報復の欲望は若い罪人たちの生活の中に非常に顕著にみられる。彼らの初期の犯罪は子どものころにうけたひどいしうちに対するしかえしの爆発である場合が多い。親に対する盲目的な憎悪心は社会やその規則に転移し、それへの復讐にかりたてられる。しかし復讐のために罪を犯した場合、満足感より罪業感を味わう方が多い。そのような罪は一層自分を悪者だと信じさせることになり、罪業感を強めさせ、迫害者にしたてることになる。ときどきそのような罪人は自分自身を裏切って、自分の罪業感や報復的な衝動をコントロールする必要性から解放されるために、自分に「悪者」としての汚名をきせようとするのである。

以上のような報復的衝動は、ずうずうしい態度、批難、ひとりよがり、他人への懲罰的態度、しっと、羨望、浮気等、いろいろな様相を呈する。自尊心をたかめるための生産的努力に費されてもよいはずのエネルギーが、子どものころの復讐の夢を実現するために浪費されることになるのである。

**恐怖心**　懲罰的な雰囲気の中で育てられた人は罪業感および恐怖心をもつようになる。そのような人は誰も信ずることができない。彼は発見されて罰せられることを恐れる。彼は自分自身の復讐の夢およびそれが罪業感や無価値感を増進させるのを恐れ、そのような復讐心の発見を恐れる。その上自分の復讐への願望があまりにも強烈で残忍になってコントロールできなくなり、一層自分をひどく罰するようになるのを恐れる。

子どものころ幼稚な衝動性を絶えず罰せられた人は反抗や虚勢をみせびらかすかもしれないが、内的には恐怖で麻痺している場合が多い。あらゆる衝動や恐怖や罪業感をコントロールしたり隠したりしようとするために、彼はほとんど辛抱できないほどの緊張感と不安に悩まされる。

子どものころから親の無情な罰によって自分は「悪い人間」だと根本的に信じているので、自分を罰することは自分を救うための最も安全な方法であるのみならず、そうすることによってのみ自分自身の親となりうるのである。しかし彼はまた、自分が子どものときもおとなになってからも実際悪いことをしていないから、自分がうけた罰は行き過ぎであるということを知っている。そして報復への願望が生じ、その衝動をコントロールできないのではないかという緊張感と不安感がますます恐怖心をおこさせるようになる。

あなたがたえず心の中で争っている人のように罪業感や復讐への願望や恐怖心や緊張感が心の中にひそんでいるということを認めたならば、あなたの子どものころの家庭が懲罰的雰囲気であったことを実証しているといってよい。そして現在なお厳格で無情な規則をあたえた親に対してしかえしを望むこともできるが、自分自身に対してもっと親切な親になりはじめることもできる。

ときどき懲罰的に扱われた子どもは、親から是認されるために親の態度を卑屈にとり入れたり、自分自身を罰したり、よいことをするためにしゃにむに努力をしたりする。そのような人はおとなになるとひとりよがりになる。そして他の人を「悪者」として見下げ、絶えず説教をするので、皆が罪業感をもつようになり、彼から遠ざかっていく。

しかもたいてい懲罰性は自発性を破壊する。きびしく罰せられた人は罪業感や無価値感や復讐への願望や恐怖等にエネルギーをそがれるために自発的になることは困難である。自発性には自分自身および他人を信頼する能力を必要とするのであるが、懲罰的に扱われた人は自発的な衝動を恐れる。すなわち、子どものころその衝動性のために罰せられたからである。全般的に生き生きとした生活やそれによる自発的なよろこびは懲罰的な躾や自罰的な態度によってつぶされてしまったのである。ゆえに、無情に扱われた「過去の子ども」に対して自分自身が親切で理解のある親になることによってのみ、そのような人は自発的に信頼して行動をする能力をもつことができるようになるのである。

あなたは自分の行なう子どもっぽい正しい行為を不正行為として今なお罰しているということに気づかない限り、この子どものころからの罪業感による懲罰的な拘束から解放されることはできない。おとなになって自分自身の親としてふるまうようになると、自分の行為の原因を知ることができ、自分をその暗い拘置室からひき出すことができるようになる。われわれは自分を卑下し、自分は価値がないと思い、罪業感に悩んでいる「過去の子ども」を扱う努力の困難さを軽視すべきではない。私は子どものころほとんど毎日父親にぶたれた体験をもつある女性を知っている。夜父親が帰宅すると、神経質で不安な母親は娘がその日どんな悪いことをしたかを彼に報告したので、彼は娘をしつけるためにぶったのである。しかしその効果は全くなく、結局彼女が一〇歳になるまでぶたれののしられつづけた。

### 二回結婚した女性のケース

そしてついに彼女が夢にみつづけたしかえしの日がやってきた。ある男性がやさしく彼女に話しかけ、彼女のことを「スマートだよ」といってデートを申しこんだ。彼女はそれまでに母親が「よくない男の子だ」といった男の子に話しかけただけでぶたれていたのであるから、この男性の出現は懲罰的な父親から彼女を救うために天国から送られてきた人のように思えた。彼女は親に内緒で数回彼と会い、「私はもう二度とこの家へもどりませんからね」と肝をつぶした親に劇的に宣言するのを夢みていた。しかしデートをしているとき、彼女はとても悪いことをしているように思い、こわくてふるえていた。しかしその男性は彼女を愛しているというので、そのことばで彼女は全く有頂天になった。彼女の親は彼女を愛しているといったことがなかった。彼女は自分たちのデートが親にみつかるのをおそれて、一七歳のときかけおちをした。

ふたりは中西部の都市の小さなアパートで落着いた。間もなく彼女を愛しているといった夫が全く父親と同じように残忍で賤しい男であることを彼女は知った。彼は彼女をなぐってはあやまり、またしばらくするといろいろな名前で彼女をよびながら彼女をなぐった。その名前は彼女の父親が彼女を卑下して呼んだ名前であり、彼女はその名前が自分にぴったりあうように思えた。そのようにして彼女は自分自身を罰した。しかししだいに彼女は自分がその名前のどれでもないことを知るようになり、自分がこのような残忍で懲罰的な男と一緒に住んでいるのは自分が悪いあばずれの売春婦になるのを恐れているからだということを知るようになった。しかし八年間この男と同棲したあげく、自分には何も罪がないこと、そして彼は決して愛情のある親切な夫にはなれないことがわかり、彼から去り、大げんかのあげく離婚した。

その後二年間彼女は百貨店の商品展示室の手伝いをし、後に事務員になった。チャーミングではあるが物静かでひっこみ思案の彼女は楽しむことを極度に心配し、自分の仕事と毎晩小さいアパートの床を磨くことで自分自身を罰した。また映画や食事への招待を皆ことわることで自分自身を罰した。本当は行きたいのを無理に拒否し、父親や夫が使った名前で自分を呼んで自分を罰した。

しかし彼女は非常に淋しくなり、生活が空虚になった。そしてこんなふうな生活をしたくないと思うようになった。そしてしだいにデートを受けようと思うようになり、今度もし結婚するなら親切な人と結婚したいと思うようになった。そして同僚と一緒に食事に出かけるようになり、他の人とも会うようになった。しばらくして温和で勤勉で彼女の気持を大切にしてくれる男性を好きになった。彼はしばしばごく自然にしかもまじめに彼女を食事や映画に誘った。彼女はその招待をうけ、彼が父親や前夫のようではないという確信をもった。彼は彼女を愛情と尊敬の念をもって扱ってくれたので、彼がプロポーズをしたとき、彼女はそれをうけて結婚した。

しかし住み心地のよい明るいアパートで彼と六ヵ月間住んだ後、彼女はひどいうつ状態になった。そして私に会いにきて、自分のことを、悪い人間、のんだくれ、売春婦、全く役に立たぬもの等と呼んだ。特に彼女は自分にとてもよくしてくれてやさしい、しかも怒ったりぶったりしない夫に対して申しわけないと思っていた。

この女性は彼女に内在する「過去の子ども」の無価値感や罪業感のために、彼女の懲罰的な家庭的背景を、父親のような男と結婚したり自罰的にふるまったりして再度つくるように余儀なくされていたということが理解できる。彼女の自罰的傾向は徹底していた。自分をぶちつづけた前夫と生活していたときでさえ、自分自身をひどく罰した。彼と離婚後ひとりで暮らしていたときも仕事と毎晩の床みがきで自分自身を罰した。

そして自分を罰しない男性と結婚したら、何となく落着かない。彼が彼女を親切に思慮深く愛してくれるので、彼女は彼に対して申しわけなく思い悲しくなって憂うつになった。彼女にそんなによくしてくれる人に対して自分は全く価値がない人間だと思った。そして子どものころの罪業感は彼女に「お前は知能犯だ」と責めたてたのである。

たいていの人は配偶者に対して自分の子どものころに味わった安心感を再生する手助けを期待するものである。この女性は自分の過去の生活で常に顕著であった感情的要素、すなわち懲罰性を排除して、わざわざ思慮深くて親切な男性を選んだのである。それなのに自分を卑下し、全く憂うつでまいってしまうまで自分を罰したのである。夫がよくしてくれればくれるほどますます彼女は自分が価値がないと思うのである。

彼女自身を尊重できるようになるまで、彼女ははげしく自己卑下感と闘った。彼女はかなり長い間、自分の憂うつな気持が自罰のための一様相であることを理解できなかった。また前夫と生活をしていたとき、自分が無罪であると思うようになったことおよび懲罰的でない男性を求めるようになったことが、懲罰的に育てられたために彼女がもった罪業感や無価値感から彼女自身を解放するための前進的な第一歩であったことを理解できなかった。しかしその第一歩を自分ひとりでみじめな思いをしながらなしえたということを知り、自分自身を尊敬し、「過去の子ども」の無価値感を排除することができるようになった。そしてだんだん憂うつでなくなり、夫のやさしさと愛情を自分の自己卑下感を追い出すために使えるようになった。そして彼の彼女にあたえてくれる尊敬と愛情に自分は値すると思えるようになった。

### 懲罰的態度の起源とメカニズム

もしあなたが自分自身の中の懲罰的態度の起源と基本的メカニズムを理解すれば、自分自身をどのように罰しているかおよびそのような無情な自滅的な態度をどのようにコントロールできるかを知る助けになる。

### 懲罰的態度とは何か

それは親が自分自身に繰返し起こってくる個人的な敵意や攻撃的感情を、子どもに対してきびしく無情に懲罰的に示す態度である。ちょうど「愛」と「憎しみ」が表裏の関係にあるように、懲罰的な親はたいてい子どもをかわいがるものである。そのような親は自分の罰は子どもに安全で善良にふるまうことを教えるために必要なものだと考えているのであろう。そして小さくなっている子どもをののしり、ぶちながら、「お前のためを思ってこうしているんだよ」と叫ぶかもしれない。衣食住のみならず愛情のこもった是認をも親に依存している子どもにとって、そのような親の態度は子どもの自尊心を傷つけ、成長する能力を阻害することになる。懲罰は子どもに、「お前は何の役にも立たない」「悪い子だ」「かわいげのない子だ」と攻めたてることになる。そして子どもの感情や興味を尊重せず、子どもの年齢としては当然な幼稚な行動を罰するため、それを逃れようとして子どもにうそをつかせることになる。

後述するように懲罰に代わる健全なものがあるが、われわれの文化の中では懲罰は全般的に是認されるか、あるいは少なくとも親の権利としておおめにみられ、法的にも是認されている。あなたの親の懲罰的態度やあなたの罵倒はあなたの個人的な事柄ではないということを知ることが大切である。あなたの両親もそうされ、非常に多くの子どもたちもそうしたのである。すなわち、それは、子どもに対する文化的態度であり、親はその態度の「運搬者」の役をしているにすぎないのである。

**懲罰的行動はどのようにして起こるのか**　親の懲罰的行動は一般的に次の二つの方法で起こる。

1　まず親が自身の生活の中で何かに失望したり、誇りを傷つけられたり、欲求不満をもったり、解決できない問題にぶつかったりした場合、自分の怒りや攻撃心をしつけだといって子どもに向けるときに生ずる。子どもはときどき偏見をもった親の関心をひくために幼稚な行動をして、親を挑発し、親の怒りを爆発させるかもしれない。または子どもが何もしないのに、親の生活上の問題、たとえば夫婦の不和、仕事上の問題、税金の増加、遠隔地での非行に関する新聞記事等が原因となって、親は子どもに一層厳しい新しい規制を加えて自分の怒りをそれによって表現することもある。子どもはそれに対して反抗したり挑戦して、結局親から罰せられることになる。

多くの親は子どものために自分が不便になったり、当惑させられたり、多くの注意を払うことを要求されたり、したいことができなかったりするので、子どもに対して腹が立つのである。ゆえに子どもがよく親の怒りの的になるのである。また子どもは自分を自分で防衛できず、全く親に依存しているのであるから、親のみにくい感情の安全な排け口にさせられる。親は子どもを自分の延長だとみて、子どもが前庭で立小便をしているのをみて全く当惑し、彼をひどく叱るのであるが、その場合自分自身が立小便をしているのを誰かにみられたように思うからである。そして「お前より私の方がどれだけはずかしいかわからないよ」と親は大声で叱るであろう。

若い親はまだ自分自身が未熟であるので、親としての責任や問題に悩み、それを罰に訴えることが多い。この場合の彼らの懲罰的態度は自分たちが親からうけた罰に対する直接のしかえしであることが多い。

## 2

以上の場合の親の懲罰は主に親の感情によって自発的に生ずるものであるが、もう一つのタイプとして親が子どもに対して罰をあたえることは、子どもを養育する上で適当な方法であり、親としての義務であるという信念でなされる場合がある。これは全く間違っているが、苦痛な体験は忘れないからよい教訓になるというのである。このようにして育てられた親は非常に厳格になり、子どもを罰するとき感情的にならないで、「規則を知っているはずだ。また罰も知っているはずだ。お前は規則を破ったのだから罰をうけなければならない。それは痛いが、お前が悪いんだ」という。実際のところ、子どもはまだ幼稚であって規則を守れない場合が多い。たいてい規則の基準は高く、罰はきびしく強制される。そのような家庭では母親がその日の子どもの規則違反を父親に報告し、父親は罰を執行する。そのような家庭は心理的な意味で監獄とほとんど変わらない。

懲罰的態度がどのようにして生じたかに関係なく、それはたいていの場合「教訓」とよばれる。子どもはだから痛めつけられる子どもは「もっといい子にならなくてはいけない」といわれる。子どもは現在のままではよくない子どもなのである。この判断は子どもを罰する度に繰返し強調されるので、多くの人が一生自罰的に自己を扱う自己卑下感の基礎を作ってしまうのである。

1の場合の方が2の場合より罰をあたえる回数は少ないが、その内容は爆発的であることが多い。そして親はすぐ自分の罰が正しくないことを知り、自分の罪業感を慰めるために子どもを甘やかす。

懲罰的態度は完全主義や抑圧し過ぎる態度ほど、家庭を支配することはない。それはよく知られている態度ではあるが、他の態度と共存する二次的な病的な態度であることが多い。親の考えからみて何か間違ったことが起こったとき、その態度が活動しはじめるのである。たとえば子どもが過度の要求をさしひかえたり、いつも無理に非常な努力をしたりした場合、それは親の過度の抑制的態度または完全主義的態度の結果である。懲罰的態度は上述したように甘やかし過ぎと共存することもある。また、それは子どもの要求に対して盲従的な親のおくればせの反抗なのかもしれない。たいていの場合、過度に子どもを甘やかしたり、従ったりする親は子どもを罰しては非常に後悔して、再びもとの病的な態度をとるようになる。懲罰的態度はまた拒否的態度と共存するが、この場合、子どもは不快な重荷としてみられ、ただそこにいるだけで罰せられることになる。

おとなの失望や欲求不満から生ずる懲罰は非常に一貫性に欠けていることが多い。そのきびしさの程度は親の感情の動きの上り下りによる。子どもの失敗はときには一笑されたり、かえってかわいらしいと考えられるが、次のときには同じ失敗に対してひどく罵倒されたり乱暴されたりする。そのきびしさが子どもの攻撃いかんによるのでないから、いつも非常にひどいものになる。

子どもを叱責することを教訓だと思っている親の場合はもっと態度に一貫性がある。そのような親はきびしい規則を率直に押しつけようとする。そして子どもの悪行にふさわしい罰をあたえようとする。しかしそのような努力にもかかわらず、やはり感情の起伏によって罰のきびしさがときによって変化する。そのような親は自分たちもそのように育てられ、世の中を汚い冷酷な場所だとみてきたということを忘れがちである。彼らのきびしい規則や過度の刑罰は自分たちの親の罰に対する報復である場合が多い。

彼らの厳格で不必要な規則は子どもの潜在的発達を阻止することになる。たとえば、夜九時までに眠るように強制された人は、それからずっとそうせざるをえないことになり、そのために社会的および身体的な活動が随分と制限をうけ、その面での発達が阻止されることになる。

親が一貫した態度をとる場合、子どもは罰せられるようなことをしているとき自分でそれを気づくようになるので、大きくなるにつれてだんだん禁ぜられた領域、すなわちうそをついたり、罪をおかしたりする方向へと向かっていくようになる。その最もよい例として、親がデートを不合理に禁止した結果として売春婦になる女性がよくある。

ある懲罰的な親は決して子どもに手を出したことはないと誇らしげにいう。このような親は口やかましく子どもに説教をするのであるが、それは子どもをぶつのと同じ影響を及ぼす。事実、多くの子どもが説教される方が耐えがたいとよくいう。その方がすぐに自罰的になり、心の中にいつまでも残るからである。だからこの方が過度になり、親が「話をしよう」というのを子どもは非常に恐れる。そのような説教は子どもに深刻な自己卑下感をもたせるようになる。そしてそれはまた体罰を加える親によっても使われることが多い。

すべての罰は子どもに強い罪業感、無価値感、無情感、生きている値打がない等の感情をもたせるようになる。この場合道徳上の善悪の組立があまりにも堅固であるため健全な発達や自己評価ができなくなってしまう。説教をするとき親は他の刑罰の形態と同様、子どもに自分の敵意をぶちまけ、自分の罪業感を投影する。しばしば宗教と子どもの是認の願望が間違って使われ、子どもに悪い心理的な打撃をあたえることになる。

有名な評論家であるウォルター・リップマン（Walter Lippmann）*はかつて彼の人生におけるある事件について次のように書いた。「私は子どものとき二、三人の仲間と誕生パーティをしていて、大げんかになったことを思い出す。すごく興奮してケーキをぶつけ合い、じゅうたんを無茶苦茶にしてしまった。そこで私の部屋を綺麗にしておく責任を負わされている女中がかんかんに怒ってお説教をはじめた。おそい昼下りに彼女は私に厳粛な声で話しはじめた。まだ当時の中流の家庭には電気がなかったので、ガス燈のうす暗い光の中でそんな説教をきくくらいなら何千回もなぐられた方がましだと思った。ケーキでぐしゃぐしゃになったじゅうたんにちらつく影は全くみるに耐えられず、私どもが神にみすてられるのを予示しているように思えた。私は神の怒りを恐れて大声で泣きだした。それからずっと薄暗いところへ行くと神への恐怖を感じた。」

神を子どもに罪業感をもたせたり、怖がらせるために使うのはよくないことは誰もが賛成する。しかし多くの懲罰的な人はこのように神を使っている。それもリップマンのように一度の体験ではなくて、毎日体験している者もある。もし女中と同じように彼の両親もきびしく残忍に罰したならば、彼は全く耐えられなかったであろう。そして何千万人の人々の生活の中でリップマンの「あの声より何千回もぶたれた方がよほどましだ」ということばがこだましている。

**罰—報復のサイクル**

以上の概要からあなたが子どものとき親からうけた懲罰がどのタイプのものであるかを理解できるであろう。そして現在自分自身に対して親としての態度をとっているわけであるが、その場合やはり同じ様式で自分を罰していることを知るであろう。親に一貫性がなかったならば、あなたもそうしているであろう。親があなたの欲求いかんにかかわらず厳しい規則を強制したならば、あなたもそうしながら一方においてはその規則を常に破り、そしてまた自分自身を罰しているであろう。あるいは多くの肥満な人が減食をする上でしているように、自分を罰しては甘やかしているのではなかろうか。

しかし最も明らかなことは、自罰的な一様式である自己卑下感がどのようにして子どものころの家庭における懲罰によって形成されたかということである。

子ども時代に形成されたものに罰-報復のサイクルがある。子どもに対する罰の効果に関する研究によれば、子どもは罰に対して次の三つの特質の中の一つまたは混合した反応をするということである。

1　罰せられるような行動。
2　親への報復の願望。
3　自罰的な罰および無価値感。

おとなになって自分をゆがんで過小評価したり、罪業感や無価値感をもったりするのは自罰的な人の主な特徴である。この自罰的態度は昔うけた罰に対する怒りによって今なおもえているしかえしの願望を実現化させる。そのような人の生活は報復的願望で支配されているので、他の人をののしったり残酷に扱ったりして、自分がかつてそうであったように彼らを痛めつける。自分に対する親として自分自身を罰すると同時にその罰にしかえしをする。あまりにも自己卑下感がひどい場合、他人に罰せられるような状況へ自分をおいこむこともある。

このような力を少しでも軽減させれば、自罰の程度も減少させることができる。また自分の報復への願望が子どものころに苦しんだ罰から非常にはげしい憎しみをひき出しているということを理解するならば、他人や自分自身をののしりたいという欲求を減ずることができる。また自分の罪業感や無価値感が子どものころにうけた罰によって形成されたこと、それが自罰的な形態をなしていることを理解するならば、自分が成熟できることを前提とした新しい自己評価をすることができるようになり、したがって報復への願望をも減ずることができるようになる。

以上のような努力によって自罰への欲求を減じ、自分が「それを耐える」ことができるということを再び証明しなければならない状態を求めることができるようになるであろう。

* Walter Lippmann, *Drift and Mastery*, New York: Mitchell Kennerly, 1914.

**罰があたえられる一般領域**　罰は多くの生活領域であたえられ、人々はいろいろな方法であらゆる種類の事柄に関して自分自身を罰しているが、罰-報復のサイクルは根本的にいつも同じである。しかし次の領域では最もよく罰があたえられる。

**仕　事**　自分を罰するのに最もよく使われるのはたぶん仕事であり、子どものころに形成された報復感情を満たすために他人に仕事をおしつける人もある。

多くの人は、子どものとき汚い遊びを一生懸命やったために「悪い子」だといわれ、そういう「過去の子ども」の感情が再度出現するのを抑えようと努力している。不必要に一生懸命家の掃除をする主婦がその例である。

ある職業はその懲罰性によって人を惹きつけている。そのような仕事は子どものころのなぐったりなぐり返したりした雰囲気をもっている。たとえば、地下工事、採鉱、長い支柱をたてる仕事、トラックの運転、その他の筋肉労働は子どものころひどく罰せられたり、ぶたれたりした人が好んでする仕事である。フットボールやボクシングのプロの選手にもそういう人が多い。そのような人は仕事をとおして罰しつづけているのである。

多くのビジネスマンは「競争相手を打ちのめしてやりたい」という無情な欲求をもって自分の報復感情を解消している。このような感情がその仕事を選択させる場合が多い。そのような人はサラリーや経歴やサービスより相手をおしつぶすことに興味をもっている。子どものころ罰をあたえられた親に仕返しをする計画を空想していたと同様、現在では競争会社を打破する夢をもっているのである。現在の競争のはげしいビジネスの世界においては、そのような人が支配的地位につく場合が多い。

仕事をすれば過去の罰による圧力から安全に解放されうるので、人々は皆仕事にかりたてられるのである。だから子どものころにきびしく罰せられた人が警官や軍人のような訓練をする仕事を好むのである。つまり子どものころからもっている怒りを、他人をおどしたり、恥をかかせたり、ののしったりして腹いせできるからである。

また懲罰の体験をもつ人は他に利用されたり、ののしられたりするような仕事につくことが多い。そのような人はたいていあまり教育をうけていないので、自分を卑下し自分が価値のないものだと思っているからそういう結果になるのである。彼らは自分は悪い人間だとか自分には権利がないとか罵倒されるのは当然だと思っている。たとえば多くの移民労働者や農夫はこのような低い自己評価にとらわれているので、他の人に利用されたりののしられたりするのである。真に自己を評価できれば、困苦に耐える能力に誇りをもてるのである。

**家　庭**　仕事でも家族外の対人関係においても罰をうけたことのない人が、多くの場合家庭へ入った途端に懲罰的になる。その理由や結婚生活における懲罰についてはは後で述べることにする。

**道徳性**　厳格で道徳的な家で育った子どもは、親の道徳的基準や態度をとり入れることによって、いわゆる「よい子」になるのである。しかし青年期になって他の友人がデートをするようになるとき、彼の独善性のために皆が離れていってしまう。彼は普通の社交上の満足感やよろこびを拒否することに誇りをもつので、周囲の者に罪業感をもたせるようになる。これは親の不合理な規制に対する仕返しの意味でなされるのである。

彼の反抗的な独善性は他人を離れさせるだけでなく、親が是認しなかったことに対する興味、たとえば、異性への関心を自分自分からも隠してしまうことが多い。またそれは他人のすることを「ばかげたこと」として見下げさせるようになり、他人のよろこびや満足を口やかましく批判して阻害する。またそのような人は報復的な憎しみと卑劣さで満たされるような仕事を懸命にやろうと努める。そして自分は非常に善良であるから皆が自分に関心をもちほめてくれるべきだと思う。だからそういう人がつまらない人だと思う人に、他の人たちが関心をもつと非常にしっとするようになる。

ベティは全くこのような女性であった。彼女は同じ事務所の他の女の子たちを見下げて、「皆の話すことはボーイ・フレンドやデートのことばかりだ」と批判した。

彼女は大きな保険会社の事務員で、非常に勤勉で良心的に働いたので、最初のうちは上司や同僚たちからとてもほめられた。皆にほめられるととても幸せだった。しかし彼女の独善性のためにだんだん人がよりつかなくなり、ひとりぼっちになった自分にとてもつらくなった。そして仕事の上ではあまり注意深くできないが、陽気な性格のために部屋の雰囲気を明るくしているので上司たちから気に入られている同僚の女の子に非常にしっとするようになった。

ベティは厳格で信仰あつい家庭で育ちいつも罰として説教をされた。すべての娯楽は悪いのではないが、ばからしくてつまらないものとしてけなされた。彼女は親の監視外では映画をみることも許されず、しかもその映画は特に選択されたものでたいてい宗教的な内容のものであった。デートをする女の子は悪いばかなだらしのない子として親がけなした。ベティは「よい子」としての誇りをもって大きくなった。

学校ではよい成績をとったが、彼女の独善的態度のためにひとりぼっちであった。彼女は男の子を非常に恐れ、自分にひとりでも関心を示すと、学生のたまり場で映画やダンスは時間を浪費するものだといっては彼を追いやってしまう。彼女が男の子に関心をもった場合、彼女は厳然として心の中の「悪魔」と戦った。

おとなになるにつれて彼女は自分の態度が人々を自分から追いやっているのだということに気づいた。彼女は自分が立派であるがために罰せられてきたのだと思った。その仕返しを親に向け、自分の淋しさの原因が親にあるといって批難した。それから彼女は気楽に他の若い人たちに会い交際するように努めた。しかし自分の独善的な態度を抑えきれなくて、また自分の家族の者からも相手にされなくなり以前より一層孤独になった。彼女は行きずりの人とデートするのを好まず、正式な会合へのきちんとした招待を望んだ。男の子と映画に行っても、その映画の内容についてきびしく道徳的に批判した。それ以外に彼女はいうことを知らなかったからである。もちろん男の子はすぐに彼女に興味を失ってしまった。そこで彼女はますます頑固で立派になった。しかしそれと同時に一層真剣に仲間を求めるようになった。そして彼女は助けをえて、じょじょに自分の「過去の子ども」が仲間や愛情を見出す機会を阻止しているということを認めるようになった。

ベティの体験は何千人もの男女の生活の中にみられる。そして多くの人は当惑している。彼らに親の懲罰的態度が自分たちの「立派さ」の中の主要な要因であり、また自分が友人を作ったり保持することができない阻害要因であるということに気づいていていない。

もしあなたの家で行なわれている罰が道徳を基準にしてなされているならば、自分自身もそのようにして罰しつづけ、自分を他人や多くのおとなの生活上の楽しみや満足から遮断しているのではないかと調べてみるべきである。

**懲罰的態度のセックスや結婚への影響**

懲罰的な人の不思議な点は、仕事や家の外では全く理性的な人が配偶者や子どもに対して非常に敵意をもち懲罰的になるということである。そのような人においては罰-報復のサイクルが家の中だけに現われるのである。

そのような人は懲罰的な家庭で育てられて後、大学へ行ったり就職したりして、その懲罰や規制から逃れた人に多い。新しい環境ではいらいらさせられる規制はなく、次々と新しく罰せられることがないから、報復への願望は消失してしまう。またそこでは自分自身の規則をつくる自由があり、自分の興味や衝動を満足させることができる。そのような規則をつくるためには、人の欲求、好悪感、適応能力について考慮せねばならない。またそのような規則への欲求を認めることにより、自分自身に対する親の役割に対して新しく尊敬の念をもつようになり、報復感情が軽減するようにもなる。とにかく、親が自分に示したのと同じようなきびしい懲罰的な規則を自分自身につくらないならば、報復感情はすっかり消失するようである。

しかしそのような人が結婚して家庭をもつと、自分の実家と非常によく似た状態をつくり出す。愛情のみならず規制的態度に対する報復感情をも含めたすべての昔の感情がもどってくる。家庭での行動や配偶者の役割に関して望ましいものと望ましくないものは子どものころの家でみられていたものと同じになる場合が多い。全くそのような態度は昔家で安定感を求めた「過去の子ども」の態度である。厳重な規則や罰がその人の昔の家庭生活の一部であったならば、「過去の子ども」はそれを再び求めるからである。

しばしば懲罰的な背景をもっている人は、自分がつくった規則や態度に対する報復の願望に燃えているときに最も気楽な気持になる。同様に彼の「過去の子ども」は自分の報復的衝動を満足させるためにその規則を破ると罪業感や無価値感をもつ。たとえば、教会へ行かなくてはならないといいながら、行かない場合に罪業感をもつようになる場合である。よくあることはひとりの配偶者が他の配偶者に望ましいと思われる規則や態度をつくらせて、自分はそれに反抗し、しかえしをするというケースである。この場合、規則をつくらされた配偶者は他の配偶者にきびしく罰をあたえる親の役割を演ずることになる。

ときどき結婚に含まれている愛情や愛そのものが昔の苦悩、怒り、報復への願望を再燃させるようである。子どもは愛することときびしい罰の間に大きな矛盾を感じ、その結果、「自分は愛される価値がない」という。おとなになると、「過去の子ども」は過去の罰を償うために愛を要求する。しかし子どものころ愛と罰が結びついていたため、何かが欠けているように思う。すなわち残酷な罰と自分自身の報復感情が不足しているように思うのである。

多くのおとなは「過去の子ども」の虐待された感情と報復の願望を満足させるために、つまらないことで配偶者をののしる。これらの願望はいろいろな様式で現われる。たとえば、ある女性は子どものころ罰としていつも床みがきをさせられたために、今ではだらしがない主婦になったのかもしれない。つまり彼女は床をきれいにしないことで仕返しをしているのである。しかしこれは夫の罵倒を招き、母親からたえずいわれたように、「お前はよくない子だ」ということばを思い起こさせることになった。そこで彼女は疲れ果てるまで床をみがき、家中をきれいにして、罪業感からは救われたが、次に夫に対して腹が立った。夫の罵倒の残酷な懲罰的特質は、彼がボスになるまで貯えてあった彼自身の報復的衝動から生じている。すべての罰と報復はたいていの場合だんだんエスカレートして、ついには結婚生活が危機のふちに面するようになる。離婚の法廷では、相互に罰と報復のサイクルによる話し合いがきかされる。つまり、夫婦がお互いにどんなひどいことをしたかについてきかされる。しかし過去の罰と報復の願望がどのようにして些細なことや誤解に対して過度の罰をこのように爆発させるにいたったかについてはきかされない。

**売られたけんか**

懲罰的な背景をもった妻は衝動的に夫を刺激するようなことをいったりしたりして、夫になぐらせる場合がある。これはしばしば自罰性の一形態である。このような妻はなぜ夫がなぐるかをよく知っていて、わざとそうさせるのかもしれない。そうしておいて「私が何をしたっていうのよ」という。つまり彼女はそのようにして昔親がしてくれたように、誰かに自分をコントロールしてもらえるような懲罰的な家庭の雰囲気をつくろうとするのである。

多くの場合、そのような人は自分自身をおとなとしてふさわしくコントロールすることがやりきれないほどの負担になるようである。そして衝動的な「過去の子ども」に自分のことばをいわせ行動をさせるのである。それはつまらない物を買ったり、あつかましかったり、粗野であったりするが、結局自分の衝動性を満足させることになる。そうしておいて後で悪いことをしたと思う。そして夫がなぐったことをはげしく攻撃する一方、それによって自分の罪業感が軽くなり、夫に責任をかぶせることになる。一方、なぐったことは夫の側にとって、子どものころの罪業感や無価値感を再生させ、報復の願望を再燃させることになる。

私の知っている数人の男性は子どものころ残酷に扱われ、現在では自分の昔の報復感情を満足させるために妻をボクシングの練習用のパンチング袋として扱っている。そのような感情は子どものときには表現できず、自分より弱い親しい人、すなわち妻に対して現在表現しているのである。

なぜ妻がその目標になるのか。妻は夫に最も親しみのある雰囲気の中で関係している唯一のおとなであるからである。

妻をなぐった後で夫は非常に悪いことをしたと思う。自分の思いつくあらゆる名前で自分をののしる。毎日自分が何と悪い人間であり、不公平で残忍な人間であるかを思い出してみる。何か特別な仕事をやって自分の罪業感を軽減しようと努める。その中にこの自罰的行為が昔の報復感情を起こさせて、また妻をなぐってしまう。私が知っている多くのケースでは、妻も懲罰的な子ども時代を体験している。彼女は夫になぐられても、それを許して忘れてしまうかもしれないが、ときどきその仕返しとして軽くからかいのことばを夫にいう。それがまた夫を刺激して、夫になぐられる。このようなことの繰返しである。

報復は無茶苦茶金をつかったり、車をとばしたり、アルコールにふけったり、浮気をする等の様式で表現されうる。この場合、夫婦の一方が自分の報復の願望を制限しようとしない限り、夫婦関係は破壊することになる。

しかし残忍性と残忍性がぶつかりあっても、結婚生活がつづいている場合もある。夫の酷使や残忍性をひどく批難しておりながらも次々と子どもをもうけ、結局経済的に夫婦が離れることができなくなっているケースを多く知っている。その場合、夫婦げんかの仲裁に入った近所の人は皆追い払われている。しばしばそのような状態で問題になるのはしかえしをするチャンスであり、それが離婚をするとなくなってしまうことになるのである。

ぶったりぶたれたりする傾向は性的関係において顕著な役割を演ずることが多い。フロイドや他の精神医学者や精神分析者たちはこの傾向について他虐的および自虐的関係ということばで書いている。しかしこのようなことばや論議はそのような性的関係における子どものころうけた罰や報復の欲求の意義をあまり明らかにしていない。

**セックスにおける懲罰性**

懲罰的な親は愛や愛情と自分の過度の罰を混同しているので、体罰や酷使することが愛することや愛されることとごっちゃにからみ合ってしまうことが多い。われわれはよく赤ちゃんをつねったり、息が止まるほどきつく抱きしめてかわいがったり、子どもをからかったり、頬をたたいて子どもをほめたりする親をよくみかける。このような行為は愛や愛情をうけたりあたえたりするための本質的な要素になるのかもしれない。だから「もっとしっかりとキスをして抱きしめてちょうだい」と多くの母親は子どもに命令するのであろう。

このようにつねったりたたいたりしてかわいがられた人は、こうされないと愛されたと感じないかもしれない。またこういう人は、よくそのような行為を感情の強さと関係づけるため、罰と報復のサイクルを性感や性欲をたかめるために使うことが多い。一方の配偶者のいたずらで妨害的な「過去の子ども」は、親が子どもにするような愛をこめて罰する他方の配偶者に非常に残忍な行動をとらせ、それがまた相手に復讐心をもたせ……というふうに循環してすすんでいく。

私が前述したように、われわれは自分の「過去の子ども」を寝室へたずさえていく傾向がある。だからあなたの過去の背景が愛と混同された罰で満たされているならば、報復的で自罰的な感情は親密な人間の愛情関係である性的関係において容易に生ずることになるであろう。

**嫉妬深い女性のケース**

結婚生活で最もよくみられる最も破壊的な感情は嫉妬である。多くの場合この強烈な感情はさかのぼって子どものころにうけた罰によって生じた報復感情や自己非難にその原因をみることができる。そのような嫉妬はおとなの生活上の事件とはあまり関係がなく、過去に育てられたものである。

エレノアの不幸な話はこのよい例である。若いきれいな主婦のエレノアは嫉妬のためにすっかりやつれてしまった。彼女自身このことはよくわかっているが、何とも仕方がないという。夫がテレビのダンサーに興味をもってみていると、彼女は全くわけがわからずカッとして彼を責めたてる。

彼女は実際はかわいくてきれいであるのに、自分はみにくくて冷淡だと思っている。彼女はふたりの子どもを生んだためにスタイルが悪くなり、夫は自分に興味をもっていないと信じこみ、夫が他の女性に興味をもっているのではないかといつも疑っている。緊張感と怒りでいっぱいの彼女はかんしゃくを立てたり、憂うつになったりを繰返している。子どもに対しても、あるときはおどしたりぶったりし、その後で非常に悪く思って、やたらと甘やかしたり、愛情をあたえるつもりで子どもに盲従したりする。

彼女の夫は彼女を愛しており、他の女性には興味をもっていない。彼は絶えず彼女に愛情と関心を示してそのことを信じさせようとした。それなのに彼女は「夫が他の女性に興味をもつことにもう我慢できない」といって二度家を出た。彼女が私に話してくれたことから、彼女は夫の不貞を疑って嫉妬するために彼を愛することも信ずることもできないのに、歯科医や親しい近所の人や八百屋の配達の男の子に非常に強く惹かれるということが明らかになった。彼女は自分に禁ぜられたものに、魅力を感じ、すべての責任を憎んだ。

彼女との話し合いの中で、私はエレノアが成長した過程で母も姉妹も弟も皆が父を恐れて生活していたことがわかった。彼は非常に力の強い男で、いつも酒を飲んでいた。彼はいろいろなときに母やエレノアや周囲にいる者を誰彼かまわずなぐった。しらふのときは皆をけいべつし嘲笑した。

エレノアはおとなになると父がとったのと同じ軽蔑した態度で自分自身を扱い、このような自罰的態度に仕返しする意味で夫に対して怒りと疑惑を浴びせかけ、罵倒した。子どものころ家庭生活で愛情のある関心を示されなかったので、そのことについて非常に疑い深くなっており、現在自分の家庭の中でも誰も愛することができない。しかし、彼女は家庭外の人からの愛と関心を切望している。自分自身および自分の身近な者を軽蔑し、自分の子どものころの生活に仕返しをする意味で酔っぱらったときの父の怒りと憎悪のこもったことばで夫を誤解しつづけた。

数回私は何も指示しないで彼女と話合いをしたが、その後彼女は三回目の家出をした。そして近くの町でウエイトレスになった。夫は困って実家の両親に同居させてほしいと頼みこんで、子どもと一緒にそうすることになった。

ウエイトレスとしては他の人たちと非常にうまくやっていける。彼女は腹をたてることもない。しかし以前よりもっと憂うつになったが、いつもかんしゃくの爆発と憂うつを繰返したり、子どもをなぐっては後で甘やかしたりした以前の態度より、現在の方が彼女にとっても夫や子どもたちにとってもよかった。結局彼女は子どものころにあたえられた残忍さのためにもつようになった近親者への報復の欲求をもたないようになるまでは、自分の「過去の子ども」をコントロールすることはできないのである。

多くの人は刑罰は子どもをしつけるために実際必要であると真面目に信じている。子どもは何のためらいもなく自分たちに従うべきであり、自分たちが望ましいと思うことをすべきであり、自分たちを尊敬すべきであると思っている。しかし刑罰そのものはしつけのために

**刑罰の防衛**

は全く効果のないものであり、失礼な態度や憎悪心や恐怖心を育てることになることは間違いない。

刑罰は力を尊敬させるようになり、仕返しをするための力をもちたがらせるようになる。しかし親は愛のこもった尊敬を望み、憎しみを秘めた尊敬をうけると一層子どもを罰し痛めつける。そのような親の刑罰の究極的な結果もたらした社会奉仕すなわち、保育所、精神病院、非常に複雑な警察や監獄の制度等のためにわれわれは巨額の投資をしているのである。しかしこれはまだ刑罰が人間生活にもたらすみじめさとは全く比べものにならないほどのものである。

**なぜ刑罰は効果がないのか**　刑罰はいろいろな理由で効果がない。まず第一にそれが親の権力によるものであるからである。子どもは最初自分の安全と福祉のために理性的には行動できないから親の権力に頼るのは当然である。

しかし親の権力は一般に子どもの欲求を満たすためでなく、おとなの欲求を満たすために使われる。ここで軽視されがちなことは、子どもも感情をもっており、それが発達するにつれて興味をもつようになるということである。このことは特に懲罰的な親には尊重されず、自分自身の感情のためにたえず無視され、そのような親はそれどころか自分は子どもを罰してしつけるよい親だとさえ思っている。子どもがそれに反抗すると、親は力でもって制圧し、自分の感情にさからわないように教えるためなぐりつける。このようにして子どもは反抗できないようにさせられ、従わされる。そしてそのとき彼は憎むことを学ぶ。

このようなことがつづくにつれて、子どもは一層はげしく反抗するようになる。そして反抗できないとなると、うそをつくようになり、それは罪業感と自己軽蔑感を生じさせる。しかし彼が率直に親に対して憎しみを表現すると、親は非常に傷心し、子どもをコントロールできなくなったのではないかと恐れる。その上今までのきびしい罰に対する罪業感によって彼はひどく狼狽し、「私を尊敬するようにしこんでやる」と叫ぶのであるが、その結果は子どもに復讐心をもたせることになるのである。子どもが身体的に成長するにつれて、体罰はあたえることができなくなるが、他にいろいろな罰し方がある。一方、親の罰や不必要な規制に対する子どもの復讐心は、反抗的行動やいたずら、悪い学業成績、乱暴、非行等のいろいろな形で爆発する。

アメリカの多くの若者たちはうろうろして結局は親に罰せられている。学校の夏休みとその後再び規制の多い学校へもどらねばならないという束縛感が原因となって毎年夏には若者の反抗や非行が問題になるが、その結果彼らはより一層きびしく罰せられる場合が多い。「森の家へもどれ」と新聞は叫び、警察が彼らを撲滅し、親が一層きびしくしつけることを要求する。実際、ハーバード大学およびその他の調査によれば、投獄されている非行青年の中の六〇パーセントから九〇パーセントの者が逮捕されるまでにたえず体罰をうけており、普通の青年ではわずか三〇パーセントの者が体罰をうけているということが明らかである。

結局刑罰によって子どもをしつけることができないので、われわれは刑罰をうけるべき人を「よくない人」「悪い人」「危険な人」ときめつけるのである。そんなことをしている中に、彼らの報復的衝動は抑えられなくなり、本当に危険な人物になってしまう。この時点でわれわれはそのような人を投獄する。これでもう一度「悪いことをしない方がよい」ということを教えることができると考えられている。

そのような考えが愚かであることは、親の罰に対する報復的行為のために投獄された教育をあまりうけていない若者の次の手記によって明らかである。

「おれが最初にいった学校は面白くなかった。それはおれが一一歳半のときである。おれが学校へ行きたがらなかったので、世間のやつらはおれを自由にしてくれなかった。ある日ひどく悪口をいったというので捕えられ、一時間ロの中に石けんをつめこまれた。そこで逃げだそうとしてまた捕えられ、窓に鉄格子のはまった部屋に入れられた。そこには暖房もなく、靴もスリッパもなく、ねずみが一日中走りまわっていた。着るものはねまきだけだった。それが二月だったんだから、おれがどんな気持だったか想像できるだろう。」

「一三歳のとき孤児院へ入り、そこに二年間いた。入ってから二週間たったとき、ひとりの小僧がリンゴがほしくて逃げ出した。もうひとりの小僧がそれを知って監督に話した。おれはなぜそんなことを告げたのかといったら、そのことでひどく罰せられた。集会室へ連れて行かれ、すごくなぐられた。それからおれは四日間歩けなかった。」

「三回目には一六歳のとき感化院へ入った。乱暴をしたというのでそこへ入れられた。そしてそこには九ヵ月と八日間いたが、何にもよいことを学べなかった。そこは犯罪すなわち、社会に対する仕返しを教える学校だった。先輩から教わったのはそれだけだ。」

「一七歳のとき第四の場所へ行き、そこに一年間いた。弾丸で傷をした右手の治療に二ヵ月かかった。作業場のふたりの役人が老人たちの中に若い自分が入れられているのを憐れんでくれた。また毎日手の具合はどうかと尋ねてくれた……」

一次は留置所で、そこに五年と二ヵ月半いた。それは一八歳のときだ。今気違い病院に入っている小僧とふたり一緒の部屋に入れられた。やつは三晩おれにいやなことを誘いかけたが、おれはことわった。そして二度と自分に話しかけてくれるなといった。そして監視人に自分をひとりの部屋へ入れてくれと紙片に書いて頼んだ。しかし何にもならなかった。四晩目に煙草をすい過ぎて気分が悪くなっていたとき、その悪魔が自分に最高の夜をもたせてやろうといって、おれの上にのっかかってきた。それでやつを床の上に投げとばして、とっ組合いがはじまった。」

「それで自分はけだものとして扱われた。……いったい自分には何が残されているんだ。五ヵ月余分に執行猶予になった。それがすんでもまた一つの地獄から他の地獄へ入れられるだろう。ここを出てから一年間刑務所へ行かねばならない。世間のやつらはおれが改心するとでも思っているのかなあ。最初の所で自分は改心しようとしたができなかった。もしおれが出獄しても自分にとっても他の人にとってもよくないことはわかっている。もうどうなってもかまわない。自由だろうと死だろうと……。何でもこいということだ。前もそうだったんだから今だってそうできるさ。今二〇歳の若さだというのに、もう五回も居所を変わっているんだ。一ヵ所から出てきても、また次の所へいくって具合に……。これからまた六番目の所へ行くんだが、自由な身になるには七番目の所へも行くことになるだろう。*」

このように報復的な犯罪は刑罰、残忍で屈辱的な取り扱い、投獄によって永続するのである。このサイクルは犯罪学者や罪人たちによって数十年も前から認められており、この若者が実証しているように、これこそ子どものころの過度の刑罰に対する報復の願望をもたせつづけるのである。

報復的な人にとっては、その人の行動が報復的でなくなり、信頼や尊敬ができるようになるまで、ある規制を必要とする。われわれが監獄を病院だとみなすことができれば、そのような人にあたえるべき刑罰を変え、彼らの取り扱い方に関する大がかりな実験をすることができるはずである。

結核患者は社会にとって危険である。だからわれわれは回復するまでその人の自由にある程度制限を加えて治療をすることを主張するが、その人に敵がい心や侮辱感をもたせるようなことはしない。実際そのような環境ではその人はよくならないであろう。それと同様に、親からきびしく罰せられた人はそれ以上きびしい罰をあたえる監獄では治療されえない。その治療への前進的な第一歩として、監視員の給料や資格をあげることが必要である。現在のレベルでは、親の罰の犠牲になった人が世の中の安全のためにという名目で監視員になるのであって、その仕事は報復のために使えるという意味で、そういう人に魅力のある職業となっている。

しかしわれわれが家庭における親の刑罰をもっと広いスケールで取り扱うまでは、大きな社会問題の真の原因を見出すことはできないであろう。もちろん親の態度がわれわれの民主主義的な生活方法に矛盾するような広範囲にわたるみじめな結果をもたらすことはまあないであろう。

海兵隊の指揮官D・M・シュープ大将はノフォークの兵営で不名誉にも除隊させられる隊員を太鼓をたたいて送り出す儀式をやめるように命令した。それは公式には数年前に廃止されていたが、地方の指揮官がそれを「しつけ」のために復活させたのである。この屈辱的な儀式では、すでに軍法会議で罰せられている不名誉な隊員は、「死の行進曲」を太鼓がゆっくりと鳴らしている間、軍隊の整列している前を歩かせられるのである。それから彼の「不良行為」と不名誉な除隊命令が大声で読まれ、将校が、「この男をこのアメリカ海軍の留保地から追放せよ」と命令する。

それからその隊員は各分隊の前へ行く。その度に隊長が「顔を上げよ」と命令し、皆から罵倒される。

連合通信社によれば、海兵隊司令部がそれを禁止する以前の一九六〇年にこの不必要で残酷な儀式は地方の指揮官によって復活され、七人の隊員が太鼓を鳴らして追放された。このような儀式は少しもしつけにならず、ただそれを命じた人への報復の願望をおこさせるだけである。

このような罰は権力で報復をする人によってときどき与えられるが、公的には最早是認されていない。われわれは家庭も国家も進歩したので、このようなおろかな罰を認めなくなったのである。それによってあなたは自分自身や他人、特にあなたの子どもを取り扱う上で、この自分に永続するみじめさを軽減するうえに著しい貢献をすることができるのである。

* Frank Tannrenbaum, *Crime and the Community*, Ginn and Co., Boston, 1938.

**刑罰を支持する文化的要因**

われわれの文化は、残酷にぶたれた子どもについての恐ろしい新聞記事が実証しているように、子どもを明らかに酷使する親から子どもを引きはなす法的な手段を提供してはいるが、全般的には刑罰を支持している。もしあなたが懲罰的な背景をもっている場合、この文化的支持はあなたが自身の罰と報復のサイクルに丁重に制限を与えようとするとき、かなりの困難と混乱をもたらすことになるであろう。

しばしば自分が子どものときひどく罰せられた親は、自分の子どもには決してそのように罰しまいと誓う。しかし親になってみると自分の親と全く同じことをしているのに気がつく。それがいけないことだとわかっていても、報復の願望が非常に大きく子どもをひどく扱う。この点でわれわれの文化が彼の懲罰性を支持する。自分の周囲をみてみると、他の親にもそれがみられ、学校や軍隊ではそれをよしとして使用しているし、多くの宗教および政治の指導者がそれを実行しており、法律や裁判所や留置所の制度の中にまでそれが実践されている。

この決定的な時点において、親が文化的態度の運搬者になるということが、子どものころから放置されている刑罰者への報復願望によって押し出される。ずっと前に述べたように、過度の罰はいろいろな要因によってなされるが、とにかく懲罰性がある世代から次の世代へと永続するということは重大なことである。

### 疑惑――刑罰の特殊な様式

多くの精神科医によって認められ、非常にひろく研究されている親の態度に「疑惑」というのがある。それはあまり多くの人にはみあたらないが、全く特殊で容易に判別できる態度であり、明らかにその人を無能にしてしまう。刑罰の一様式であるそれは子どもの失敗や不当性を予測する親の態度である。多くの親は子どもが背を向けるとすぐに、それは自分にそむこうとしているのだと確信する。子どもはその親の疑惑を感知して、親が期待していることをする。あなたは次のような疑惑のことばをきいたことがあるでしょう。「あの子は全く父親と同じで、思いやりがないよ。あの子が父親とは違っているなんて思ったら大間違いだよ。」

親が子どもを疑うというのは子どもの失敗を予期することになるので、子どもが新しい熟練を習得するのを妨げる場合が多い。「自転車に乗るにはまだあなたは小さ過ぎるわよ。」「歌えもしないのになぜ合唱団になんか入ろうとするのよ。」「犬を飼うなんてとんでもない。世話もできないのに。」「化学のセットは危ないから、けがをするといけないよ。」このようなことばで子どもはしようとしていることをすぐに止めることになる。

親の疑惑はある特殊なタイプの自己卑下感を生じさせる。自分で自分を信じない場合、自分自身の不当性や失敗を予期していることになる。古臭いことばの「お前はやりはじめる前におどかされている」ということになる。自分自身を信じない人には二つの著しい特徴がある。一つは失敗の憂慮や心配の予感がもりあがって、失敗するように運命づけられていると思いこむことである。もう一つは自分が最も信用しない不当な領域に惹かれる傾向である。

疑惑は失敗を予期する点で、過去の努力をののしる多くの自己卑下感とは著しく異る。この時間的要因は重要であり、疑惑がしばしば努力をしない理由はここにある。だからそれは特に何もできなくさせてしまうことになる。

われわれは皆一度や二度は切迫した失敗を予感した経験がある。そしてたとえそれに失敗したとしても、この予感や失敗の連続がその人の生き方になることは滅多にない。ところが自分の子どものころの親の態度をつづけてもっていて、自分自身を信用しない人はそうなるのである。またわれわれはたいてい自分の失敗は準備や訓練の不足によるものとわかり、努力をすればその中に必要な知識や熟練を習得できると思う。もし努力が筋力を必要とする場合、それがなければあまり深刻に思わないで努力をあきらめるであろう。しかし疑惑の犠牲者は失敗するように運命づけられていると思い、そして失敗する。その上、ほとんど失敗するにきまっている領域で改めて努力をする。

このようにしてときがたつにつれて疑惑の犠牲になった人は、自分の能力や才能が自分が思っているほど不当ではないということを示すための努力をしなくなってしまう。そのような人は自分は就職できない、デートができない、ふさわしい行動をすることができない、卒業できない、自動車の運転ができない、何もできない等と思っている。そのような人はあちこちと職を探しまわっても、面接のときの口ごもった話し方や自信の欠如が彼の全般的な自己不信を表わすので、結局就職できないことになり、それをまた運命だときめつけてしまうのである。

疑惑に悩まされている人の第二の顕著な特徴は最も自信のない領域に惹かれる傾向である。これは単なる「反対のものの魅力」ではない。多くの場合、自信のない人はその自信のなさのために自分ができるかどうか確信のないことをしてみようとかりたてられるのである。

**失敗の連続のメカニズム**　自信がない人が続いて失敗した結果、落胆し、軽蔑し、依存し、みじめになって、しだいに非常に深刻な自己卑下感をもつようになり、自分で最も自信のない活動をしようという気持にかりたてられる。結局、自分の自己敗北的態度および自分に対する疑惑的態度に反抗するのである。「自分の力をみせてやろう」という意気ごみで突走ったり、はでにお祭り騒ぎをしたり、スタンドプレイをしたりしようとする。このようにして彼は自分の過去の恥やみじめさを拭いさり、自尊心のみならず自分の能力に対する他人の尊敬をえたいと思う。

しかしこの努力が困難を現実的に予測して成功のためにいろいろ準備をしてなされるのでなくて、過去の失敗のために長い間蓄積している強力な自己卑下感によって支配されているのであるから、タイミングがうまくいかない。その上、過去の失敗は自動的に自信のある領域でなく、最も自信のない領域を選択するようにしむけるのである。

この反抗的で衝動的な努力はたいてい失敗に終わり、さらに大きな落胆をもたらし、不幸の原因となり「失敗するように運命づけられている」ことの証拠となる客観的な失敗となる。そしてこの失敗によってもう何もやってみようとしないようになる。「やってみたが失敗した。もうやっても仕方がない。自分は勝てないんだ」とそのような人はいうであろう。

以上のような人はかなりの能力をもっており、それを本人も知っている場合が多いのであるから、そのようにうまくいかなくて間の悪い努力は自己卑下感のためにカッカッとして衝動的になされるからである。そのような人は知的で感受性があり、真に有能な人が多い。しかし彼の疑惑が彼を無能にさせているのである。彼らの偉大な努力と失敗との間で満足させられるものは、あまり目立たない業績を自分の能力内でえるための無数の機会であり、それによって彼は真に満足をすることができるであろう。このような業績は最初の中はあまり立派なものではないが、現実的には彼の能力への疑惑や落胆や依存性を減少させるであろう。その上、それは何の進歩もしないでただのたうちまわっている疑惑の自罰的な泥沼を干し上げるための役にも立つのである。

**懲罰的感情を規制せよ**

子どものころの自罰的、報復的感情の継続に対する健全で効果的な方法は、そのような感情に丁重な制限をあたえることである。私がこのことについて、医学生やソーシャル・ワーカーや医師と討論するとき、「あなたはそのようにいわれますが、具体的にはいったいどうしたらよいのですか」という質問がときどきはねかえってくる。

「過去の子ども」のそのような感情に丁重な制限をあたえるということは、第一にあなたの感情が何であろうと、それが現在起こったものであろうと過去に起こったものであろうと、またそれが不安感、敵がい心、罪業感、自己卑下感、衝動、願望、憂うつ、怒りなどのどれであろうと、それらの感情を認め尊重することを学ぶことである。

たいていのときわれわれは自分の感情を認めないでただそれに反応するのみである。それを認めるということは自分がどのように感ずるかとか何が自分を悩ませているかを明白にするための第一歩である。感情は唯一つの事件だけのものでなく、いろいろな事件や状態に生じた感情が連らなってつみかさなる傾向がある。ゆえに自分の感情を認める上で、一連の事件がその中に含まれているかどうかを調べてみることはよい方法である。たとえば、その結果、失望、欲求不満、悪口等が含まれているかもしれない。あなたが探求するのは、「らくだの背中を折る最後の藁」ではなくて、それ以前に堆積されたものである。

そのような感情をただ明白にして認めるだけで非常に役に立つということがわかるであろう。つまり、「らくだの背中の上の最後の藁」やその下に積んであるものを客観的にみる意味で役に立つのである。

しかし自分自身の新しい扱い方を発展させる上で違いを生じさせるのは、その感情を尊重するかどうかによる。このような感情をもっているからといって自分を罰してはいけない。たいていわれわれは自分の感情を尊重しないで、そのような感情をもっているのは「幼稚だ」「ばかだ」「悪い」などといって自分を卑下したり罰したりする。

子どものころに生じてその後その主な力をつけてきたほとんどのそのような感情を認めて尊重することはそれに埋没することではなくて、それを規制することである。それによって自分を罰したり、おとなの目標追究を阻害したり、おとなの生活を支配させたりしてはならない。

やさしいがしっかりとしている親として、あなたは自分自身と「過去の子ども」に次のようにいうべきである。「さて私はあなたがどのように感じているかわかります。あなたは昔誤ちをしたときにいわれたように、自分がばかで悪いと思うでしょう。しかし私は私が誤ちをしても自分を罰しないでしょう。私はこの誤ちに注意してその償いをし、きびきび働くことにします。」その場合「過去の子ども」が自己卑下的な罰のために使用されるので、その自己卑下感を規制しようとすると、われわれはおかしな気持になりわからなくなってしまう。しかししだいに「過去の子ども」の感情によってあまり悩まされなくなるので、自分のおとなの活動を楽しみ、今までよりも気楽になれるであろう。そしてそのような感情は認められ尊重されるが、それが本当に属している過去は規制されることになる。

たとえば、あなたが子どものころに親からきびしく罰をうけたならば、自分自身に対して親としてふるまう場合には二つの問題をもつであろう。一つは罪業感、「よくない」という気持、愛される価値がないと思うこと、それとよく似た自己卑下感等である。おとなになっても、子どものときに禁ぜられていたことや誤ちをしたとき、また失望や失敗に出会ったとき、そのような感情で自分を罰しつづけるであろう。

自分自身にとってやさしい親であるためには、そのような感情を認め尊重すべきである。それと同時に、もしあなたが衝動的に報復にむかって突進したならば、そのような感情がもどってくることも認めねばならない。あなたは次のように自分にいうべきである。「そのような罪業感や自己卑下感は私の子どものころにできたものであって、現在の活動や生活には関係がない。私はその誤ちのために自分を打ちのめそうとしないで、それを矯正し、もっと注意深くなるように努力しよう。」

この感情を丁重に規制しないと、あなたの自罰性はたいてい、衝動的で痛烈に愛する人へ仕返しをさせるようにあなたをしむけるであろう。だからこの感情が「過去の子ども」のものであることを認め、それを尊重しながら規制し、現在あるべき自分およびおとなとしての誠実に達成したことを尊重するように努めるべきである。

ひどい罰をうけた人の第二の問題は自分の報復感情の処置のことである。もちろん、自己卑下感で自分を罰する傾向が減ずれば、多くの報復感情の地盤を切りつめることができる。また自分自身や自分の感情を尊重できれば、他人に仕返しをする必要もなくなる。

罪業感や非難による自罰感情と同様、強力な報復感情は子どものころのきびしい罰や規制によって生じたものである。そのような他人を傷つけてやりたいとかなぐってやりたいという気持を認め尊重しなければならない。このような感情は心の中にくすぶっていて、誰かがちょっとでもあなたに敵対したり、不公平であったり、思いやりがなかったりすると、はげしく燃え上るであろう。社会の冷遇というような些細なことが地獄をもたらすかもしれない。そのような強烈でおそろしい報復感情は子どものころのきびしい罰によって生ずるのである。そしてほとんど必然的にそのような過去のひどい罰があなたに過去の仕返しをさせるようになるのである。「もう今はおとななんだから、目にものみせてくれよう」といって復讐するのである。

そのような感情をもっているからといって自分を卑下したり罰したりしないで、それを尊重すべきである。すなわち、その感情の由来を理解し、報復はもっとひどい罰をもたらすのみであるということを認めて、その表現を規制すべきである。

自分に対して親としての役割を演じながら次のようにいうべきである。「そうです。私は全くカッカッとしてます。この多くの憎しみやはげしい怒りは、私がうけるべきでなかった過去の罰に対する私に内在する「過去の子ども」の怒りに過ぎない。しかしその一部分は自罰のためのものです。私はただこれらの過去の怒りを満足させるだけのこれ以上の罰や反抗をもたらすようなことをいったりしたりはしまい。以前はこのようにしていたが、私は自分自身に対して懲罰的な親であってはいけないのだ。」

自分のはげしい報復感情の表現を規制して、「過去の子ども」に対してやさしく丁重な親として行動すれば、あなたはもっと客観的になって、後になって残念に思ったり罪業感や自己卑下感をもたないで、おとなとしての感情をもって強力に表現できるようになる。

これは容易なことではない。それには漠大な忍耐力と闘争する意欲を必要とする。そして「過去の子ども」があなたの確固とした規制に対し嘲けり、妨害し、あなたを不安がらせたりするであろうから、一大決心をする必要がある。そうしないとすぐにはげしい報復の要求にのめりこんでしまうだろう。しかしそのような問題をおこす要求をあなたはコントロールし規制することができる。

そのような報復的な衝動を規制する能力が成長し、実際の親がそうであったより自分自身に対してもっと親切な親になるにしたがって、自分自身の成長を知るようになるであろう。そして罰と報復のサイクルの中でエネルギーを浪費することなく、苦境に陥ることもなくなるであろう。

自分自身に対して丁重な親となり、最早自分を罰する必要もなくなるであろう。

# 第16章　無視的な親

## 自分は「所属」していないとか「所属」しえないと思う場合

### あなたの疑いへの指針

もしあなたが他人への親近感や集団への所属感が容易にもてず、他の人はあなたにあまり関係がないというので対人関係においてあちこちと出入りをしたり、自分自身を同一視できないために不安で淋しいのに他人を近づけない場合、子ども時代に親に無視されたと思うべきである。または親特に母親の死亡、離婚、入院、活動、興味による長期間の親からの分離がその原因の手がかりとして考えられる。

自己疎外に関する長期間にわたる諸研究をジョン・ボウルビィ博士（John Bowlby）は世界保健機構（WHO）のための著書『心の管理と健康』*の中で次のように見事に総括している。子どものころに親に感情的に無視されると、子どもの感情に傷跡ができ、それは他人に反応したり、親近感をもったり、社会活動によろこんで参加する能力に重大な欠陥をもたらすことになる。研究によれば、子ども時代に無視された程度と大きくなってからの生活への影響の程度との間に密接な関係があるということである。これは子どものころ無視されたと思っていない多くの人たちの問題の解決に光を投げかけることになり、今まであまり理解されていない多くのことを明らかにしている。

* John Bowlby, *Mental Care and Mental Health*, World Health Organization, Geneva, 1951.

無視とは何か

無視とは親が仕事や義務に追われて忙しく、子どもが欲求を満たすために助けを乞おうとしておとなに継続的に愛情を求めていることを知らなかったり、子どもに関心をもたなかったりする親の態度のことである。そのようなおとなは子どもが自己満足をする努力に対して関心や同情的な支持をあたえてやらないので、子どもにいつも自分の近くに誰かがいてくれるという安心感をもたせることができない。

日中家にいない父親、そしておとな中心に動いている家庭は気がつかないうちに子どものことを無視している。またそれを指摘されても彼は子どもの欲求を自分の関心事として理解しないであろう。同様に、仕事、PTA、病院の募金等のあらゆることに首をつっこんでいる母親は忙し過ぎて子どもに必要な個人的な関心をあたえることができない。そのような親は子どもが隣人や法律と衝突して、問題が公けになるまで自分の無視的態度に気づかないことが多い。親自身は非行少年問題にとりくんでいて有名でありながら、その息子が逮捕されたという皮肉なニュースをわれわれは皆読んだことがある。

無視は子どもから親の十分なあたたかい関心を奪うすべてのもの、すなわち、病気、アルコール中毒、仕事、死、ボーリング、社会の進歩等に起因している。しばしば無視は親の死のように親のコントロールを越えた要素が原因になるから、「要因」ということばの方が「態度」ということばより適当な場合がある。しかし多くの場合、それは子どもの欲求に対する適当な配慮を省略したり妨害する親の態度または偏見である。

われわれの多くは一時的に無視されたことはあるが、そのおとなの生活への影響はそうされたときの年齢にもよるが、あまりにひどいものではなく、幸いにもそれほど極端ではない。

### 過去および現在の生活に対する無視の影響

子どものころをふりかえってみた場合、無視されたことを見つけ出すことは困難である。感情的な無視はただ何かが欠けているという単純な理由であるため、実体がなくつかまえどころがない。それと同じ理由で、おとなの生活の中でそれを認めて対処することは困難である。

まず第一に欠けているものは、子どもに自分は特別でユニークな価値のある人間だと思わせてくれるような親との親密で信頼できる愛着を子どもが形成し維持するために必要な継続する機会である。このような親との関係がない場合、子どもの自分自身および他人に関する感情は麻痺し、不安定になり、ゆがめられ、空虚になる。彼は自分が大切であると感じたり、他人に深く関心をよせたり、反応する能力を失ってしまう。そして他人との接触を浅くて価値のないものにさせる。あなたが子どものとき無視されたならば、あなたに欠けているものを提供してくれる人を求めて、次から次へといろいろな人と接触するようになる。そして自分のことはかまわないで、結婚するに限ると思い、感情的に全く愛情のない人と結婚するというおどろくべき状況にある自分を見出すことになるかもしれない。

まず全くわからない無形のものが欠けているので、子どものころ無視された人は自分の問題の本質を認めることができない。不幸な孤独の中で、そのような人は自分の問題の原因が子どものころの外傷的経験、恐怖、あるいは懲罰的な強打等であると信じて、そのような原因をいつまでも求めてむだな骨折りをする。だいたいそのようなものがあるはずがない。ある人は以前に、「何も起こらなかった」といった。そのような人は他人に大きな期待をかけるが、皆自分とはある距離をおいて接触するため、期待どおりにいかないといって彼らを非難する。

あるいは他人と親しくなる必要を感じないかもしれない。そして他人が自分に親しくしようと努めるのにおどろくことがある。だまされるのではないかと恐れおののいて他人を死にもの狂いで自分から離そうとするかもしれない。しかしその冷淡な無関心さに応じて皆が離れていくと一層心配になり失望するであろう。子どものころに誰とも親密になったことがないので、常に他人にあたたかさを求めるが、それが求められそうになると恐れてひっこんでしまうのである。孤独の中で自分の人生の以上のようなあり方を知り、他人たちの間のあたたかく心の満たされた親近性をみて、何かが自分には欠けているということを知るようになる。

この何かが欠けているという思いは幼時期に無視された人の最もよい徴候である。そのことを知ることは子どものころに経験した無視を評価するのに役に立つし、自分の特殊な問題を整理するための助けになる。またそれは子どものころの喪失を現在ももたらしつづけている他人と離れていたいという欲求を減少するのにも役に立つであろう。

**無視の新しい理解**

第二次世界大戦以来、無視に対するわれわれの認識や理解が顕著に変化してきた。現在では無視は物質的に住み心地がよく、社会的地位を享楽している親のいる家庭において、よくみられる病的な態度であると思われている。ディケンズは著書『オリバー・ツイスト』の中で、孤児院の子がうすいおかゆに飢えているのと同様に愛や関心に飢えている無視され阻害された子どもたちの古典的な状態を書いている。今日では多くの忙しい中流家庭でうすいおかゆのような関心や愛情が子どもにあたえられ、それは長期間施設に入っている子どもたちの間で一般にみられる感情的な無視の結果と同じ結果をもたらしている。物質的な無視は確かに剝奪であり、しばしば感情的無視の表現であるが、精神的無視のようによくみられるものではなく、また人を無能にさせない。その本質的な状況を簡単に、しかもありのままにいうと次のようである。あなたが本当に父母を必要としたとき、父がいわゆる父らしくなく、母がいわゆる母らしくなかったならば、あなたはある程度の無視をされたことになる。

多くの人々に無視の真の性質とそれが広範囲に存在するということを開眼させたのは、イギリスにおける子どもに関する第二次世界大戦の体験である。爆撃された廃墟で十分な配給品や水もなく、衛生設備やベッドもないところで毎晩空襲をうけながら母親と一緒に過した子どもの方が、安全で衛生的な場所で母親から離れて暮した子どもより、感情的な阻害が少なかったのである。

それ以来、無視は徹底的に研究され、その結果それがあらゆる社会的、宗教的、経済的、地域的背景にまたがって存在していることがわかった。少し前に、R・N・ラパポート博士（R. N. Rapoport）は物質的に恵まれた特権階級の家庭の子どもに対する無視の影響について報告している。* これらの子どもたちは親との接触がほとんどないかまたは全くないので、不幸で不適応状態にあり、非行に走っているものも多い。そのような親は活発に社会的に殊勝な努力をしているため子どもを無視する場合が多い。そのような親の中には世の中の子どもたちのために必要な奉仕を発展させることによって全社会にサービスするよう市に立案していたような人もいる。

しかし自分の子どもたちとの接触は制限され、意味のあるものではなかった。子どもたちはもちろん、市の行政を効果的に改善することに関係している新しい法律の制定やスラム街の取り壊し、組織立った仕事を発展するための必要性を理解することはできない。彼らがただ知っていることは、多忙な親とはたまにしか会えないこと、親の会話を妨げないように注意されること、あまり子どもに関心のない家政婦や女中や他のおとなたちに次々と世話されたことである。ラパポート博士が述べているように最も一般的なタイプの一つは、「健康な情緒の発達のために必要な新しい人間関係に飢えているかわいそうな金持の少女」である。たいていそのような子は費用のかかる学校にやらされ、親はそれを無視の一形態であるとは気がつかないで、子どものために最善のことをしていると思っている。

しかし無視はただ裕福な家庭にのみ生ずるものではない。社会のすべての階級の子どもがアルコール中毒の親、忙し過ぎる親、すべての活動に没頭している親に無視されている。また親はときには失業、長期間の病気、仕事のやり過ぎ、個人的な不幸等の災難によって打ちのめされることもある。またただ子どもが多いため、過労の母親が子どもを一人ひとり十分にみてやれないで無視する場合もある。

* R.N. Rapoport, *American Journal of Orthopsychiatry*, 28 : 656, 1958.

すべての子どもは乳児期から青年期をとおして一人前になるために絶えず援助を必要とする。いつも誰かが傍にいて自分の世話をしてくれるものだと思っていることが必要である。

**無視に関する挿話**

われわれはたいてい、無視に関する挿話、すなわち親の関心や支持をえられなかったと思った時期がある。

普通このような挿話はある特殊な状況下で短期間のものであるが、ときには長くつづいて破壊的な効果をもたらすものもある。もしあなたが子どものころ無視されたならば、その挿話から洞察をえて自分自身にはもっと親切な親になることができるであろう。

たとえば、あなたが誰も自分のことやしたことに関心をもってくれないと思った時期や何となくしっくりといかなくて同情的な理解を求めたいと思う人がいなかった時期を思い出すことができるならば、あなたが何歳ごろどんなふうに無視されたかを認めることになる。ときどき幼児のころに求めたものが同様にあなたの助けになるかもしれない。誰も自分をあまりかまってくれないと思った特殊な時期を思い出すことによって、他の状況によるこのような挿話をも思い出せるであろう。たとえば、母親が病気であったとか入院していたとき、または、両親が失業や他の問題で忙殺されていた期間に無視されたということを思い出せるであろう。

この挿話からあなたはその期間の長短を知るであろうし、問題への洞察をすることができるであろう。その期間が比較的短かかったと思う場合はたぶんその結果を強調し過ぎているからであろう。それがずっと続いたと思う場合はその結果をあまり強調しないからであろう。なぜならばこの関心の欠如があなたの体験的生き方になったからである。

このような洞察は機械的にはできるものではない。たとえば、親が問題をもつことが常に無視とはつながらない。私はある男性が子どものころ体験したある種類の無視、すなわち母親が幼い子どもたちの世話に忙殺されていたための無視に今でも悩まされているのを知っている。彼の父は朝早く仕事に出かけ、家に帰っても仕事に没頭した。少年のころ、彼は母の手伝いにきていたおばの監督下にあった。彼女は彼を清潔に保ち、荒々しい汚い場所へは行かせず、彼女を困らせないようにすべきだと信じていた。すなわち、彼は小さい紳士であるべきだと思っていた。それは椅子に真直に腰掛けて、話しかけられたらはっきりと返事をし、教育的なものを読むことである。長年彼はそのような淋しい状態を辛抱してきた。彼の青白い顔をした存在は彼が本で読んだ騎士の行為と比べると無意味でつまらないものであった。彼は自分自身および自分のできることについて現実感がなかった。おばは絶えず彼を手伝ってあげるといいながら、彼のすることをすべて批判した。彼は夕食以外にはほとんど父親をみることがなく、父親を理解することができなかった。

しかしある夏、あまりにも働き過ぎた父親が失職して家にいた。経済的には困ったが、彼は息子に関心をもちやさしかった。そして息子の監督者になり、以前禁じていたあらゆること、たとえば、鉄道線路や川の傍で遊ぶことを許し、彼がどろんこになったり何か誤ちをしてもやさしく笑ってすませ、彼が遊びたいと思うどんな人とでも遊ぶように力づけた。そのようにして数ヵ月たつ間に、「私の父は私に自分が全く以前と違った人のように思えるようにしてくれた」とその男性は現在いっている。

ゆえに、あなたは自分の無視に関する挿話を識別する際、注意深くそれを検討すべきである。この少年は父親が失職したときより経済的に恵まれていたときの方が無視されたのである。だから最もよい指標はあなたがそれをどう感じたかについての記憶である。

### 私は誰か

ある日ひとりの内科医が若い女性を私に紹介してきた。彼女は立派な服装をして快活そうにみえたが、立ち上ったり歩いているとき、バランスがくずれて体がぐらつくといった。「ときどき私は実際に揺れるんです」といった。彼女は事実不安でいらいらし、緊張しているようであった。そして彼女は次のように話した。

「私はただ自分が自分であるという実感がもてたら……。私は誰かしら。自分に問いつづけてます。私は自分の名前も住所もそのほかそういう事柄は皆知っていますのに、それは私に何の意味ももたらしません。その上私はとにかく人間でないと思うのです。たとえば、レストランへ行っても、自分が何をほしいかわかりません。自分が何を好きで、何をほしいのか私は思い出せないようです。ときどき体の中がむずむずすると発作が起こります。」

「他の女の人は家庭と子どもをもつことでとても満足してますが、私はそれほどではありません。そんなことは誰でもできると思います。ときどきパーティで他の人たちが私に話してくれることに注意を集中することができません。私はただわかったように、微笑したり、うなずいたり、顔をしかめたりして、相手が私に期待しているらしい反応をするだけです。しかし私は彼らをみても誰だか全くわからないし、彼らのいうことも理解できないのです。彼らは私がよく知っている友人ですが、私と関係がある人とは思えません。彼らは他人です。事実、彼らは他人ですし、私も他人だと思います。ときどきパーティで自分が全く空虚だと感じながら歩き回ります。すべての人、そして夫からさえも離れていると思います。」

彼女の夫は良心的ないくぶん細かい計理士で、どちらかといえば格式ばった人である。彼は妻のいらいらした不安を理解できなかった。そこで彼も不安になり、その中に彼女はそれから抜け出すだろうと願いながら、自分の仕事に没頭していた。

彼女は自分の家庭の背景を次のように述べた。

「私は大都会で成長しました。父はあまり教育をうけておらず、私たちは貧民地区に住んでいました。そこはみすぼらしく見苦しい所でしたので、一〇歳代のころ私はとても不幸だったことを覚えてます。その周辺の男の子たちはみだらで不潔な考えをもち、人をさげすみ、下劣でした。彼らは他の人を何かおそいかかるような様子でみました。」

「私は父とはただ男の子たちのことだけでなくすべてのことでしっくりいかなかった。父は毎晩友だちに会いに出かけた。私が高校を卒業したとき、それ以上学校へ行く必要はないと彼は思った。『何のために必要なんだ。結婚すれば、教育なんか何の役にも立たないよ』といいました。そしてもちろん、彼にあの男の子たちのことやそのようなことを説明できませんでした。彼は私がその子たちとふざけていると私を責めては外へ出ていってしまいました。私はすべてのことが心配でした。」

「母も全く同様で、私がいおうと思ったことをきさたがりませんでした。彼女は毎日のように医者へ通って神経の治療をしてました。彼女はよく父の不平をいいましたが、今でもそうです。彼女は決して腰をかけて、私と話し合ったり私に何かを尋ねたりしませんでした。彼女は決して私たち子どもに誠意のある関心を示さなかったのです。」

「私は学校でよくできたので教育に興味をもったのです。先生が『誰が大学へ行きますか』と尋ねられたとき、私が手をあげなかったのでおどろかれました。私は学校新聞に寄稿したり、劇では主役を演じました。私はそういうことが何よりも好きでした。家では話しかける人もいなかったので、私の部屋で本を読みました。兄は私よりずっと年上で、父のように外出がちでした。私が一階にいれば母のぐちをきかねばなりませんでした。私の話を母にきいてもらうことはできませんでした。」

以上の話からわかるように、この女性は子どものころのほとんどを淋しい真空の中で過し、誰とも親しくすることができなかった。父親はほとんど彼女の身辺にはおらず、積極的に彼女に興味を示すことはなかった。母親は自分の健康と夫に対する心配であまりにも頭がいっぱいで、娘とあたたかい親しい関係をもつことができなかった。彼女は成長するにつれて、孤独の中で毎日の活動を懸念しおそれるようになった。おとなになっても、彼女に内在する「過去の子ども」が彼女を他人と交際させないようにし、他人との生活をおそれさせた。彼女は自分自身との関係もあまりもてなかった。それは子どものころ親が彼女に、自分がかけがえのない価値のある人間であって、自分の感情や興味は十分関心をもつ価値があるものだというふうに思わせなかったからである。彼女が子どものとき感じたり考えたりしたことに対して全く考慮が払われなかったので、現在それを重要だと考えようとすると非常に彼女は不安になるのである。

この女性の話は、何千人もの人が悩まされている典型的な感情無視のケースである。たいていの場合、彼女と同様、家庭外の人がそのような悩める人にある価値感や自己表現の機会をあたえるので、非常にひどい精神的な損傷からは逃れている。しかしそのような人の主要な問題の一つは、彼らがあたたかくて親しい人間関係に対してぼんやりとした概念しかもっていないということである。だからそのような人間関係における満足感の価値を容易に理解することができないのである。

無視された人の子ども時代はたいていい父親らしくない父親と母親らしくない母親が存在する。だからこのような人はおとなになっても、無視された「過去の子ども」がこの慣れた空虚感の安定感を維持し、深くて親しい人間関係の形成を阻止するのである。「私はたくさんの人を知ってるが、友だちはありません。あなたがそのことを率直にいってくれても、私はまだそんなことはあまり気にならないのです」とあるときある人は私にいった。

ある点でそのような人の対人関係は俳優と観客の関係に似ている。子どものころそのような人は成績も行儀もよくて親のあたたかい賞賛や是認や一時的な関心と愛をえることができることを発見したかもしれない。しばしばそのような子どもは、親の思いやりをかちえようとして必死に努力をし、いろいろなすばらしい業績を達成するようにかりたてられている。しかし親しい関係も相互の関心も生じない。

そのような環境の中で子どもはただ賞賛を期待することだけを学ぶ。その子にとって一時的なあたたかさと愛以上のものは存在しない。おとなになると友だちをつくっては、彼らに自分の業績や丁重なふるまいやみせかけの思慮深さで印象づけようとする。

しかし人々が彼に親しく近づこうとすると、実際には今より親しい関係を切望していても、その関係を突然こわしてしまう。親しさは彼の「過去の子ども」が生育した無視された環境内でも安全をおびやかしたからである。そのような人にとって、親しさは恐怖であり、束縛であり、おとし穴である。

**人を利用する傾向**

子どものころに無視され傷ついた人はしばしばうまく人を利用する。自分が人に深い愛着をもってないので、人を利用する方向にむかうのである。そのような人は自分に関心や同情をむけさせる方法をちゃんと知っている。そして自分の努力に対して愛と愛情、継続的な関心と感情的な支持、そして物質的な支持までも要請するであろう。しかしこれは一方通行である。もしそのような支持が彼に要求されれば、突然その人との関係をこわしてしまう。ひどく無視された少年の場合、彼の人を利用する傾向は特に彼を泥棒や与太者にさせることが多い。女の子の場合は、不良少女からついには売春婦になるであろう。そのような人は人生を賭とみなす傾向があり、自分自身にも他人にもただ表面的で搾取的な感じしかもっていない。

多くの研究者は、無視された体験をもつ子どももおとなも良心的でないことを指摘している。この良心の欠如によってそういう人は次々と対人関係を移りもつ傾向がある。つまり他人との関係を深刻に感じないからである。またこの同じ良心の欠如によって、人を利用することを正常で望ましいことと さえ考えるようになる。人の権利、所有物、感情はとりあげて利用すべきものだという考えである。ボウルビィは彼の調査の中で、ひどく無視されいじめられた子どもはこそ泥になる子が多いことを強調している。しかしほとんどの人はそのようにいじめられた体験をもっていない。

私の観察によれば、おとなが何か悪いことをしたとか配慮を十分しなかったと感ずる罪の程度と、その人が子どものとき無視されたかされなかったかの間に一定の関係がある場合が多いようである。もし彼に罪の意識がないならば、彼が無視されたと疑ってまちがいないだろう。彼が罪業感で苦しんでいるならば、子どものころ親しい人がいたことになる。例外は軽率な人である。そのような人の親は子どものころ彼に親しかったが彼に軽率さを許したために現在彼が罪の意識をもたないのである。

**衝動性**　全く何かわからないものが欠けているために、多くの人にとっておとなの生活に対する無視の影響を認めることが大変困難である。多くの場合、そういう人は「生きがい」を感ずるために衝動に頼る。彼らはあちこち走りまわったり、ロマンスに没頭したり、狂気的な行動を計画しつづける。しかもたいていこのような行動はすべて自分の心の底からの欲求と関係のある何かの目標をもたないので、ただ一時的な満足をあたえるのみである。

多くの財産や結婚歴をもつ有名な映画女優、孤独で陰うつな英知をもつ世界的な政治家、他人のために奉仕する人生を過す婦人たちは外見上子どものころもおとなになってからも特に無視されたと思われない。しかし彼らはしばしば自分を無視しつづけるために非常に不幸である。彼らの世間にむける顔とは違って、自分を希望のない絶望的な人間以外の何者でもないと思っている。生きているというより影として存在しているのである。特に多くのそのような女性は演劇や映画の仕事に入るが、それはその仕事や雰囲気の中で彼女たちは幻想的な同一視をすることができるからである。自分に関する内部感情が非常に絶望的であるので、そのような感情に注意を払おうとは思っていない。あるときそのようなある女性はいった。「あなたが特別な人でなくって、目立つ人になりたい場合、ただ一つの方法は別の人物になることですよ。」

たえず成功をめざして努力するのもそのような人の一つの特徴である。ある場合には、それは過去におけるある経済的な搾取に対する償いとしての努力である一方、もう一度自分の財産をみせびらかしたり、他人に奉仕してよい評判を印象づけることによって空虚感を否定しようとするための努力である。

**無視の程度を知る**　子どものころに親から無視されたならば、できるだけ客観的にその程度を知ることが必要である。そうしないと問題を間違って解釈することになるかもしれない。そしてそれは問題に直面するときの無形の財産としてもっているものを認めないで、障害に対する準備をしないことになるかもしれない。そして自分で勝手に問題を拡大して何とかなるということに気づかないで、無益な絶望感と自己憐憫に参ってしまうことになるかもしれない。いかに子どものときにひどく無視されたとしても、現在自分自身に対してやさしい愛情のある親になって自分の「過去の子ども」をうけ入れるならば、自分自身を助けることができる。

何が最もひどい搾取であるかを調べることによって、あなた自身の問題をある程度洞察することができ、子どものころにうけた無視の程度を測定することもできる。そのような調べ方は、ある客観性をもってあなたがうけた無視を評価できる基準をつくり出すことができる。

よろこんで人と関係をもてる人格上の能力に対する影響からみて最もひどい無視は、乳児期に母親が死んだり、その結果として長い間入院させられたり、施設に入れられたりしたことによってもたらされる。乳児期における子どもと母親の分離が子どもに有害であることをわれわれはある程度は知っているが、ごく最近になってそのメカニズムと理由を明確に示す科学的な資料が得られたのである。

**生後一年における無視**　ずっと前アメリカの有名な人類学者フランツ・ボアス（Franz Boas）は、孤児院で育てられた子どもは普通の家で育てられた子どもほど身体発育がよくないことを示した。しかもそれから約五〇年かかり小児科医と精神科医たちは、感情的な無視が子どもの自分自身に関する感情や自分自身を他人と関係づける能力に悪影響を与えることを示す十分な資料を集めることができた。

その外、H・L・バックィン博士（H. L. Bakwin）[*]やR・A・スピッツ（R. A. Spitz）[**]やW・ゴールドファーブ（William Goldfarb）[***]等はそれぞれ個々の調査研究によって以下のような基本的な結果を示した。これらの研究によれば、乳児は生まれてから数週間はどんな人の世話をうけても有害な影響をうけないが、数ヵ月間から数年間は、後になって性格形成上に問題をもたらしたくないならば、それは母親でもその代わりの適当な人でもよいが、ただひとりの人の継続的な関心を必要とするということである。

研究の対象になった子どもたちは、主に母親の死去または長期間の入院のために乳児のときから施設に入っていた子どもたちである。ボウルビィ博士はすべての研究者の研究を調べて分析し、それに自分の研究を補足し、そのように無視された子どもたちは次のように反応すると指摘した。

そのような子どもの感情は不安と悲しみをその基調にもっている。環境を拒絶するかのように環境から逃避しようとする。見知らぬ人に接しようとしないし、その人が近づいてもよろこばない。行動はおくれがちで、ぼうっとしていて惰性的に坐ったりねころんだりしていることが多い。たいてい不眠症で、食欲もないのが共通点である。体重は少なく、伝染病に何度もかかりやすい。発達指数の低下が目立つ。

しかし母親のもとへ帰ったり、母親代わりの人ができるとこの状態が逆転する。バックィン博士は生まれてから四ヵ月後に家へ帰った男の子について次のように述べている。「顔は青白くしわだらけの老人のようであった。呼吸はとても弱くて今にも消えそうに思えた。家へ帰って二時間から四時間たったときみると、声を立てたり、にこにこしていた。食事は以前と同じようにあたえられたのに、体重はすでに標準に達した。あらゆる点でふつうの子どもにみえた。」

これとよく似たケースを研究したボウルビィ博士は、この変化があまりにも劇的で有益であるので、「これまでいかにわずかな関心しか示されていないか全くおどろくべきである」と述べている。

ボウルビィや他の研究者たちは、生後非常に早い時期に母親の代理が世話をはじめれば、母親から離れることによる影響をかなり解消できることに同意している。ほとんどの専門家たちは、生後一年間であれば母親の代理の世話でも感情的な害をもたらすことはないと信じている。またその代理が全体的には適当でなくても続けて関心をもって世話をすることが後々の感情上の問題を防止するために必要であることに皆同意している。

生後五ヵ年における母親の喪失は子どもにとって最も重大な無視になるとほとんどの研究者は信じている。この時期に長い間母親から離れていれば、その喪失によってひどく害をうけることは疑いがない。しかしその喪失は誰かによって埋め合わされるであろう。もちろんその人からは母親ほどには慰められないであろうし、ときにはその人が無知であったりいやらしい人であるかもしれないが、とにかくその重大な五年間に愛情をあたえ世話をしてくれるであろう。そうであれば、人に親近感をもつ能力はいやな気分のときでも想像するほどひどくそこなわれないであろう。この能力いかんにかかわらず、自分自身に対して親切な親になれば、あなたは自分の理解をとおしてその能力を拡張することができる。

死去による親の喪失はとり返しのつかないものであり、もちろんそれはどんな年齢の子どもにとっても重大な喪失である。しかしこの喪失の影響は子どもが六歳になりさらに成長するにつれてしだいに少なくなるが、ときどき青年になってもひどく影響をあたえることがある。

この最もひどい喪失を理解することによって、自分自身の喪失を客観的に洞察できるようになる。

これはあなたが自分の「過去の子ども」に対して親になるのを助けるであろう。そしてあなたは淋しさ、怒り、引っ込み思案、無関心等の「過去の子ども」の感情を認めはじめることができる。このような感情のために、子どものころあまり親しみを感じなかったあたたかさや親近感を否定したのである。今ではそれらの感情を過去のものとして横において、しだいに他人との友情や親交を楽しめるようになり、ついにはそれらの感情とも親しめるようになる。あなたが自分で安全だと思う距離まで退くことができる時と場所をあたえれば、忍耐と理解でもってしだいに昔の距離をもちたいという欲求を消すことができるのである。

* Harry L. Bakwin, *American Journal of Diseases of Children, 63* : 30, 1942.

** R. A. Spitz, "Hospitalism," in *Psychoanalytic Study of the Child*, ed. O. Fenichel, New York. International University Press, 1945; *Ibid., 2:* 113, *2* : 313,1 946.

*** William Goldfarb, "Effects of Early Institutional Care on Personality, Behavior," *Child Development, 14:* 213,1943; *American Journal of Orthopsychiatry, 13:* 249, 1943; *Ibid., 14* : 162, 1944; *American Journal of Psychiatry, 102* : 18, 1945.

**悲しみ**（反抗、絶望、無関心）　親から以上のように早く離れた子どもに深刻に伴うものは、喪失による心の中の悲しみと嘆きの過程である。これはたとえ子どもが数カ月間入院させられるという一時的な喪失であっても生ずる。それは喪失がもたらす過程であって、喪失の原因がもたらすのではない。

子どもの悲しみと嘆きについて徹底的な研究をしたボウルビィ博士によれば、子どもは悲しみの過程において三つの顕著な段階、すなわち反抗、絶望、無関心を通る。

第一には涙をながし怒って、親がもどってくるように大声で要請し、そうすればそうなると思っているようである。これが数日間つづく。それからはまだいつもいなくなった親のことを思い、もどってきてくれることを切望しながらも、しだいに希望がうすれて消えていく。これが絶望の段階のはじまりである。そして親のことを思っては静かに絶望的にすすりなく。しばらくの間子どもは反抗と絶望の間を往復するであろう。

しかしそれから非常に大きな変化が生ずる。彼は親のことを全く忘れてしまったようにみえる。たとえそのころ母親が帰ってきても、彼女に対しておかしいくらい関心を示さず、彼女が母親であることがわからないかもしれない。これが無関心の段階である。

「この各段階において子どもはかんしゃくを起こしたり、ときにはおさえられないようなはげしい破壊的な行動をする傾向がある。親との分離の期間の長さによって、無関心さは数時間から数週間つづくであろう。それから子どもは母にひっつき、一瞬なりとも母がいないと怒ったり、急激に不安になったりする。非常に長い間親から離れた場合は、無関心が進行して、親に対して愛着を再びもてなくなってしまうようにまでなる。」

この親の喪失がおとなになってからどのような影響を与えるであろうか。ヘレン・ドイチ博士(Helene Deutsch)はある患者について次のように述べている。「彼は全く洞察力を欠いた無感情状態であった。……彼にはいかなる種類の愛情関係も友情も真の興味もない。どんな経験に対してももうろで無感動に反応した。努力も失望もなかった。……彼に身近な人の死に対しても悲しみの反応を示さず、友愛的な感情も攻撃的な衝動もなかった。*」

ボウルビィ博士はこのケースについて次のように注釈を加えている。この男性の母親は彼が五歳のとき死んでいるが、彼は彼女の死去以前のことを何も覚えておらず、ただその後で「大きな犬が彼のところへやってきて、親切にしてくれ、すべての彼の望みをかなえてくれる」ことを願って寝室の扉を開いたままねたことのみ覚えていた。彼は母がいなくなったことに対して反抗も怒りも切望もすることができなかったので、すぐ彼は無関心の段階へと移行してしまい、その状態から自分自身もすべての感情も解放できなかった。切望と怒りは彼の心の中に封じこまれてしまい、潜在的には活動的であるが世間から閉ざされてしまった。そして後に残された彼の人格の部分が非常に発達し、その結果彼は全く貧弱な人間になってしまったのである。

子どものころうっせきしたまま、悲嘆の過程に含まれている怒り、激怒、絶望、切望等の感情を誰か信頼のできる好きな人にすっかり表現することができれば、全人格は新しく平衡状態をとりもどし、以前に閉ざされていた領域で機能することができるようになるかもしれない。

もしあなたが子どものころに親を失った場合、反抗、怒り、激怒、絶望、切望等の感情を生き生きと思い出すことができるかもしれないし、または長年それらを拒否しようとしてきたのかもしれない。しかし親は自分を苦しめるために故意に死んだのではない、ということがわかる年ごろに親に死なれたのであれば、このように怒ることを恥ずかしく思い悪く思うであろう。このように感ずるのは全くごく自然であり、「過去の子ども」に対して親切な親になってこそこのように感ずることを恥じたり悪く思ったりしなくなるのである。

ときには親の死があまりにも子どもを苦しめたために、自分を捨てたと思われる親に対する怒りや激怒から報復感情を生ずることがある。彼はこの不公正な打撃に対して仕返しをすることを願い、特に親の死が他の重大な問題や剝奪の原因になった場合、はげしい怒りと報復感がうっせきして、自分の親が人間であったことを忘れてしまう場合がある。たとえば、ある頭のよい支配的な女と結婚したある小心で物しずかな男は彼女のためにそうさせられてしまったのである。

彼女は子どもたちを育てる母親の役割を彼に誇示し、すべて子どもたちのためという名目で彼に要求しいばりちらした。彼はついに反逆を起こして蒸発した。子どもたちは彼の蒸発を強烈に感じとり、妻はつらく感じた。子どもたちは食物を減らされたり、体に合わない服を着せられたり、その他いろいろな不自由な生活に苦しめられることになった。そこで彼女は「お前たちの父親は悪いなまけ者だ」と子どもたちにいってきかせた。特に父親にかわいがられた長男は、父親が負っていた責任と仕事の多くをおしつけられることになった。彼は家族を経済上絶望的な窮地におとしいれた父親をはげしく責めた。彼は歯ぎしりをして怒り、いつか父親をとっつかまえて、「お前はどぶねずみだ！お前が私たちに何をしたかよくみよ。私たちがお前にいったいどんな悪いことをしたというのか」とどなってやるんだと決心した。

その後何年たっても彼の子どものころの目標、すなわち父親への復讐は忘れられなかった。そして約二〇年後のある日、父親が近くの都市に住んでいることを知った。彼はすぐにそこへ出かけ、まず父親の住んでいる近隣へ行ったが、そこでたぶん自分は父親をみてもわからないだろうし、父親も自分がわからないだろうと思い、それではいくら自分がカッカッと怒っても相手を苦しめるよりばかにされると思った。そこでまず父親に電話をして自分から会いに行くといった。

父親は扉を開け、何となくきまり悪そうに静かに挨拶した。そのときのことを息子は次のように話した。「生まれてはじめて彼に会ったように思った。彼は静かな気の小さい小柄な男であって、彼に会ったとたん、彼が蒸発した理由がわかった。彼は僕の母親の要求やいばった態度や口やかましさや子どもたちに耐えられなかったんだ。彼はそれに耐えられるような人柄でなかったんだ。それは自分自身が耐えさせられてきたんだからよくわかる。この小さな男では自分の半分も耐えることができなかっただろう。そこで急に自分たちがうけてきた被害を彼に償ってもらおうという夢が意味のないものに思えた。父は彼なりに悩んでいたのだ。彼も苦しんでいたんだ。自分たちが子どものころ彼がとてもかわいがってくれたことをよく知っている。」

「そこで僕はただ長い間彼に会いたかったといって、ふたりともそこでしばらくの間だまって立っていた。彼は『皆元気かね。母さんはどうかね』と尋ねた。『皆元気だよ』といって『でも誰もあんたに感謝していないよ、じいさん』といいかかって止めた。『すまなかったな。しかしあわせざるをえなかったんだよ』と彼はいった。『わかってる。わかってる』と僕はいった。彼は自分が悪かったといおうとしていることがよくわかり、僕はそれをききたくなかったが、結局彼にそういわせてやって自分がばからしく思えた。僕は『わかっている』を連発した。そして帽子をつかんで『さて、僕はただお前さんに会いたかっただけさ』といって外へ出た。僕は長い間心の中にためていた汚いことばを一言もいわなかった。現在自分も一人前の男である以上、彼が母親と一緒に生活していけなかったことがよくわかったのだ。彼は彼自身を救うために蒸発せざるをえなかったのであり、僕はもう彼を責めようとは思わない。それを僕の中から追い出すために彼に会わざるをえなかったのだ。」

この男性に内在する「過去の子ども」が長い間心に留めていた復讐心は、父親に家へ帰ってきてもらいたいという切望感と混合していて、二〇年後に父親を探し求めさせたのである。しかし実際父親に会ったとき、「過去の子ども」ではなくておとなとしての彼は父親をひとりの人間としてみたのである。子どものころには彼にとってやさしくて力の強い巨人のように思えた父親が、現在では静かな気の小さい男であって、これではあの高慢で支配的な母親とは幸せに生活することができなかったことを理解できた。このようにして彼は父親への復讐心を解消するとともに、父親を人生に失敗した弱いしかし愛すべき人間として新しく理解することができた。

しかし多くの場合、親から無視された人はこの男性のようにはならないで、「過去の子ども」の復讐心を自分の中から追い出せないでいる。復讐心は親の無視そのものによって生ずるのではなくて、その無視の結果として子どもが耐えなければならない罰によって生ずるのである。先の男性は過重な責任、物質不足、暴君的母親等の罰に耐えねばならなかった。親の無視はしばしば懲罰と一緒になり、それによって生じた復讐心は長い間解消されないであろう。

しかしそのような復讐心は子どものころに生じたものであって、おとなになってからのものでないということが理解できれば、それだけで自分の生活をコントロールするために重大な第一歩を前進したことになる。また、自分の親を人間として理解することができるようになれば、過去の傷ついた感情をいやすためにエネルギーを浪費しつづけないですむであろう。また自分自身を慰めてくれるような親として行動すれば、無視された子ども時代のみじめさをやわらげることができるであろう。

これは特に離婚した親の子どもの問題である。そのような子どもは離婚当初、親の喪失を強烈に感じ、親の離婚の原因として自分自身を責めることさえある。また他の親との離別の場合と同様に、反抗、怒り、復讐、絶望等の感情をもつが、親の喪失が永久的なものでなく、いつかはあたたかい親しい関係をとりもどすことができるという希望があるため、それほど深刻に絶望したり、極度に無関心になることはない。

* Helene Deutsch, *Psychoanalytic Quarterly*, 6:12, 1937.

**失った親の理想化**　死去、離婚、入院、投獄等の何れの理由によろうとも、親を失った人が、子どものころ失った親を非常に高く理想化して空想することは全く不思議ではない。空想の中でこの理想化されたやさしい親は彼が出会うすべての困難なことを調整してくれ、彼の努力を認めてくれ、制限も罰も与えないでたえず彼を甘やかしてくれるであろう。子どものころこの理想化された親はいろいろなことを意味するであろう。たとえば、愛情への切望、悲しみやなげき、義理の親に対する嫌悪感や拒否感、義理の親に対する好感が子どもには不誠実に思えてその感情を抑えようとする防衛機制等。

子どものころに失った親を理想化することによって、義理の親や育ての親との折合が困難になることもある。そのような親に協力しなかったり、自分の思いどおりにさせるための武器として理想化した親を使用することもある。そして「もし本当の母がここにいたら……」という。これは非常にまじめでやさしい義理の親が子どもと親しい関係をもとうとする上で大きな妨害となる。しかし義理の親が忍耐強く子どもの方から近づいてくるのを待てば、理想化された親はしだいに消えていくであろう。

しかしもし理想化された親をずっと青年期やおとなになるまでもちつづけた場合、異性との親しい関係をもつことが困難になるであろう。たとえば、理想化され、聖人化された天使のような母親はあらゆる他の女性をつまらない、浅薄な、ときには罪深い者とさせてしまう。聖人には性的な行為はできないからである。

以上のように親を失うことによって子どもは親を人間としてみることができなくなってしまう。そして親を理想化し、全能の人としてみる傾向があるが、この場合子どもに日々親の強さと弱さを示すことによって、親を人間としてみさせる機会をあたえないと、自分や他人を判断する基準として不当で非人間的なものを身につけることになる。たとえば、戦死した父をもつ男の子が、父は想像を絶する勇敢な人であったと思いこんでいるため、自分は青二才で父ほど勇気がないと思って、ありとあらゆる誤った向こうみずな行動に走るのである。また、父が自営の事業家であった場合、彼の事業の成功いかんにかかわらず、子どもは人に雇われて働く場合何となく自分に合わないように感ずる。

子どもが母親の味を知らない場合、他の女性と自由で親しい関係をもつことがむずかしくなるであろう。そして彼の理想化された母親像はすべての女性性に非現実的な基準をつくることになる。そして彼はこの理想像にあまりにもロマンチックに愛着をもつために、他の女の子は全くそれに及びもつかず、結局彼が出会う女の子に失望し興味を失うことになる。同じく父親を失った女の子は彼を理想化し、すばらしい結婚の配偶者となるべき男性をも拒否してしまう。なぜならば、その男性が紳士としてまたは学者としての立派な素質に欠けていると思うからである。

とにかく親を失った場合、その親をどのように理想化し、どのようにその記憶をでっちあげるかについてすでにわかっているかもしれない。またそのイメージが他人、特に義理の親と自分との関係をどのように妨げるかについてもすでにわかっているかもしれない。しかしそのような理想化はそのときの心からの欲求に応じたのであるから、自分が空想上の親をもったことで自分を卑下する必要はない。おとなになってからの重要な問題としては、この理想化が自分の生活を豊かにしてくれる人や自分自身をばかげた基準で判断して、おとなとしての生活を享受する能力を妨害しているかどうかということである。あなたは床の間に坐らせる女性を望むのか。あなたは武装した自己喪失の騎士である男性を望むのか。あなたはあなた自身の両親がときには幸せであり、ときには悲しんだり、お互いに愛し合ったり、けんかをしたり、食べ過ぎて心配をしたりした人間であったことを知っていた。かわれわれはおとなになり、ある程度の人生体験をするまでは、親を人間として認めることができないかもしれない。そうできるとき、われわれは成長したのである。なぜならば、それを認めることによって自分自身の全責任を負うことになり、自分自身に対して真の親よりもっと立派な親になるための仕事にとりかかることができるからである。

### 無視の原因

無視は親が子どもに適度な関心をあたえることを何かによって妨げられた場合に生ずる。多くの場合、その原因は親のコントロール外にあり、その最も顕著な例が死ぬことである。しかし原因はその特殊性にかかわらず、それ自体はあまり重大な意味はない。それより重大であってわれわれがそれについて何かできることは、無視が他の病的な親の態度と同様ある世代から次の世代へと伝えられる傾向があるという事実である。その意味で子どもを無視する親はたいてい無視された人である。だからわれわれはまず自分自身に対してそれから自分の子どもに対して思いやりのある親になることによって、長い間つづいてきた不幸の長いくさりを断ち切るための微妙な立場におかれているのである。

子どものとき無視された多くの人は過去のことを悩み、それについていろいろな希望をもつものである。自分の子ども時代はとてもひどいものであったので、自分は非常に傷つけられ、その原因も見出せないと悩む。そして自分が無視されたということがわかると、その原因は何か自分の中にあると思いこむか、または自分の生活を変えてくれる王子か王女が現われて、自分の存在を認めてくれるのを望み空想するようになるかもしれない。たとえば、懲罰を与えられ無視された「シンデレラ」がそうである。

このように悩んだり、望んだりしても、おとなの問題を解決する上に役立つどころか、エネルギーを消耗し、いきづまってしまうようになる。

親が自分を無視した原因は今日ではほとんど重要でない。たとえその原因を詳細に知っていても現在の感情的な問題を軽減できるものではない。しかしそのことを知ることによって普通の人の問題として親の問題を洞察することができる。親を批難してみても何ともならず、少しも気分がよくなるものでもない。

もし他人に対してひっこみ思案で逃げ腰にならせるメカニズムがわかれば、自分にとって非常に大きな助けとなる。そしてある状況におかれたら今よりもっとそれがひどくなるであろうし、また他の状況で他の時期であれば距離感をもちたいという欲求をもたないであろうということがわかるようになるであろう。自分の感情と反応を注意深く観察することによって、あなたは次の二つのことをすることができるであろう。

1　自分自身を他人から離す必要がない期間を延長させること。

2　気楽になるために他人から離れようとするあなたの「過去の子ども」に反抗すること。こうすればもちろんあなたの「過去の子ども」は悩み不快になるであろうが、これらの感情が過去のものであるということがわかるから、それをしだいに忍耐強く軽減させようと試みることができる。そしてその中に他人と気楽に親しくすることができるようになるであろう。

ひっこみ思案で無関心であることの直接引き金になる原因は、ずっと前に無視されたときのそもそもの原因としてより、あなたに内在する「過去の子ども」をコントロールする上に一層重大な意味をもたらす。その原因については何もすることができないが、その原因によって生じた無視と孤独の過去の雰囲気の中で生きつづける必要はない。

われわれの文化は子どもに対して無視的態度をとることを直接には支持していないが、経済的、社会的、物質的成功の強調、無知、混同等によって子どもが無視されているという偏見を親にもたせている。経済的、社会的地位への追求は明らかに家族の親密性を弱めており、多くの現代っ子は父や母が一日中何をしているのか、どこにいるのかを知らないまま成長している。そして毎年非常に多くの人が特に無視されやすい状態にある。すなわち、私生児の数は年間約二〇万人を記録し、その母親は多くの場合十代の無視された人たちであり、たいてい子どもを棄てるかまたは働くことをやめざるをえないようになり、あるいは子どもにとって重要な最初の五年間をお互いに別れて生活することになる。

### 無視の文化的要因

ごく最近までわれわれの社会は無視が全く物質的なものだけではないということを理解していなかった。経済上そして社会上の成功のためにストレスがつづき、「あらゆるものをもてる」男女の不幸感や空虚感をほとんど考慮に入れていなかったのである。

無視に悩める人が直面する問題の一つは、自分自身の目標の設定とそれに向って絶えず進歩することである。そのような人は他人に親しみを感ずることが困難であるために、主に衝動性と他人から離れたいという欲求に支配されて、生活から何をえたいかという実感もなく、うろつく傾向がある。

そういう場合、まず自分自身にとって満足感がえられる価値があると思われる目標をたてようとすべきである。そして毎日自分がその目標に向って進歩したかどうかを少しの間考える時間をもてば、だんだん進歩するであろう。この一定の目標を設定することを「いつの日」かに延期したならば、進歩はありえないし、結局あなたにやさしく近づいてくれる王子や王女を心から待ち望むことになるであろう。

子どものころ無視された人は、恋愛やセックスや結婚において親近感がもてなくて非常に困る場合が多い。事実、そのような人がおとなになった場合、性関係や夫婦関係でしばしば問題を起こしている。このような関係は彼が全く知らない感情的特質である親近感やあたたかさ、相手への意味のある愛情や相手との同一視を要求するからである。

## 無視のセックスおよび結婚への影響

子どものころ無視されて苦しんだ人は絶えず対人関係で不満感をもつ。まず表面的な関係は維持できるが、もっと深く親密な関係をもちたいと常に望むようになる。そしてその切望が非常に深刻になって、子どもが母親に愛撫されるようにしてほしいと思うようになり、愕然とする。これがひいてはおとなとしての生活に適応できないようにさせ、他人と親しくなりそうになると身をひいてしまうことになるのである。そして親しくなりたいという欲求が全く満たされないので、いつも自分が疎外されていると思う。自分は厄介者で気がきかないと思っているので、容易に他人と親しくなれる人をうらやましく思う。その結果、次のようにひとりごとをいう。「もし本当の自分を他の人が知ったならば、全く自分を受け容れてくれないであろう。なぜならば私は子どものように世話をしてほしいと望んでいるから。実際これがそのままなされたならば、私のおとなになろうとする努力が水泡に帰してしまうので自分でもそれを受け容れることはできない。」

このようにして無視に苦しんでいる人は他人と親しくなる機会から逃れようとやけになり、結局母のように世話をしてほしいと「過去の子ども」が強力に要求するのに反発して、その機会を閉め出してしまう。この無関心さや冷淡さは相手の あたたかさや 関心や愛情を 当然減少させることに なるので、ふたりの関係は全然進展しないことが多い。

またそのような人は他人と接触して感情的に交流しようとしてしばしば苦しむ。つまり、彼がこの点で主に努力していることを、容易に他人と交流できる人には理解できないことが多いからである。ある患者は次のように述べている。「私の問題は私自身の内部にあるようだ。感情的に自分を表現するのに非常に努力しなければそれができないし、彼女に親しみを感じたり、彼女が私に親しくしてくれると非常におそろしくなって、逃げ出したくなる。」

そのような反応は最初は無視された人の子どものころ発生し、後になって恐怖と抑制を伴うようになり、他人との親しい関係を享受できなくさせてしまうのである。この反応の最も一般的な特徴の一つは、親近感をもちたいという欲求を拒否しようとする試みであり、このようにしてそれがもたらす不快感から逃れることになる。この拒否は自己満足や自立への大変な努力とつながっていくであろう。そのような人は表面的で略式な対人関係においてはうまくやっていくことができ、相手から尊敬され高く評価されるが、真に親しくなることはできない。一時的な友情以上の関係になるとおそろしくなって引っこんでしまう。そのような人は魅力のある有能な人が多く、全生活を仕事にそそぎこんで、すばらしい成功をおさめる場合がある。しかし孤独にはげしく悩まされ、社会的な活動から引退したり、そのような活動を自分の生活からとり除こうとする場合が多い。他の人たちがお互いに親しくしたり愛し合ったりしているのをみて、一層わびしくなり孤独感がたかまり、何かが欠如しているという不適当感に悩まされる。

たいていそのような人は自分の問題の原因は、自分が他人のあたたかい歓迎を軽率に避けるからだということを知っている。そして無視された過去の防衛反応とたたかい、その点で進歩するかもしれない。しかしたいていこうなる前に、つかまえなければならない機会を逃してしまう。一生結婚をしないで、わびしい憂うつな生活をしている人にこういう人が多い。

**音楽とともに生きる**

ジョージはほっそりとした神経質そうにみえる若い音楽家である。子どものころ仕事に追われていた母親と出張ばかりしていた父親に無視されて育った。長男として、母親が生まれたばかりの赤ん坊にたえず関心をよせているのをみてしっとに苦しんだ。しかし彼がまだ幼いとき、近所に住んでいた音楽家が彼の音楽の才能を見出して、彼にレッスンをあたえて励ました。その音楽家から彼は関心と友情と賞賛をえたが、それは本当に親密なものではなかった。しかしときどき彼の音楽によって家族の者は興奮し、一時的に両親が彼に関心をよせてくれた。

このような状態であったので、子どものときから彼は世界を征服する方法として音楽にたちむかうようになった。彼は彼の年齢以上の勉強をし、練習にはげんだ。彼には友だちがなかった。勉強をつづけるのに必要な資金をうるために、青年期に入ってずっと結婚式やパーティ等で演奏をした。そのような席ではあたたかい友情の交換があり、彼を刺激したが、プロの音楽家としてそのような場に入っていくことはできなかったため、現在ではそのような社交の行事をひどく軽蔑している。彼は他人との交際を避けるために、音楽の練習と勉学にうちこみ、わびしい孤独な生活をしている。

彼に魅せられた女性は皆彼の無関心さに傷つけられた。彼女たちが自分に好意をもってくれることはうれしかったが、彼女たちに自分が没頭することは望まなかった。結局、「自分は音楽と生きているのだ。何のために女が必要なのか。」

彼の音楽の技術は完全なものになり、コンサートで演奏できるようになった。しかし批評家たちはしばしば彼の演奏は技術的にはすばらしいが、その音色に深さが欠けていると指摘した。これは彼を深刻に悩ませた。彼はその批評を「ばかげた批評」だといって怒り絶望した。最近彼にとって誰よりも親しい旧友である昔の音楽の先生が彼にいった。「ジョージ、お前は音楽の技術の点ではあらゆることを知っている。しかし音楽は本質的には生活や体験からにじみ出る感情なのだ。もっと上達するためにはもぐらや機械人間や聖人としてではなく、普通の人間の生活をすべきだ。いくら練習をしても完全にはならない。もう少し人間らしく生きることが必要だ。」

これはジョージの生活に一つの危機をもたらした。彼は憂うつな気分と怒りの間を往来した。彼はある魅力的な女性と恋愛関係に陥った。しかし彼は彼女と親密になることができなかった。つまり、彼女が自分にも彼に対して何かを主張したり、彼が彼女に対して考慮を払ってくれるのは当然であると思っていることが、彼には耐えられなかったのである。そして彼に親しくしてくれる人には復讐をすべきだという願望が表面に出てきて、彼女を自分の音楽に感情が欠けていることの原因としてみるようになった。その結果彼女を遠ざけてしまうことになった。ジョージが最終的にはどうなるかについてはこの時点では何ともいうことはできない。

**グレッチェンの話**　グレッチェンはがっしりとした思慮深い女性である。信仰深い農家の娘として、他人とほとんど接触のない中西部の淋しい農場で育った。両親は朝早くから夕暮までまじめにきびしく一生懸命働いた。やせた土地で仕事をしていたので娘に手をかける時間がほとんどなかった。彼女は籠に入れられて両親が畑へ連れていった。歩くことができるようになると、畑で両親の後からよちよちと歩き、彼らの仕事のまねをした。百姓の仕事があまり忙しくないときは教会を建てるために働いた。

グレッチェンは親から全く十分な愛情を受けなかったし、一緒に親しく遊んでもらったり話し合いをしたこともなかった。大きくなるにつれて両親は彼女が罪や他人や神についてどのように考えているかを心配するようになった。彼女はどちらの親ともお互いにどう思っているのかについて会話をしたことを一度も思い出すことができない。彼女は、「母親のことばをかりていえば『私たちはお互いに自分の義務をするのみです』」という。

彼女は懸命に働くことをいとわなかったので、大学をも卒業した。そして自分の力で大きな会社に就職することもできた。彼女の良心的な仕事ぶり、頭のよさ、きりつめた生活によって彼女は「完全な従業員」になった。

しかし実際には誰もいないアパートへ帰ると、彼女は淋しい空虚感に苦しんだ。「夕方帰宅する途中で一番いやな気分になる。アパートには誰もいないことはわかっているから急いで帰ることはない。皆が急いで帰るのをみるとやりきれない。しかしいったん帰宅してしまえばあまり気にならない」と彼女はいう。

グレッチェンは誰とも親しくすることが全くできない。しかし子どものころに親しんだ中西部のなまりのあることばを話す人に会うと、彼女はすぐに親しみを感じ気楽になるのを知っている。自分の自由な時間はほとんど教会のために働き、その委員会のために懸命につくした。事実、彼女はおとなになってからのほとんどの生活において、自分の孤独感はキリスト教信者としては当然のこととして抑制しながら、教会の仕事をして自分を慰めていた。

彼女が大学を卒業したころ、数人の青年から関心をよせられたが、デートをすることを考えただけで彼女はおそろしくなり、結局彼らとの交際をことわってしまった。彼女は仕事と教会への奉仕に夢中になっていたために、ある程度結婚への機会を制限したことになる。彼女はときどき自分はオールドミスになるように運命づけられているという。今では彼女は、自分に個人的な関心をよせてくれる男性をいつも自分から追いやっていることを知っている。そして彼女はいう。「私が誰かと一緒に働くことができるならば、私たちの間にへだたりをもつ必要もなく、その人に親しみを感ずることができ、とても楽しくていいことだということはわかっています。それは私にとってとても意義のあることであって、もし私が落着いて結婚することになれば、その相手は私と一緒に働いてきた人ということになるでしょう。でも私は某さん（彼女と一緒に働いている男性の名前）と食事に出かけるなんて考えたこともありません。まして彼が一緒に働いていなくて、他の部署で働いていて私を食事にさそってくれたら、私はかちかちになって凍ってしまうでしょう。」

彼女は他の無視に苦しんでいる人より以上にはっきりと自分の問題を理解していたので、自分が他人と親しくなれないことの重大性をすでに見出していた。彼女の「過去の子ども」は「仕事の雰囲気」においてのみ他人との親しい関係を許すことができたのである。その雰囲気こそ彼女が子どものとき両親と本当に親しみを感じた場所である。これが「橋わたし」の役目となり、彼女が現在結婚することを望んでいる男性と彼女を親しくさせ、他の領域の人たちとまだ親しくなれない理由を彼女に理解させるのに役立っている。しかしやがてはこの他人から離れていたいという欲求も減少できるであろう。

**意味のない愛**

子どものころに親の無視に苦しんだ人の中には、ジョージやグレッチェンのように愛情やあたたかさや親しさへの欲求を拒否しようとする者がいるが、ほとんどの者はそうではなくて、積極的に社交の場への参加や性愛や愛情を求めるが、ある女の子がいっているように、「それを十分にえられない」者が多い。そして一度自分の憶病にうちかつことができれば、仲間づき合いや愛情や親しさや興奮をもたらすような関係に没頭するであろう。

子どものころ母親から十分世話をしてもらえなかった人は性的行為に興味をもつ傾向がある。それはやさしい母親のような愛に対してであり、相手を自分の世話をしてくれる母親に変えてみる傾向がある。赤ん坊のとき親戚にあずけられて育ったある女性は結婚して夫をおどろかせた。彼女は彼の愛の行為に対して性的に反応することができず、彼にリボンのついた赤ん坊のゆり籠のような彼女専用の大きなベッドをねだった。彼女が夫にしてほしかったことは母親のように彼女を愛撫することであった。

しかしたいていの場合、子どものころに無視に苦しんだ人は性的な満足感を過大評価する傾向がある。そして自分の依存的な切望をエロチックなものとしてみなしたり、このような欲求を他のあらゆる欲求以上に強調する。子どものころにそのような欲求が満たされなかったので、その欲求があまりにも強烈になり過ぎて十分に満足できず、また区別できないようになる。そしてあまりにも肉体的な性欲の満足を強調するために、意義のある性愛に必要な感情的な交流を排除する傾向がある。その結果意味のない愛になることが多い。

そのような人があまりにも自己批判をし過ぎると、性的な能力を破壊することになる。また母親のような愛への望みが満たされないために抑うつ状態になりやすい。ある女性はいった。「私には赤ん坊のように愛撫されかわいがってもらいたいという願望や欲求があります。本当にそうしてほしいのです。何か私にはおかしなところがあるに違いない。」これは多くの人に共通した反応であり、無視された「過去の子ども」が表現する感情のメカニズムを理解できず、そのような感情をもつ自分を恥ずかしく悪く思うのである。自分の「過去の子ども」に対して親切な親になるための基本的な条件の一つは、このような子どものころの感情を恥ずかしがったり悪く思ったりする必要がないということを理解することである。しかしそれを甘やかす必要はないのであって、慎重にその表現に確固とした制限をあたえるべきである。

子どものころに無視されて苦しんだ人は対人関係においてあまり感情的にかかわることができないために、その関係を崩壊させることになる。そのような人は拘束されることに飽きるので、次々と相手を変える傾向がある。その上対人関係に満足できないために、常に落着きがなく不安である。そして今度の相手はきっと「自分に欠けているもの」を提供してくれるだろうと期待して移動しつづけたがる。このような落着きのない衝動的な動きは感情的な生活をしているという錯覚をもたせるのに役立つ。しかしたいていの場合満足感は長くはつづかない。この章のはじめにあげた例のように、そのような人は結婚をしても配偶者や子どもに少しも親近感をもてない。そしてときどき自分の非良心的なことや不誠実さにおどろいたりショックをうけたりする。たとえば、そのような人はある人と結婚をしておきながら、同時に他の二、三人の人と性的な関係をもちつづける場合がある。彼に対し賞賛や愛情をあたえてくれる人をすべて歓迎するのはよいが、愛情への欲求があまりにも強烈であるために判断力がひどく損われ、その結果無意味な乱交ということになる。皮肉にも、それによって愛情のある親交ができるという錯覚をもつようになるために、ときどきこの性行為の無意味さやそれによる満足感の欠如に気がつかないようになる。

**無視の隠されたメカニズム**

子どものとき無視され酷使された人の顕著な特徴の一つは、他人と接触する場合うちとけないで遠慮しつづけることである。この遠慮による孤立が一種の「壁」だと考えられ、この「壁」のメカニズムと原因を知ることがその軽減のために役立つであろう。

子どものころひどくいじめられ苦しめられた人は自分の世話をしてくれる人を切望して止まない。そしてこの強烈な願望に気づくようになると、それをおさえようとするが、それはたいていすばやくその場面を移し変えることができるだけに過ぎない。そしてその願望はまたぶりかえす。そこでそのような人はこの願望をおそれ、恥ずかしく思うことが多い。つまりその願望があまりにも強烈で深刻であるから、それをそのまま表現することになれば、自分が赤ん坊としての権利を主張し、赤ん坊のように世話をしてもらいたいと要求することになるからである。たとえば、自分の妻に妻でなくて母親になってもらうことを望むことになるからである。

ゆえに、そのような人はこの強烈な願望を隠し拘束しようとする。そして感情的に深刻になりそうな対人関係からは身を引いたり、それをぶっこわしたりすることになる。たとえば、本当に母親のような人に出会った場合、その人のおとなとしての適応状態をおびやかすことになるであろう。その場合、彼は子どものようになることを許され、またそうなるように奨励されることさえあるかもしれないが、それは彼にとっておそろしいことである。自尊心を維持するために、そのような奨励は防衛されなければならない。その上、多くの場合、遠慮して孤立する人は自分の強烈な依存願望が自分を傷つけやすいことを知って、自分の遠慮さでもって自分を搾取しようとする人から自分を守ろうとするのである。

その「壁」は愛情ややさしい世話に対する子どものころの願望をうまく隠す一方、結婚生活や性生活に当然あるべき感情的交流においてお互いに満足できるあり方に参加することを妨げる場合も多い。

### 正反対のものの魅力

子どものころ無視されて苦しんだ人は、彼とは全く反対に親に盲従されそれをおとなになってても求めつづけている衝動的な人に魅力を感ずることが多い。表面的にはこの二つのタイプの欲求にはぴったりとあてはまるものがある。衝動的な人はすばやく簡単に感情的なあたたかさや親しさに感動するが、無視された人はそれができないので、涙をながして後者は前者を歓迎する。無視された人が自分の感情を隠さねばならない壁をついに誰かがつき破ったと思っていることを衝動的な人は表現することができるのである。

しかしこの両者の結合には不幸を招くことが多い。たとえば、その両者の関係は衝動的な人にとってより、無視された人にとって一層重大な意味をもたらすことになるから、結局その関係はバランスが崩れることになる。無視された人は容易に関係をつくることができないが、衝動的な人はすぐに簡単に関係をつくりうる。この両者の違いが不幸な搾取的状態をつくり出すことになる。無視された人は衝動的な人があたえてくれるあたたかさと親近感を維持するためにたいていの搾取には耐えるであろう。しかし衝動的な人は相手から何らかの反応を望むのであり、それを無視された人は容易にすることができない。衝動的な人は常に衝動的に動き、自分が衝動的に反応できる状況や人を求めて動き続ける。ゆえに両者の関係は不安定でもろく、めったに長続きはしない。その上ふたりともこの不幸な状態をもたらした自分たちの「過去の子ども」の役割を認め理解しないのである。

ときどき、子どものころに無視されて苦しみ、長つづきする関係をつくることがほとんどできないふたりの人が、お互いに相手からだいたい同じ程度のへだたりをもちたいという欲求を認め合って結婚する場合がある。しかしこの状態でよく生ずることは、お互いに自分の生活を充足し相手が自分に幸福をもたらしてくれるために、相手自身が孤立の「壁」を打破することを期待するのである。そしてこれがなされないで、それに気づくまでの長年の間、お互いに相手を責めることになり、けんかや不平や相手を傷つける巧妙な手段をますますひどくする場合が多い。そしてお互いに相手を「自分の生活をだめにした者」としてみるようになる。

たとえば、ジンジャーとケンはふたりとも子どものとき無視され搾取されて苦しんだ。つまりふたりとも幼くして両親を失い、孤児院で大きくなった。ふたりが二〇歳になって間もなく出会ったとき、ジンジャーは郊外の一流の店で魅力のある事務員として働いていた。ケンはちょうど小さな機械の店を開業したところであった。両者に共通するものとして、身体的な健康と魅力以外に、彼らの不幸な背景があった。孤児院の思い出、家庭を求める願望、自分の世話をしてくれる人への切望がふたりとも非常に強かったので、ふたりは結婚した。これこそ長い間彼らが夢みてきたことであり、ときどきはいらだったり不安ではあったがふたりとも幸福であった。

経済的にはうまくいったが、漸次ふたりにほとんど共通したものがないことに気づきはじめた。微妙な違いが拡大されるようになった。彼らは次々と二軒の家を建て、自分たちが望んでいたものを求めていった。ある日ケンが帰宅すると、ジンジャーがひとりで酒をのんで居間の床の上で酔いつぶれていた。彼は彼女を冷い布でふいたり、濃いコーヒーを飲ませたりしたが、そこで彼は彼女がとても憂うつで不幸であったためにずっと長い間酒をひとりで飲んでいたことを知った。彼女はただ酒を飲むことによってのみケンや子どもたちにさえ親しみを感じえないみじめさをまぎらわせていたようであった。ケンは自分たちの問題の原因をいくぶん察してはいたが、ジンジャーの状態は彼を圧倒した。彼自身も他人に親しくなれなかったので、ひそかに絶望していたのである。彼は非常に神経質になり憂うつになってほとんど働くこともできなくなった。

まずお互いに相手を責めはじめた。しかし長い年月をかけて忍耐強く自分たちの「過去の子ども」の役割を検討してみて、無視され搾取された子ども時代の願望を誰も満たすことができないということを理解するようになり、お互いにその充足を期待することを止めた。現在ではまた彼らは自分たちがふたりとも孤児であったことによってふたりに共通したものがあたえられるとは限らないということもわかった。また自分たちは好みも興味も違う全く異ったふたりの人間であって、お互いの親近感に問題があるということもわかった。幸いなことに彼らは子どものころの淋しさと疎外感を理解できたので、その点でお互いに助け合うことができた。彼らが発見したことで受容しなければならないことは、ときどき彼らが親しみを感じないときがあるということであった。

## 過去において無視された子どもの扱い方

無視された「過去の子ども」は母親が子どもにあたえるような究極的な愛情と完全なる受容を望む。しかしそのような人はその願望を表現することができないので、他の人たちと一緒に表面上活動に参加をしているときでさえ、自分は部外者であると思う。

ある面でそのように無視された「過去の子ども」をもつ人は、この子どもに対して親としてふるまう場合にある特殊な問題をもつことになる。「過去の子ども」は子どものころ十分に母親から世話をしてもらえなかったし、現在その欲求を充足することができない。彼はこの苦痛をもって生活することを習得しなければならない。この幼少期の疎外による傷あとは、ひどく傷ついた子どもをかわいがると同様に、やさしい配慮と尊敬と愛情でもってうけとめられなければならない。そして大切なことは、母親のように世話をしてほしいという欲求をもつことを子どもっぽいこととして自分をばかにしたり、ひどく自己批判をしたり、自己に強要して自分自身にそむかないようにしなければならない。

結局そのような感情から逃れることはできないのである。無視された「過去の子ども」の親としてふるまう場合、このような深刻な感情を尊重すべきであるが、そのような過去の願望は満たされないのであるから、「過去の子ども」が誰かに母親の役割をしてもらおうとする努力に対して明確に制限をあたえるべきである。この誰かはカレンダーをさかのぼって過去の欲求を満たしてはくれないのであり、恋人はおとな同士としての関係を崩壊しない限り母親にはなりえないのである。

あなたが子どものころからのそのような願望を傷あととしてうけとめ、それに深く立ち入らないで、またそれによってあなたの生活が支配されないならば、現在の毎日の生活に満足することができるようになる。こうすることによって、あなたの「過去の子ども」に「すべてをあたえてくれる母親」を約束することはできないが、あなたが「すべてをあたえてくれる母親」という人を迷わすものを追い求めるのを止めるならば、現実に手に入れることのできる満足感をえることができるようになる。

そしてあなたの「過去の子ども」が要求しもするし不快にも感ずる他人との親しい関係から身をひくことのできる場所と時間を自分自身にあたえるならば、すべての活動に非常に満足して参加できるであろう。

そのためにはあなたの「過去の子ども」に対して多大な忍耐と堅固な制限と深い受容を必要とするのである。

# 第17章　拒否的な親

## 孤立して苦しんでいる場合

### あなたの疑いへの指針

もしあなたが自分も含めて誰からも受容されないと思ったり、自分は孤独な狼であるとか社会ののけ者と思ったり、ときどき友人から自己中心的であるといって批難されたり、親しい人の態度を曲解してその人に対して敵対心をもったり、不安やひどい自己批難や意気消沈で悩んだりするならば、あなたに内在する「過去の子ども」がまだ親の拒否に苦しんでいることを疑うべきだ。しかしこれは比較的まれな親の態度であるから、あまり早とちりしてはいけない。

拒否は最初の精密に研究された病的な親の態度の一つであったので、数年前にはほとんどすべての情緒障害や不幸の原因を子どものころの拒否のためだとされた。その中に精神病理学で非常に正確な研究がなされるようになり、拒否は本当はとても珍しいことで、そのことばが誤って使われているということが明らかにされた。

拒否とは子どもを受容すべきときにそれを否定する親の態度である。子どもは受容されえない人間、望まれない重荷、迷惑者、障害の原因として考えられ扱われる。親は問題を起こすような態度をとったり、口やかましかったりひどく懲罰的であったりさえする一方、全般的には子どもを受容してかわいがったり重んじたりする機会をもとうと最善をつくす。だから本当の拒否は滅多に起こらない。親が子どもの衝動的な要求を拒否して罰することは、必ずしもその親が子どもを拒否しているということではない。以前は皆そうだと思っていた。たしかに子どもが保護され安全であると思うためには、親によるある制限が必要である。

## 自分の背景に拒否を認める

もしあなたが子どものとき拒否されたならばたぶんそれをすでに知っているはずである。この本のはじめの方で述べたケースの女性は、母親に豚だと呼ばれ、海の中へ歩いていってずっと歩きつづけるようにいわれたが、このような親の敵意をもった拒否は全く明白で忘れることができないものである。

拒否ほど微妙で陰険なものはない。あなたは望まれていないと思うようになる。国際的に有名な歌手であり芸人であるアーサー・キット(Eartha Kitt)は自叙伝『木曜日の子ども』("Thursday's Child")の中で拒否についての昔話を書いている。父親に蒸発された彼女の母親は、ある男が彼女との結婚の条件としてアーサーを捨てることを要求したので、幼い子どものころ彼女は追いだされたのである。

彼女を望んでもいないし、かえってやっかいな重荷と考えていた親類にあずけられて、彼女はひとりだけ他の者から離れて淋しくみじめな思いで過し、虐待や軽蔑をうけた。そしてついに、教会で歌を歌えば親類の者が少しは彼女を受け容れてくれ是認してくれるということを発見した。このようにして受容と是認をうる一つの方法として彼女は幼くして将来歌手と芸人になる方向づけがなされたのである。しかし彼女が有名なスターになってからも、子どものころに苦しんだ拒否の傷あとは彼女を不幸でみじめにした。そして彼女が強烈に愛情のある是認を求めたので、容易に搾取的な友人のえじきにされた。非常に長期間の断固とした苦闘の後、はじめて彼女は自分に内在する「過去の子ども」を理解し、自分自身を価値のある人間としてうけとめることができるようになった。

子どものころに拒否された人は傷つきやすく、そして恨み敵対心をもつようになる。そして自分は全く望まれていないと思いこんでいるために、他の人たちが普通の会話だと思っているものの中に拒否や軽蔑をみつけることになる。そのような人の中には自分は望まれざる者だという「過去の子ども」に深く根をおろした感情を克服できないために、自分に親しみをもって近づいてくることに実際疑いをもつ。そういう人にとって、親しみをもって近づいてくることは次にはきっと自分を傷つける拒否がくるものだと思うからである。しばしばそのような人を魅力的で興味のあるそして望ましい仲間だと思っている友人たちのまじめさをテストしてみようとして、敵意をもった不快な方法で行動するために、友人たちに彼を拒否し彼と親しくしようとする努力を放棄させることになる。つまり受容や愛情や是認の境界線にあって不安定で神経質になっている「過去の子ども」を満足させるためこのように拒否してしまうのである。

もしあなたが結局は自分を他人から拒否される状況におしこむ傾向があるということがわかったならば、幼いころの家庭生活の中で、拒否を強めたりまたは排除するのに役立っているような他の事実を探すべきである。子どもが拒否される理由としては、まま子であるとか、親が望んでいなかった性の子であるとか、皮膚の色や斜視やみつ口等の身体的理由がある。しかしただそれらだけが拒否を継続させるものではなくて、そのような子どもの多くは最初は非常にかわいがられる。中には最初のうちはある程度拒否されるが、後になって深くかわいがられ受容されるようになる場合もある。ゆえにおとなになってから現われる非常に顕著な拒否の徴候は感情的なものである。すなわち、友人の批評を誤解したり、拒否を敵意をもって要求したり、愛される価値がある者としての承認を懸念し信用しなかったり、拒否された「過去の子ども」が感情的に傷つきやすかったり、自己批判的で孤立したりすること等。

アルコール中毒はときどき子どものころの拒否の一つの徴候であるかもしれない。アルコールの勢いでそのような人は自己批判的拒否をよわめようとするのである。愉快な飲み仲間と一緒にいると、一時、自分が興味のある望ましい人間であると思えるが、拒否された「過去の子ども」は友情や思いやりの真中にいると非常に不快で不安で疑い深くなる。そして相手の受容が本物かどうかをテストしては不快になったり交戦的になったりする。

そのような不品行のために彼は拒否され、しばしば友だちの集団からボイコットされることにもなる。そこで「過去の子ども」は改めて自分が望まれざる者だということを確認し、憂うつになると同時に敵意にみたされるようになる。その上、過度のアルコール中毒につきものの、よぶんの罪意識をもつようになる。自分を責めて孤立し、たえず自己批判をすることによって底知れぬ軽蔑感と自己嫌悪に陥り、一層酒を飲むことによってのみ子どものころの深い拒否感を忘れることができるのである。

**拒否の起源**

もしあなたが子どものときに拒否され苦しんだならば、このひどい態度がどのように生じたかを理解することによって、自分自身に対してこの態度をとりつづけたいという欲求を効果的に軽減することができるであろう。そのような態度はあなたにはほとんど関係がなく、両親の生活上の個人的な問題のために生じたのかもしれない。その中で最も一般的な問題は母親の結婚生活への不適応である。拒否的な母親に関するある研究では、九五パーセントの母親が夫に失望しているということが明らかである。母親自身が子どものころ拒否された者も多い。また、まだ母親になるには若過ぎてその準備が十分なされていない者もいる。たとえば、子どものために自分の社交活動を止めなければならないために、そのしかえしとして子どもを拒否する母親がいる。また、子どもが悪い血統だというので何の根拠もなく、またしっかりとその事実を確かめないで子どもを拒否する母親もいる。また、妊娠したために愛していない男と結婚せざるをえなかった母親が生まれた子どもを拒否する場合もある。また他の母親は自分の拒否的態度をかせぎの悪いまたはけんか好きな夫のせいにする。この分野で徹底的な研究をしたW・H・ニュウエル博士（W.H. Newell）*によれば、自分の母親を嫌った母親は娘を嫌い、自分の父親を嫌った父親は息子を嫌うということである。

以上のすべてのことから次の基本的事実すなわち、この中の一つとしてひとりの人としてのあなたにはあまり関係がないということが理解できる。あなたが最も尊敬している人があなたの両親の子どもとして生まれてきてもあなたと同じように取り扱われたであろう。

A・J・シモン博士（A.J. Simon）**はこの分野での研究の結果、多くの拒否的な親は感情的には子どもであって、それの世話を必要とする子どもとして自分自身の子どもに対して無関心と敵意をあらわしていると結論づけている。

これは重要な意味のある点である。自分自身に対して親切な親になることによって、子どものころにうけた拒否や敵意を排除することができるのである。あなたは拒否される理由もないし、この態度は全くあなたのものでもないのだからそれを自分自身に対してとりつづける必要もない。またあなたの子どものころうけた拒否が両親の不幸でみじめな夫婦生活への不適応によるものであることがわかったならば、自分自身の感情や業績を価値のあるものとしてうけとめることができるようになる。

あなたの問題は少しずつ現在のあなた自身を受容して過去に苦しんだ拒否を克服することである。現在あなたはどんな価値のあることをしているか。その中で特に満足感をあたえているものをリストに書きなさい。その一つ一つはあなた自身が自己否定とたたかうために使用することができる武器である。

* W.H. Newell, *American Journal of Orthopsychiatry*, 4 : 387, 1934 ; *Ibid*., 6 : 576, 1936.

** A.J. Simon, *The Nervous Child*, 3 : 119, 1944.

**拒否の文化的要因**　われわれの文化特に学校における多くの積極的な要因は子ども自身の業績にもとづいて子どもを受容し承認することであるが、他の要素はこれと一致しない。その上それらは子どもが就学する以前に彼らに影響をあたえる傾向がある。たとえば未婚の母のあらゆる状態は、その中に母親と子どもとの両者に対する拒否をもっている。私生というレッテルをはられたことは母親を悩ませ、罪業感を強め、子どもの養育上の問題を複雑にさせる。しばしば私生自体が親から拒否された若い母親による場合が多い。拒否された人は愛情の欲求があまりにも強いので、セックスと結婚の区別ができないことがよくある。

金銭や成功や財産に対するわれわれの文化的態度もまたある場合において子どもを拒否させる原因になっている。家庭の財政が緊迫しているときに生まれた子どもは拒否されるであろう。同様に両親の仲がよくない場合、子どもを夫婦のきずなとみなし、拒否的態度をとる傾向がある。われわれの社会は一般に子どもを経済的な負担と考える。母親が子どもにあたえる関心に関係のある家族の経済問題や収入の損失は彼女をいらただせ、子どもを厄介者扱いにさせることが多い。これが拒否の原因というわけではないが、拒否の態度をしばしば悪化させる。

ある場合には子どもの容姿が拒否の原因になる。普通以上に美しい子どもを望んでいる母親が子どもの容姿に失望して拒否するのである。身体的な美しさに重点をおくわれわれの文化的観念がその点をあまり強調し過ぎて、それ以上に満足感をあたえてくれる精神的な特性を適度に表現させないからである。

## 拒否のセックスと結婚への影響

子どものころに拒否されて苦しんだ人は愛情と是認を極度に望みながら、愛情が提供されてもそれをまじめに受容することがほとんど不可能であるために、満足なセックスや結婚生活を維持することが非常にむずかしい場合が多い。そのような人でもしばしばある人が自分を愛し望んでいるという事実を受容するところまではなる。ずっと愛情に飢えているので、それを貪欲に求めるようである。そして相手の愛情の表現や自分の幸福感に大変夢中になるので、同程度の愛情を必要としない相手にとってそれが非常にわずらわしくなるであろう。そして少しでもその激しさが十分でないと、拒否された人はまた昔のように拒否されたと誤解して傷つき、相手に敵意をもつようになる。

結局、拒否された人は安定した継続的な関係を保つための機会をほとんどこわしてしまうような短絡的なメカニズムをもっている。そのような関係で受容された相手に対して拒否された人は次のようにいう。「よろしい、あなたは私が愛すべき者であって、本当に私をほしいというのですね。私もあなたをほしいからこの状態でいきましょう。しかし私はあなたを信じませんよ。」そして相手の不注意、軽蔑、無関心、不誠実を探しては相手の自分に対する愛情や誠実さを絶えずテストする。そして少しも不平の理由がないことがわかると彼は多少和らぎ、より幸福になるが、いつ拒否されるかわからないという不安感はつのる。そしてなおも相手をテストすることによって圧力をかけつづけるので、相手はいらだち、がみがみいうようになる。この時点で拒否された人はひどく感情的に傷つき、「ついに真実が明るみに出た。お前は私を愛していないのだ。そして今までだって決して愛してはいなかったのだ」という。そして別の部屋へ立ち入って自己批判をし、他の者に敵意をこめて暴言をはく。これは一層彼を孤立させることになる。

子どものころ拒否されて苦しんだ女性と結婚したある男性が以前次のようにいった。「ヴィヴィアンとの結婚生活はヨーヨーのようである。彼女が非常に愛情深いときは私も機嫌がよくなり、彼女が何かに腹を立ててそれを私のあてこすりだと思ったりすると、私も機嫌が悪くなる。私が彼女の靴下の線が曲っているとか、スープにもう少し塩を入れた方がよいとか、ジム・バウムの奥さんは米に玉ねぎを入れて料理する等というと、彼女はこれを皆批判としてうけとめて腹を立てる。最初はだまっているが、その中に部屋を出ていって、それからカッカッと怒ってもどってくる。私は今までにこんなに傷つきやすい人をみたことがない。私は彼女とは一緒に生活できない。なぜならば、たとえば「お前は天国や夢の国からやってきたんだね」というようなことを安心していえないような人とは一緒に住めません。誰か外の人はできるかもしれませんが、私にはできません。」

「私がことばも口調も完全にうれしいようにいわないと、彼女はだめなのです。一言で洪水になると彼女は思っているのです。そしてまず最初に止めたのがドアのキスとセックスです。私が手を握りしめながら彼女に詫びるために走りまわり、すべてのことがまるくおさまるようにしないと、騒ぎがのびのびになるだけです。最も困るのは彼女がいったいなぜ傷つくのかが全くわからないことです。それから彼女は非常に自己批判的になり、自分が悪くてばかでみにくいことはよくわかっているといって、自分の部屋へ入って私と話をしようとしません。」

この男性が述べているように、拒否されてきた人が他の人と親しい関係をもつと非常に気分が動揺するのが普通である。そのような人は自分の気分を害する原因を探しては、非常に深刻に傷つき、自分の殻の中に閉じこもって孤立してしまうようである。そして常に子どものころうけた傷あとを再び切開しては、自分をひどく責め、他人特に自分の親しい人に対して敵意と不信と反感をつのらせるのが特徴である。

また子どものころ拒否されて苦しんだ人は、自分に不親切で、軽蔑的に自分を取り扱ったり、自分をなぐって、冷笑したり、みくびったりする人に強い魅力を感ずる傾向がある。そのような特徴は客観的な観察者には明白なものであるが、拒否された人にはほとんど全くわからないようである。そしてそのようなひどい取り扱いに対して深刻に悩むのであるが、それから容易にひきさがることができない。そのように残酷で口ぎたなくののしる相手からの一言のやさしいことばがすべてを帳消しにしてしまうからである。その場合結局、そのような人が他の人との親しい関係の中で再現するものは、自分が子どものとき残酷な懲罰的な方法で拒否された雰囲気そのものである。子どもとしてこのような取り扱いのためにひどく苦しめられはしたが、結局これ以外に愛情と関心と是認をうる方法はなかったのである。

しかしおとなになれば、そのような生活からひきさがって、新しい相手を探すことができる。しかしそのような人には拒否的雰囲気が必要なようである。拒否された人は自分を拒否せざるをえない相手に強い愛着をもつ。そのような人は外にはいない。彼にとって必要なことは拒否的雰囲気を維持することである。これ以上にみじめで不幸な状況は想像できないことである。

**ジョージ夫人の話**　この本の主な論点の一つは親の態度が代々受け継がれるということである。おとなの場合には この態度は 自分自身の 親として ふるまうときに適用する 態度として 生きている。このことは ひどい自己批判によってたいていの場合特徴づけられている拒否の場合に特に明白である。

たとえば、ジョージ夫人は二五歳の美しい若い主婦であるが、身だしなみはきちんとしているが表情が豊かでない。次のように彼女は自分自身について話した。「私はずっと憂うつです。また不安でいらいらします。元気がなくなると、それから脱け出せません。主人はからかって私をひきたてようとしてくれますが、だめです。私には四歳になる子どもがいます。私は夫のいうことにすぐにカッとなります。自分はつまらぬ浅薄な利己主義でばかな人間だと思っています。気持がふさぎこむのを止めることができません。ばからしいと思うのですが、そうなんです。」

「私は結婚前の状態でいた方が現在でもよかったと思います。今では頭を上げていることもできません。私はずっと忠実な妻でしたが、それは私が過去にしたことには何の役にも立ちません。自分の子どもをみると、この子の母親はならず者以外の何者でもないと思うのです。」

このような自己批判は彼女をただ孤立させるだけであって、過去を変えることも、現在の気分や問題を軽減することもできない。ジョージ夫人は子ども時代の話をしつづけ、どうして自分が現在の状態になったかを話した。

「私の母は私が五歳のとき父から去りました。それから二年間私は母と一緒に過しましたが、父には一度も会うことがなく、本当のところあまり彼のことは知りません。母が私に話してくれたことはただ彼がよい人間でなかったということのみでした。子どものとき私はいたずらっ子でしたが、母は決して私をしつけようとしませんでした。そうそう、ときどき彼女は理由もなくカッとなって私をなぐりました。それはちょうどこの世の地獄でした。たいていのときそれが何のためだったか私にはわかりませんでした。彼女には愛情もなく親近感もなかった。彼女にとってそんなことはどうでもいいことであって、あまり関心がなかっただけだと思います。私が七歳のとき、母は仕事を探すために他の町へ出かけ、私はおばにあずけられました。彼女は私を迎えにくるといいましたので、私はそれを期待してました。そうなればきっといろいろのことが変わるだろうと思ったからです。でも結局その後全く彼女と一緒に住むことはありませんでした。」

「私はその後数ヵ月間だけおばの家にいましたが、それから修道院の学校へあずけられてそこに一年間いましたが、その後あちこちの家の里子に出されました。そして一〇歳のとき、他のおばと一緒に住むことになり、そこに一〇年間いました。」

「おばもおじも老人で旧式でした。おばは病気で、私に一から十まで看護をさせました。私はまさにこま使いでした。私は鏡をみることも許されず、いつも『お前の母親のようにつまらない自己本位な人間だ』といわれました。私が大きくなってデートに出かけようとするとおばはいいました。『絶対いけません。お前は父親のようにセクシーなふるまいをしたいんだろう。彼がよくない人間であったことはわかっているはずだ。お前に彼が何をしたと思うかね。』このことをはじめてきいたとき、正直いって何のことか私にはさっぱりわかりませんでした。」

「おばはいつも私を批判し、私のあらさがしをしました。私のしたことで彼女をよろこばせたことは全くありません。彼女の病気が悪くなったので、彼女は一層いらいらして、不平をこぼし、疑い深くなりました。彼女は誰に対してもすべてのことを批難するようになりました。高校の最後の年に他の親類が私を引きとってくれて、そこで卒業まで過しました。それから私は就職して自立しなければなりませんでした。」

「これで全部が終わったわけではありません。私は今でもそのころと全く同じ気持がします。私には私を全くかまってくれず、望んでもいなかった、そして私を追い出した両親がいたと思います。母は全く私の世話をしてくれませんでした。もしそうであれば私を迎えにきてくれたはずです。彼女は彼女自身以外の誰に対しても関心がなく、結局そのために父親との関係がだめになったのです。子どものときは私は母を尊敬してました。私は何となく母が自分のために時間をもってくれたり、何かをくれることを望み続けました。でも彼女は全然そうしてくれませんでした。私には彼女があのようにして私をおきざりにしていったことを理解できません。今では母を恨んでます。ときどき気持が沈んでくると、自分の子どもにも自分がされたのと同じようにしてやろうかと思います。」

「私は老人を本当に恐れています。私は老人を好まないし、今まででも好きになったことはありませんでした。老人は親切なことは何もいってくれず、これをしてはいけないとか、こうした方がよいというようなことばかりいいます。彼らはそれを全部知っているのです。私はときどき自殺を考えます。」

「私の夫は警官です。彼は強くて自立心の旺盛な人です。しかし私が彼と結婚したとき、彼を愛してはいませんでした。私は安定感がほしく、ただ雨に濡れないでどこかへ入りこみたかったのです。私の気持おわかりになりますでしょう。私はよい妻になるように努めました。彼は誠実ですが、おばのようにワンマンで批判的で横柄だと思います。彼がそういう言い方をすると、私はいやみをいったりします。彼は私に命令をし、私はいわれたとおりにしようとします。少くともそれしか私にはできません。私はよく気分が悪くなったり、おびえたりします。心の中でひどいことを思っているので、その埋め合わせのために人々によいことをしようと思っています。たいていのとき、私は憎しみでカッカッとしながら寝室ですわっています。」

母親もおばも親切でなかったので、自分自身に対して親切で受容的な親になることは、ジョージ夫人にとって困難なことであり、自分を受け入れて、拒否しつづけないようにすることは大変なことである。彼女は自分が夫の批判に対してちょうどおばのうるさい小言に対するのと同じように反応していたということに気づいてからも長い間、夫の批判によってひどく傷つけられ、意地の悪いいやみいっぱいな応答をした。しかし夫は冷酷なおばではないと自分自身にいいきかせることによって、不安感は強くなったけれども、「過去の子ども」のこの点に関する感情をコントロールできるようになった。そして夫との生活を楽しめるようになり、彼の横柄さを愛情のある関心の現われであるとうけとめられるようになり、自分の批判性を軽減できるようになった。自分の子どもの成長ぶりをみては、自分の子どものころのさびしさと不幸を思い出し、子どもを手伝ってやろうという気分になった。しかしときどき一塊りの妨害や失望が一時的に集中すると、またも憂うつな気分になって、「自分は悪いおろかで無気力ならず者だ」という。

## 拒否から逃げる道

自分自身に対して親切であるがしっかりした親としてふるまうことは拒否されて苦しんだ人にとって非常に困難なことである。幼少期に拒否された場合、自分自身の孤立と傷つけられた感情を克服することは特に困難である。自分自身の親としてふるまうとき、自分はただ苛酷なことだけを知っているのだということと、自分が子どものとき望んでいたすべてといってもよい甘えと、抑圧している自己批判の間を動揺するかもしれないということを心にとどめておかねばならない。そして彼は過度の甘えと自己卑下的批判と孤立に対して制限をしなければならない。

自分自身に対して親としてふるまうとき、子どもというものは親の激励と是認と刺激によって成長するものであり、それはすべて子どもを受容するための基礎になるということを理解すると大変役に立つ。そしてこれが平衡した人格の発達を促進することになる。

しかし拒否された「過去の子ども」がこのような親の態度のために苦しんだならば、これを知らないで、ただひどい拒否と無関心と軽蔑だけを知っていることになる。親の受容と刺激への欲求が妨害され無気力になってしまうのである。自分は望まれざる重荷としてみなされたことに対する敵意によって、世の中を自分の敵であると確信してみるようになる。親の拒否的態度により、子どもは、自分は愛される価値のない悪い困り者だというふうに解釈するようになる。これは健全な自尊心の発達を妨げ、この章で述べた自滅的な拒否のパターンを生ずることになる場合が多い。

**受容と業績**

拒否から逃れる方法はあるが、最初はゆっくりと進まねばならない。子どもが階段を上るのを習得しているのをみたらわかるように、あのような過程をたどらねばならないということがわかるでしょう。子どもは片脚をまず一段上のステップにのせるとすぐに他の脚をのせないで、ゆっくりと脚をもち上げてのせる。そしてこの過程を一段ごとに繰返す。その中に自信ができて、すばやく階段を上れるようになる。

拒否された「過去の子ども」を扱う場合には、第一段階は受容することで、次にそれから生じた自信をもつことである。自分自身を受容できるようになれば、自分を卑下したり、がみがみ小言をいったり、拒否することを止めなければならない。自分自身の肩に腕をかけて、「お前は大丈夫、愛すべき価値のある、他人のために貢献できる人間だよ」というべきである。また他人を傷つけたり拒否したいという欲求は自分の拒否された「過去の子ども」の感情の一部分だということを認め受容しなければならないが、その表現にはある程度制限をする必要がある。このためには、自分を価値ある者として受け容れて自己卑下や自己批判を制限することが必要である。この第一歩を踏み出し、自分自身を受容しはじめるまでは、自滅的な拒否のパターンから抜け出すことはできない。自分の傷ついた拒否された「過去の子ども」を自分自身の一部分として受け容れることを、毎日、否、毎時間練習しなければならない。これは第二歩を踏み出しはじめた後も確認すべきことである。

第二歩は自分を抑圧した拒否感情から自分自身をもちあげることである。この場合も、自分を価値のある興味深い人間として受容することが役立つ。第二歩は、いくら問題が困難であろうとも、自分が他の人たちよりすぐれた業績をあげうる領域を確立することである。拒否に苦しんでいる人の多くは自分ができそうに思えることのリストをみて、そのような能力はそんなに重要でないように思えるといって自己批判するために使用してしまう。そのような自己批判は限られていて、結局子どものころに感じた拒否をつづけさせることになる。それを止めさせるためには、限定された方法でまず仕事をしなければ何をも完成することができないということを知る必要がある。

## 自尊心をうちたてる

自分の仕事の領域を注意深く選択し、その目標を達成するために働けば、純粋な自尊心をうちたてはじめることができるような何かを完成することができる。目標自体は、あなたが目標を定め、それを実行するときに必要な慎重さと忍耐ほどは重要ではない。最初のわずかな進歩を恥じたり、自己批判してはいけない。あなたは成就の満足感と自尊心がもてるようになる領域を意識的にうちたてようとしているのである。現在制限しながらも自分でできることを受容し、自己発展のための継続的なプログラムを少しずつ達成するように努力することによって、自分自身を自己批判的に拒否したいという欲求や子どものころの敵意に満ちた雰囲気を再現したいという欲求を軽減することができる。

そのような領域を見出し、現在自分ができることを受容すれば、本当に満足し楽しむことができるであろう。これはこれだけがあなたができる努力だということではない。あなたは衣服をうまく着こなしたり、悩んでいる人の話をきいてあげたりするような才能をもっているかもしれない。アーサー・キットは賛美歌を歌うことにその領域を見出し、自己受容と成就への道を進んだのである。

これは容易なことではない。道路地図は簡単にわかるが、旅行するとなると困ることが多い。

子どものころに拒否に苦しんだ人は自分の「過去の子ども」をはじめて受け容れようとしたり、自分の才能を試みようとするとき、不安で孤独になるであろう。そのような自己受容は、身体的におとなになるまで維持できないようなことでも、それができるようになったことからはじまる。また「過去の子ども」とその長い攻撃を理解し、そのいらだちが過去の家庭生活で親しみの深い敬意に満ちた拒否的な雰囲気の安全性を確立するための努力によるものであるということを認めて、「過去の子ども」を安心させるべきである。また子どものころの拒否に逆らい、それを拒否する純粋な自尊心を発達させるためには、あらゆる才能や天分をも使用すべきである。そのような自尊心は自分自身に対して親切で勇気づけてくれる親になることによってうちたてられるであろう。

しかし子どものころ拒否の苦痛に耐えた人は、誰しも自分の問題の重大さを過小評価しない。古い傷がうずくのであろう。自分の努力について同情的な友人や医師や牧師と話し合いなさい。もちろん、自己および愛情を受容することは大変むずかしいことであり、信じられないことであるために多くの妨害に会い、すぐに落胆させられるかもしれない。そのような場合、理解ある友人や医師はあなたの親の役割を演じて、あなたが自分を受容され愛される価値のある人間として見出すための努力をしているのを、勇気づけてくれるであろう。

# 第18章　性的な刺激をあたえる親

## セックスの役割を誤解しているように思える場合

**あなたの疑いへの指針**　もしあなたが性行為の肉体面を強調する傾向があったり、恋愛関係をつくったり、それを維持することができなかったり、性的な空想でよく心をうばわれたり、他人との親しい関係が全般的に報われない、満足できない、非人間的なもののように思われる場合、あなたに内在する「過去の子ども」の性的感情の発達やそれへの刺激に対して親の果した役割を調べてみるべきである。その刺激が全く禁止的なものであれば、性的な空想を極度にもつようになるであろうし、またそれはあまりにも率直で知らないうちに悪へ誘惑するようなものであるかもしれない。

一般にセックスに対する親の態度はわれわれの時代の文化的な見解を反映している。それは身体的な発達が頂点にきている若者たちに性的な満足を許容しないで、性的刺激に対して清教主義のきびしい禁止から現代の公然の是認へと大きく移り変わってきたために爆発的状況をもたらしているのである。その上それは公然とたえず性的刺激を是認しておきながら、非現実的で非人間的で幼稚な子ども時代の性的空想をもちつづけるように強制している。「過去の子ども」は空想による精神的性の幼稚園に入れられているのである。

大変よろこばしいことに清教主義は少なくなってはきたが、それで性問題が減少したとはいえない。それはある程度不必要で残酷なタブーをとりのぞいたが、人間生活における性の全体的問題やその地位は今日のアメリカ人の生活の中で非常に混乱し濫用されている。子どもの性への誘惑の話「ロリタ」がベストセラーになったり、『プレイボーイ』やその出版社が家庭雑誌『サタディ・イヴニング・ポスト』で成功しているものとして一時とりあげられたりする等、いったいわれわれはどこへいくのか全くわからないといってもさしつかえない。

われわれは現在かつて誰も想像しなかったほど多くの性的な刺激に直接さらされている。これがおとなである。われわれにどのように影響をあたえているかには多くの要因が考えられるであろうが、特に各自の尊重すべき「過去の子ども」によるところが大きい。しかしこの点に関して何よりも重大な事実はわれわれの子どもたちがこのエロチシズムの温床の中で育っているということであり、後で述べるようにすでにその困った徴候が世の中に現われているのである。

## 自分の背景にある性的刺激を理解する

この章ではもちろんおとなや子どもを悩ませているすべての性問題を討議することはできないが、とにかく性行為に対する親の態度がしばしば重大で明白な型を形成することは確かである。たとえば、前述したそれぞれの親の病的な態度はすべて性領域で特有の影響をあたえている。完全主義の人はセックスにおける行為を強調する傾向があり、盲従された人は衝動的で他人の権利を配慮しないし、心気症的な人は自分が病気であるというのでセックスにはたえられないし、過度に強制された人は自分の義務を果すのに反抗し、無視された人は親密な性生活において相手に対し親近感がもてない等である。しかしセックスに関してだけ分離した病的な態度というものは一般に存在しないのであって、誘惑をも含めた子どもへの性的刺激はたいていの病的な親の態度の結果であり、またそのような態度から生じた不満の結果である。

あらゆる子どもの性的関心は親の態度を背景として発達するのであるから、正当に指導されれば性欲は個人の価値感や愛情や幸福や社会的適応に役立つようになる。誤って指導されたりゆがめられたりすると、同じ性欲が不幸や社会的否認やつまらない感情的な葛藤や不安をひき起こすことになる。セックスはいろいろな病的な親の態度が現われる領域である。たいていこのような態度は性行為においては大げさに表現される。たとえば、子どものころただひたすら親に盲従された衝動的な人は性的にも相手に服従することを要求するであろうし、完全主義の人はたえず今以上の性行為を求めるであろう。

病的な態度のためにおとなの生活に満足できない親は子どもとの関係においてエロチックな潜在性を満足させようとすることがある。メイヨー・クリニックのこの分野におけるふたりの権威者、A・M・ジョンソン博士（Adelaide M. Johnson）とD・B・ロビンソン博士（David B. Robinson）はこの問題に関して徹底的に研究し、次のように指摘している。「誘惑（seduction）、すなわち親が子どもの性的感情を官能的に誘惑したり刺激をあたえたりすることが、家庭の社会的、経済的地位のいかんにかかわらず、ただそれを考えて楽しむ以上に一般的に多くの家庭で行なわれている。誘惑は抱擁のように微妙なものもあれば、近親相姦のようにいやらしいものもある。そのような親は感情的に非常に混乱しており、ひどい不適応状態にあり、確かに病気であるが、社会では外見安定しているようにみえる。すべてのそのような親が夫婦の性生活で不満であることは明らかである。*」

結局、性的不適応は個人の中で結合している病的な態度の総合的なものの一部である。それ自体だけでは決して存在しない。あなたに内在する「過去の子ども」の性体験は親の特殊な態度によって必然的に彩られ影響されているのであるから、それとの関連において理解されねばならない。たとえば、完全主義の親は子どもを不安にかりたてるので、自慰でもって子どもは快適に緊張を解消することをおぼえるようになる。しかしこれが禁ぜられると、罪業感を生み、新たな不安をもたせるようになる。そしておとなになってもふさわしい相手をみつけることができず、また自慰をするようになるかもしれない。このようにして「過去の子ども」はたえずある種の不安から解放され、安定感をもつようになる。しかしそれはおとなとしての発達を妨げることになる。結局、彼の問題はセックスに関することでなく、彼の生活を支配している完全主義である。

**出発点**　セックスは自然な欲求であって、人間の中で愛情的な連想や愛着と密接に結びついている。おとなになるまでに、セックスは自分の親の態度または自分が育った感情的な環境によっていろいろに解釈される。そしてその態度は親からゆずりわたされ、セックスに関する広い文化的な考え方、すなわち、場所と時間によるその望ましさや容認のあり方によって形成される。その結果として、ゆがみや完全な誤解までが人間生活におけるごく自然で生きがいをあたえている力としてうけいれられるものの一部となることがよくある。

セックスに関するいろいろな問題を明らかにするために、子どものころの過度の性的刺激は性的興味や行為に対する親の禁止または子どもの性的感情に対する親の陰険でいやらしい誘惑によって生ずるということを理解する必要がある。

**自然な発達**　われわれの文化においては子どものころに、他のいかなる欲望よりも性欲に対してきびしく規制する。他の領域では攻撃的で積極的な行動は奨励されるが、公然とした性的関心や行為はいやがられたり懸念される。そして直ちに規制され、迷惑がられ、禁止される。

ポリネシア民族やあるヨーロッパ文化では無視されていることがわれわれの文化では親に強い懸念をもたせるのである。そしてこの懸念のために子どものときに性的関心を拒否し抑制し、おとなになってもそうしようとするようになることがよくある。

第一次世界大戦がはじまる直前に、フロイドが幼児期における性欲の存在を指摘したとき、ヴィクトリア王朝時代の社交慣例の神秘性を暴露して、子どもの養育に関する討論や研究にセンセーションをまき起こしたのである。現在では性的感情の前徴が幼少期に発達するという事実は、小児科学、精神病理学、心理学の精密な研究によって科学的に証明されている。それは自然であり子どもに何の害もあたえていないのである。乳児は自分の性器をなでたりさわったりして楽しみ、成長するにしたがって自分や他人の体、そして胸や腰に興味をもつようになる。三、四歳の子どもが「お医者さんごっこ」や「おうちごっこ」をしていて、お互いに服の下を覗いて診察したり、性器を触れたりすることは少しもおかしなことではない。

子どもが公然と自慰をすることがあるが、H・シャーリィ博士（Hale Shirley）**によれば、それは口、鼻、耳、毛髪等を習慣的にふれるのと同様であって、はげしい感情や欲求の現われではないということである。思春期ごろになると性欲が強くなり、男女を問わず自慰をするようになる。青年期になるとこれは異性への関心をたかめることになり、それからデートをしようとする努力がされるようになり、永続的な結婚生活における配偶者の選択がはじまるのである。

根本的に子どもは両親との同一視によって、よき夫や妻や父や母になるための方法を習得するのである。幼少期における家族との体験が他人との生活の基礎を子どもに教えることになる。ゆえに両親の夫婦としての行動を観察することによって自分自身の将来のあり方を想像することになるので、将来の配偶者に対する感情の基礎像をつくる意味で、子どもは異性としての親の愛を必要とする。それと同時に、子どもと同性の親との同一視は自分のおとなになってからの役割と基礎をつくる。両性の感情的発達をともなったごく自然なものとし、性的関心を受容すれば、将来の幸福と安定への健全で現実的な基礎ができるのである。

ほとんどあらゆる点で親の態度が子どものセックスの自然な発達を妨げるであろうという前提で、それがこの長年の間に形成される過程を総括しておこう。セックスは遺伝的に悪いものでも、いやらしいものでも、汚らわしいものでも、恐ろしいものでもないのであって、ある親たちが子どもに幼いときからそのような感情をうえつけるのである。屈辱感、罪業感、当惑感、恐怖心、無力感さえも性的関心を否定したり禁じたりするきびしい努力によって生ずることになるであろう。

**禁止と抑制**

そのような親は自分が「はずかしく思いなさい……悪い……二度と私にそんなことをみせないでちょうだい……神様はちゃんと知っていらっしゃるよ」等と叫ぶことによって、ひどく病的でやっかいな態度を子どもにつくらせているとはほとんど気づいていない。ある親は自分自身の多くの不幸が過去の家庭生活における親のそのような態度によるものであるということに気づいていても、「過去の子ども」に負けてしまってそのように反応することを抑えることができない。

他の病的な態度と常に関係し合っている慎み深い不安をもちながら、親は子どものころと同じように自分の親のセックスとは罪深く、恥ずべき汚くいやらしいものであるという態度に反応しているに過ぎない。そしてこれと自分に対する他の病的な態度の結果、すなわち非能率的な仕事、不満で不幸な夫婦生活、自己劣等感との間の関係にはほとんど気づいていない。

子どもが他人の尊厳やプライバシーを侵害するときはその子どもは規制されなければならない。しかし子どもに性的感情や興味を悪いことだと思わせた場合、そういう自然な好奇心を非常に苦々しくしつこく罪や不安と結びつけることになる。簡単にいえば、楽しめるものを悪いことだと思わしめるのである。その結果その罪業感は性生活の重要な要素となり、夫婦愛におけるより非合法的な情事において一層「くつろぎ」を感じさせるようになるかもしれない。その上、性的関心は人間の生活から除くことができないので、親の批難のためにそれをかくれて表現したり、一層罪業感を強めるようにならしめるだけである。

禁止はまた特に異性の親に対して反抗をもたせるようにもなる。子どもはだんだん自分は無罪であって、悪くも罪深くも汚らわしくもないということを知るようになると、そのように思わせたことに対して憤慨するようになる。

しかしたいていの場合、そのような禁止や抑制は好奇心や性的空想を刺激するようになる。表現すると拒否されたり罰せられたりすることを空想の中で安心してやってみるのである。しばしば「神様がみているから」というので、そのような空想にふけるのであるが、その後で性的感情を悪いことだと思わせられている子どもは自分を責めることになる。このことは多くの作家が指摘しており、特にサマセット・モーム（Somerset Maugham）著の『雨』とシャーウッド・アンダーソン（Sherwood Anderson）著の『オハイオ州、ワインズバーグ』の中では、清教主義の人たちのセックスに対する偏見を述べている。表面上は彼らはセックスを批難しているが、実際は空想の中で十分に満足しており、それを彼らは罪を犯して堕落したと思い、一層熱心に封じこめようとする。

抑制したために生じたこのような空想は子どもの性的感情を過度に刺激することになり、それ以後性的関心を空想で表現するようになる。そしておとなになってからの性行為においても「過去の子ども」が常に求める「くつろいだ気持」を空想によってうるようになる。禁止の悪い点は、性的空想を伴った好奇心や過度の偏見をもたせるようになり、人間的な相互のやりとりや現実から分離して、セックスを非人間的なものにすることである。空想による性的満足は正常なやりとりの性的関係を妨げることになる。一般に両親の家の秘密主義的で禁止的な雰囲気までが空想の構成の一部として表現されつづける。そしてそれは「過去の子ども」の性的行動になくてはならない刺激的な部分であった。

子どものころに性的関心が禁止されたり、悪いことと考えさせられていたならば、おとなになってから「過去の子ども」はこの空想的な性的行為を求める傾向がある。子どものころに抑制された性的好奇心はおとなになってから「少女雑誌」をみたりして表現されるかもしれない。すなわち、安心して楽しむことのできる性的関心はこの程度のものである。そして自分のよく知っていて尊敬している異性との実際の性的場面では不安感や恐怖心までが生じてくる。そのように目にみえる刺激は無意味になる傾向がある。空想される人物は未知の人であり、知ることのできない人である。そのような性行為は全く非人間的なものである。「過去の子ども」が禁じて非人間的なものにしている他の性行為に自慰があり、これも空想と同様に継続してなされる。すべてのそのような幼稚な行為は十分に満足な性行為ができるおとなになることを妨げることになる。

非現実的な性的空想に夢中になることによって生ずる性的不満感や絶望感や自己嫌悪感をみきわめることは誰もできない。子どものころに性的関心を抑制することはわれわれの社会において一般に誰もがしていることであるから、以上の状態から完全に逃れられる人はほとんどいない。しかしわれわれは性的関心に夢中になっている文化的雰囲気の中で生活しており、マスコミはセックスのエロチックな肉体面に集中し、子どものころに罪によって分離させられたセックスの肉体面と非人間的な面をはっきりと引き離している。このようにしてわれわれの社会ではセックスの目標が愛情の交換というより腺的なものになる傾向がある。セックスが腺的なものであれば、それは非人間的なものになる傾向があり、肉体的な魅力を強調するマスコミによって一層強化されることになる。

われわれの性行為の一つの主要な傾向であるそのようなセックスの非人間化がわれわれの間にひろがっている孤独の主な原因である。それはまた空想によって生活したがる欲求を強化する傾向がある。われわれはあまりにもこの領域において非人間化され過ぎたために、自分の感情や欲望を誰かに話してそれを共にわかちあうことができない。

あなたはこれらの過去の罪を意識させるような咎めやその原因である拒否や抑制が性的発達の上にどの程度影響をあたえているかを自分で判断すべきである。現実的に満足を求めないで性的空想に夢中にならされているのではないか。あなたの親と同じように、あなたの性的感情の存在を拒否されているのではないか。セックスを肉体的なものとして愛情的なものから分離させられているのではないか。セックスを相互のやりとりや完成のための感情的な満足としてみなさないで、その肉体的な満足を強調させられているのではないか。

性的関心は自分自身の自然な一部分であり恥ずべきものでないということを容認すれば、しだいにあなたの「過去の子ども」はあなたの性生活において妨害したり、空想を求めたり、罪意識をもったりしなくなる。しかし罪意識を傍へ押しのけて、おとなの性的満足を充足するための権利を求めたりすると、最初のうちは不安を感ずるかもしれない。しかし漸次、自己満足をする能力をだめにし、配偶者に対する満足感を妨げる子ども時代とのきずなから自分自身を解放することができる。

＊ Adelaide M. Johnson and David B. Robinson, *Journal of the American Medical Association,*

164: 1559, August 3, 1957.

** Hale Shirley, 1 *Psychiatry for the Pediatrician*, Ch. 6, Commonwealth Fund, New York, 1948.

## ベスの話

　われわれの親のセックスに対する態度は家族の他の態度と関連し合っていて、世代から世代へと伝えられるが、それは一般的な文化的態度によって著しく影響されている。

　しかしわれわれが禁欲的な背景をもっている場合、きびしく禁止することによって「悪いこと」の機先を制したり、先んじてこらしめたりする罰や疑惑が自分の性的感情をコントロールしようと一生懸命にさせる場合が多い。またそのような背景をもった多くの人は行きずりのまたみさかいのない性行為に陥り、そしてそのことで自分自身を罰したりする。彼らは自分たちのおそろしい性的な感情やあこがれ、そして性的空想に夢中になったことを批難するのである。

　親の過度の強制に対する反抗もまたそのような無意味な性的体験を促進させることになる。また親と同じように自分の衝動に極端に従ってしまうかもしれない。

　たとえば、母親に狂わんばかりにうながされて私に会いにきた高校三年のベスの話をしよう。彼女はきれいなまだ一七歳の子ではあったが、最初私にまるで一人前の美しい悪い女で男性に対して感情が抑えられないのだという印象をあたえた。彼女は早口で次のようにいった。

「私は一時的にいい女の子になることができても、次の瞬間ぞっとするような汚らわしい子になって、水夫のように口がわるくなれるの。自分でどんなひどいことをいおうとしているのか、またするのか全然わからないの。煙草をすってもいいかしら。私は高校三年生で学校の成績はかなりいいし、先生ともうまくいってるわ。でも校長先生は嫌い。彼は偽善者よ。クラスの数人の子たちとはあまりうまくいってないわ。牧師さんは私の 問題は母親への 反抗だといったわ。母はあまりきびしくないけど。いつもちょっとしたことをぶつぶついうの。また煙草をすうなとかいい子になりなさいって長々と説教するの。母は私を少しも信用してないわ。私がどんな集りに属しているかを知るべきよ。」

「母は私が男の子と話していると一階の電話でそれをきいてるの。私はたくさんの男の子といつも話をしてるわ。彼らは長距離からでも私に電話をかけてくるの。母は私のプライバシーを侵害して、私への手紙は開いて読むし、私の下着、服、ポケット、財布、コンパクト、ノートまで調べるのよ。正直いって私はあの女のそばにずっといるなんて我慢できないわ。私がデートから帰ってくると、一時間ぐらい私にいろいろ質問するの、どこへ行ってきたか。何をしたか。手を握ったか。彼はキスをしたか。それは頻にか口にかってね。」

「本当にこんなことを私にきくのよ。私は全くどなりたいわ。たいてい家に帰ると彼女のそばをさっさと通って二階の自分の部屋へ入って閉じこもるの。すると彼女は私の部屋の外にきてぶつぶついったり泣いたりするの。私が彼女の生活をだめにしているっていうの。彼女は私にいったい何をしてくれてると思ってるのかしら。そこで私はいってやるの。母さんは自分で自分の生活をだめにしてるんであって私じゃないわよって。」

「ときどき私はお酒をのむことがあるの。母がそれを知るとカッとするのよ。そんなとき私はいってやるの。なにもあんたに関係ないわよって。また彼女はいつも私に警告するの。お前はきっと妊娠するよって。それが何よ。それは私が心配することよ。もちろん私はいろいろの男の子と一緒にねたわ。私がそうしたいと思ってしたんだから何が悪いのさ。つまりその子が好きだったら何も悪くないじゃない。私は誰もがやってきたことをつづけてやるのはいやなの。私はいつも陽気にふるまってるけど、本当は気がふさいで憂うつなの。男の子はじっと坐ってぼんやりしてる女の子を嫌うの。私は自分に『おい、あばずれ女、売春婦』と呼ぶの。よく私は自分が実際よりもっと悪くて罪深い子だということを知るべきだと思うの。」

「私には過去二年以上一緒に出かけている男の子がいるの。彼は本当にいい子で私を愛してるわ。でも私は彼がこわいの。彼は信頼のできるまじめで勤勉な子で、皆をからかったりしないの。私は彼が……わかるでしょう……私の本当のことを知るのがこわいの。でもやっぱり私は家にいて一日中母のがみがみいうのをきいてることはできないわ。本当に母はいつも私をいじめるだけなの。そうでないときは私が出かけられないように何かを探してはいいつけるの。だからあの家から外へ出ると、たまらなく面白いことをしたくて待ち切れないの。」

ベスの主な問題は性的にだらしがないことではない。もちろんそれは問題の重要な徴候ではある。このことは彼女の母親と話をして明らかになった。母親はきびしい顔つきの肥った夫人で明らかに気が転倒していた。彼女はベスのことを次のように話した。「私の娘はひとり娘ですが、ずっといろいろの男と性関係をもっているのです。先日ある男の子からきた手紙を彼女の引出しの中からみつけましたが、その中に彼は性行為について書いておりました。その手紙をもってベスと向い合って話しましたが、彼女はけんかごしで私におそろしいことやいやらしいことをいうのです。」

「私は彼女をあまりしつけてないのです。彼女はいつも何をしたいかはっきりしていて、何でも自分の思ったようにしたがります。頭はかなりよいので、よい成績を学校でとってきます。しかし彼女はいつもセックスのようなものに夢中になるのです。もちろんいつもではありませんが、たぶん……。彼女が一〇歳のとき近所の奥さんがベスと他の数人の女の子たちがガレージの中でセックス・クラブをつくりはじめたと私に話しました。実際それはたいしたことにはならなかったのですが、他の女の子たちはベスより年長でお乳も大きくなっていましたが、それをお互いにみせあっていたのです。私はそれを止めさせました。ベスに二度とそんなことをしてはいけないといっただけです。でも近所の子どもたちがそのことを話したので、ベスの評判は悪くなりました。そこで私はベスにその悪い評判をとりもどすためには、よけいによいことをしなければいけないといいました。」

「しかしこのセックスということがいつも気になるのです。私が結婚する前からずっと心配の種でした。おはずかしいことですが、私はよくセックスのことを思い、ときには、それ以外のことを何も考えられないときもあったようです。もちろん私は全くそれをしたことはありません。でもそれを思うことはいけないことですから、いつも死ぬほどおそろしく思いました。それからベスが生まれたとき、えー……私はこのセックスということがとにかく現われてくるだろうとわかってました。私はそれをさけようとしたのですが、でも起こってきました。そしてあのセックス・クラブのことが起こり、それ以来そのこと以外のことが考えられないのです。私はただベスが誰かと結婚してくれればよいと望んでます。」

「私は彼女にどんなことが起こるのかわかりません、あの子は悪い子です。慎み深い子はあの子のような話し方をしないものです。二年以上ずっとある年長の男と一緒に外出してます。彼女は自分の年齢以上にみせるような化粧をします。こそこそと煙草をすったり、酒をのんだりします。私は彼女にいうのです。『お願いだからそんなことしないで。お前がそんなことをすると私はとてもつらいの。』きっと彼女はその中に男のひとりと問題を起こすことになるでしょう。私は彼女に注意して、セックスやその危険性について話そうとしましたが、彼女は私のいうことをきこうとしません。私は何の役にも立ちません。」

ベスの母親は明らかに彼女自身の子どものころうけた親の罪業感をもった態度をもちつづけている。自分自身の性的感情に対する「過去の子ども」の不安や罪業感がベスに対して懲罰的な疑惑の形となって現われているのである。彼女はベスに小言をいったり、説教したり、彼女の手紙を開いたり、電話の立ちぎきをしたりして、ベスのプライバシーを侵害しているのであるが、それらは皆ベスが有能で分別のある人間になろうとする気持をだめにしてしまっている。そしてベスを信用していないのに、彼女にきつい制限をあたえてもいない。「私はとてもつらいの」ということばはベスに罪意識として敵意をもたせることになるが、これは断固とした「いけません」とは全く違ったものである。その上、彼女がくどくどと小言をいったり、強制的に指示したりすることによって一層ベスの反抗の火を燃やすことになり、彼女に反逆させて面白いことや愛情へと走らせることになる。

ベスの話をきいた人は誰でも彼女を裁いたり、彼女の行為の結末について彼女に注意をしようとするであろう。しかしそのような説教は彼女の家庭における批判をしたり小言をいったりする雰囲気を再現するだけであって、かえって彼女に反感をもたせるようになるだけである。

母親が彼女に好きなようにやらせておいたので、彼女は母親が彼女を扱ったと全く同じように自分自身を扱ったのである。彼女はそのことを指摘され、母親のやり方でなく自分自身のやり方で自分を扱うようにいわれた。これは自分を批判しないで自分の衝動性に対して断固として「ノー」といい、反抗しないで自分自身の指示をあたえなければならないということである。彼女が母親の小言に対して反抗をしなかったときは、自分自身の批判的なうっとうしい教説に反抗して過していたのである。

ベスが自分自身の衝動的な反抗に従わなくなったり、自分自身を卑下しなくなったとき、彼女は反抗をする必要もなくなり、衝動性も軽減するようになった。

すべてのこれらの要因は母親のセックスに対する偏見によって非常に誇張され、その結果、禁止と罰と抑制は一層強く刺激して、ベスに以上のような性行為をさせるようになったのである。ベスは自分自身に対してあまりうるさくいわない親になったとき、落着いた。彼女は妊娠しなかった。現在ではとてもよい就職をして、前に彼女がとても好意的に述べた青年と交際している。

しかし主な点は元来母親が性的問題としてもち出したものであるが、ベスの本当の問題は自分自身に対して親切で信頼のおけるしっかりした親になることであった。母親は過度の強制的気分と盲従的気分と懲罰的な疑惑をもった気分が交互に現われるという病的な人で、それが彼女自身の疑惑と禁止と罪業感をともなった特殊な方法で性的関心の領域に集中したのである。その結果ベスの性行為に過度に刺激をあたえることになったのである。

これは何も珍らしいことではない。事実、親が禁止したために過剰に性的な刺激をうけるようになった人は何千人もいる。

**誘　惑**　ある場合には親が自分自身を病的な態度で扱うために生ずる不満の結果として、子どもの性的感情を直接過剰に刺激することになる場合がある。これは意識的にまたは無意識的に起こるのである。ジョンソン博士とロビンソン博士は前掲論文の中で、このことが予想以上に起こっていることを指摘している。性的関心を禁止して結局は過剰に刺激をあたえる親とは反対に、この意味で性的関心に直接刺激をあたえる親はそれを十分承知しているかもしれないし、またこそこそと子どもが性的に悩まされる行為をするようにしむけさえするかもしれない。

最も単純で無意識になされている誘惑は、「現代的になろう」とする親の努力やノイローゼの性的原因に対するフロイドの理論の誤解から生ずる。このような親は「性的関心に対して率直に接近した方が感情的に健康な雰囲気をつくることになる」という信念をあまりにも誇張して、慣習的な慎しみ深さを無視し、裸で家の中を歩きまわったり、浴室でのプライバシーを重んじないようになる。

ある状況では自然に過剰な性的刺激をあたえるようになる。たとえば、子どもが大きくなるにつれて、異性の親と一緒に入浴してお互いに洗い合ったりすることは性的に強い刺激をあたえることになる。母親が息子を洗ってやったり、性器をみたりすることは誘惑的な行為になる。

ほとんどすべての親は子どもが幼いとき自分のベッドの中へ子どもを入れてやるが、学校へ行くようになるころにはそれをしなくなる。しかしときにはそれが強い刺激になることがわかってからもずっとつづけられることがある。その場合、一方の親が子どもに刺激をあたえないようにするために、ベッドに入ってくるのを止めるように主張すべきである。

この習慣が一〇歳になってもつづけられると、それは子どもにとって強い刺激になる。たとえば、父親が娘と一緒にねて、抱擁したりすれば、性的な刺激をあたえることになる。不良少女に関する最近のある研究によれば、その中の一五パーセントの少女が父親とそのような性的関係をもっていたことが明らかである。これは主として実証されたケースだけであるが、実際にはもっとずっと高いパーセントだと思われる。* 同様に、子どもに性的な刺激になることがわかっていながら、息子と一緒にねる母親がいる。ジョンソン博士とロビンソン博士によれば、そのような母親は「嫌悪と不安が混合した満足感」を味わっているということである。下着や着物を半分ぬいで息子に背中にてんか粉をつけてもらったり、髪をとかしてもらっている挑発的な困った母親はめずらしくない。

このように母親に刺激をうけた子どもはどうなるであろうか。最初は困惑するが結局親のいうように従う。しかししだいに欲求不満や怒りがつのり、次の二つの道のいずれかへ進むことになる。

1　比較的安全な依存的で幼稚な態度や行動への退行。これは子どもにとって直ちに問題となる。彼は親べったりになり、全く親まかせになる。しかしこれは子どもの正常な成長や発達および究極的におとなになることを不可能にさせる。

2　男性の場合、女性に対する暴行と怒りになる。女性の場合、いろいろな程度の乱交の原因になる。

ジョンソン博士やロビンソン博士や他の権威者たちは、特に父親と娘の間の実際の近親相姦は公式な記録が示すよりはるかに多いことを指摘している。また彼らによれば、一般にこのような誘惑的行為は一方の親が実践して、他の親はそれを大目にみているということである。次にその一例をあげよう。

中流家庭の一一歳の少女のケースであるが、母親は父親が長年娘に生殖的な誘惑をしていることを知っていた。不感症で悩んでいた母親はしばらくの間自分の妻としての性的な義務から解放されたとよろこんでいたが、しだいに彼女は腹立たしくなりやきもちをやくようになり、この状態を何とか是正しなければならないと要望した。このようなゆがめられた背景の犠牲者である父親は娘との行為を率直に告白し、娘と両親のために長期間の徹底的な治療をすることを同意した。このケースで治療を困難にさせた問題点は、母親が父親と娘の行為を明らかに是認していたために、娘がその行為についてほとんど何の恥辱感も罪業感ももちあわせない点であった。

しかし子どもはよく近親相姦的関係について想像したり、空想したりする。事実、これは子どものころの空想によくみられることであり、これは子どもが異性の親に対してもつ愛情や愛着から生ずるのである。このような関係は事実として報告されるかもしれないが、一方その想像性がたいていの場合つくられることになる。そのような空想は必ずしも肉体的な刺激にまではならないかもしれないが、子どもの発達をさまたげたり、損ったりする。

事実、親に要求されていることは、親はできるだけすすんで子どもを愛し、かわいがり、子どもが大きくなって他の人に愛を求めるようになったら、よろこんで子どもにたえずふられることである。このことを知らない親が自分の夫婦生活における不満から子どもと親密な感情的きずなをつくろうとした場合、子どもの発達をさまたげることになる。そのように親から過剰に刺激的な関心をうけた子どもは、容易にその子の年齢らしくない子として人から思われるようになる。

子どものとき親や他のおとなから直接過剰の性的な刺激をうけた場合、その人はたぶん異性に対して深刻な怒りと敵意を心中にとじこめることになる。内在する「過去の子ども」はそのような愛情の裏切りからうけた感情的な傷から逃れることはできないが、そのような体験は愛情により性的関係の発達を不可能にはさせない。しかしそのためには忍耐と理解が必要である。また多くの場合、男女とも自分自身を心から信頼でき、愛情を感ずることができるようになるために精神病理学的な治療を必要としている。愛情の裏にある親の罪を理解したり、許そうとすることは不可能であろう。しかし、過去を過去としてきっぱりと捨てさることができ、その過去が過去に関係のない人に適用されないならば、傷ついた「過去の子ども」は自分の無罪を認め、また自分を愛する価値がある者だと認めることができるようになるであろう。もしあなたがこのような悩みで苦しんでいるのであれば、その害が必ずしも永久的なものでなく、男と女は健全な方法でお互いに愛することができるということを認めることによって自分自身を救うことができる。これは非常に深刻な問題であるから、助けが必要だと思うならば、迷わないでそれを求めなさい。精神科医は複雑な感情問題を扱うため特に訓練されているが、あまり多くいないので、あなたが平常かかっている医者が直接あなたを救ってくれるか、必要ならば精神科医をみつけてくれる。

＊ S.L. Halleck, *Journal of the American Medical Association*, *180* : 273, April 28, 1962.

**大量な性的刺激の文化的是認**

われわれの文化は子どもの性感情の過剰な刺激を公然とは認めていないが、ただそれを避けられないものとしている。

これは子どもだけにでなく、われわれ誰にとっても事実である。われわれは皆それにさらされ、その影響をいろいろな面でうけている。今日われわれは制限のない性的刺激をみることができる環境の中で生活している。いたるところに誘惑的で魅力的で刺激的なかっこうをしている女の子がいて、男性にはうまくとりなし、女性には競争心をもやさせている。マスコミの性格上、子どももおとなと同様にマスコミにさらされている。セックスに対する他国の文化的態度はわれわれの文化的態度よりもっときびしいものもあればより自由なものもあるが、われわれの態度のように混乱し矛盾しているものはない。このこと自体がわれわれの社会のあらゆる階層における不安に関して常にいわれている根深い原因である。

われわれの社会における性的刺激が無制限にたえず視覚にさらされているという特質をもっているのは、女の子の膝をみるだけでもショックであると考えた昔の清教主義の考え方への反抗的努力の結果である。しかしこのような大量の無分別な刺激をうけているにもかかわらず、性的満足を求めるわれわれの態度はきわめて慎しみ深く厳格な面をとどめている。この矛盾そしてこの避けられない文化的態度自体が病的である。

一方では絶え間なくあたえられる大量の刺激が汚れない肉体を誇りとする昔の態度をくずしてはいるが、清教主義的な活動の掟を変えてはいない。そのかわり性的空想が非常に大量に生産されて、一般的なものになってきており、テレビでブリジット・バルドーが何かいうのをきいただけでこの裸の女優について何かを空想していることを表現する笑いを聴衆にもたらすのである。一方においてたえず性的空想を刺激し、他方で清教主義的行動を主張している結果、一層強い緊張感や不安感や性的問題や障害そして行動の掟の崩壊をもたらすことになる。これは「新しい自由」とか「近代的な生き方」ではなくて、特に混乱している官能的な奴隷化のようなものである。このことは毎年未婚の母になる女の子の数が増加し、一九六一年には前代未聞の二〇万人に達したという事実の説明に役立つ。

**セックスの濫用**

われわれはずっと以前に人間の身体を自然で美しいものとしてうけ入れる線を越えて、それをコマーシャルに利用するようになった。これが最近の大量の性的刺激の最大原因の一つである。官能的な女の子がゴルフのクラブからウイスキー、車、映画、仕事にいたるすべてのものを買手に満足感を約束して売っている。われわれのファッション界や衣料産業では、売上の成功の鍵として海水着から仕事着までのすべての衣料に官能的なデザインをとり入れている。テレビでの冗談は、一方では必然的に魅力的な女性および官能的な満足に反対している従来の清教主義的道徳にアピールするようにいわれるが、また他方では行きあたりばったりの出会いはどこの横町にでもあり、それがまた望ましく価値あるものだということをほのめかしている。われわれおとなの態度はパーティでの衝動的な嬌態はよしとしておりながら、それから生ずるものをすべてけなげにも否認している。

**大量の性的刺激の影響**

多くの人たちはわれわれの社会の自由な性的挑発行為を何か間違っていると感じている。しかし過去にひどく不節制をしているので、清教主義の謹厳ぶった人だといわれたくないために、自分の感情をせんさくしたがらない。しかしこのような大量の性的刺激の影響を調査してみると、そのような反応は清教主義的ではなくて現実的であることが明らかである。

われわれの社会を悩ましている性的関心への偏見は、セックスの身体的なエロチックな面をゆがめて誇張し、人間的な愛情の交換面を無視するという結果をもたらしている。この誇張はいろいろな面での大きな不幸の原因となっている。われわれが皆映画のスターのような身体的特質をもつわけにはいかないが、そのような魅力はあらゆる問題のための望ましい解決策というだけでなく、絶対保証された解決策となる。美しくない女の子はこれによって直ちに心の中に自分自身に対する傷ついた態度をつくるようになる。身体的に美しくなるため、スマートになるため、魅力をとりもどすためにたえず不幸な努力をしている何百万人の女性がいるのであるが、こういうことは大部分自分は魅力的でないという「過去の子ども」の感情にもとづいているのである。多くの女性は魅力が元来自分自身を受容することから出発する内的なアピールであるということに気づいていない。皮肉なことにしばしば美しい女性も他の女性と同様に身体的な美しさを目立たせようとして悩んでいる。美しくなって自分自身満足し幸せでありたいと願っているのであるが、非常に不幸でみじめであることが多い。それはただ感情面をとおしてのみ満足感を味わうことができるのであって、身体的な美しさとはほとんど関係がないからである。

大量の性的刺激の他の影響は、それが実際の性的体験を非人間的なものにさせる傾向をもたらしたことである。性的体験における相手は無視しうる要素となり、特別に刺激とならないでただ本人と彼の空想の間の前もってきめられた関係をつくるための口火をきるためのものにしか過ぎない。実際の刺激は空気の波や紙面から非人間的な状態で与えられ、それに対する反応も同様に乱雑で非人間的である。このようにして愛の対人的面と身体的面の分離が強化されるのである。性的体験の目標は身体的なものになり、意義のある人間関係における愛情の相互交換ではなく、性的緊張感を解消することになってきている。

しかしまたこの絶え間なくあたえられる刺激が、絶え間ない不満やフラストレーションをもたらしているということをいわねばならぬ。たとえば、女の子が人気者になりたいならば、彼女はわれわれの文化にしたがって挑発的に露出した服装をし、ふざけたみだらな様子でふるまわねばならない。そうしておいて彼女はそれに反応する男性からの性的な誘惑に抵抗しなければならない。だから彼女は自然に困った立場におかれる。そしてもし彼女がそれに抵抗しなければ、彼女は「悪い」「ばかな」「軽がるしい」「だまされやすい」「よくない」とみなされる。もし彼女が抵抗すれば、自分と男と両方ともを目的もなく刺激したことになる。一〇歳代の子どもたちの間に多く乱行しているみだらな男女関係は性的な刺激による挑発行為を文化が流行だとみなしていることによるのである。

大量な刺激とその抑制とのこの結合は非現実的でもあり残酷でもある。特に長い教育の過程にとりくんでいる若者にとってこれは多くの問題をもたらすことになる。ティーンエイジャーや大学生の結婚はこれを解決するための努力の現われである。彼らは夫婦とも経済的にも情緒的にも依存していると同時に最も強烈な性衝動を体験するのであるから、われわれの文化はこれらの若者にわれわれの社会によって是認された大量の性的刺激を無視するかそれに免疫になることを期待している。それはわれわれの最も知的な若者たちに深刻な欲求不満や混乱をもたらせ、おとなにはたえず幼稚な性的空想をもたせている。

### 子どもへの影響

われわれのマスコミによるセックスの身体的およびエロチックな面の理想化が子どもたちに重大な問題を生じさせているという事実が急速に増進している。多くの場合、子どもたちは特にセックスの流行にまどわされている母親によってまだ対処することができない性的および感情的な状態に押しやられている。われわれの性的刺激が大衆にもとづいているので、それから発生する問題も大衆にもとづいていることになる。

しかし特に子どものことに関係をしている医師や精神科医やソーシャル・ワーカーや文化のすう勢の大局的な観察者以外にはこの状態は大部分無視されている。ここで大量の性的刺激が明らかに将来の問題になりつつあるという一面を表わしている。「一〇歳未満」の集団内にある子どもに関するタイムズ誌のある記事*を引用しよう。これはただ単なる孤立した出来事ではないということを示している。

「ニューヨーク州のマサペカの八歳になるキャシーという女の子は学校から帰ってきて、友だちの誕生パーティに他の女の子も皆つけていくから自分もナイロンの靴下とガーターベルトが要ると母親に話した。」

「ロスアンゼルスのビルの両親は彼の一〇歳の誕生日にはじめてディナー・パーティとダンスを開いてやった。タキシードをきた男の子たちはコルサージをつけた女の子たちを連れ立ってきた。ひとりの男の子が自分が連れてきた女の子以外の女の子たちに非常に関心を示しているのをみたビルの母親は、『私は彼にあなたはあのお嬢さんを連れ立ってきたのよといってやらなければなりませんでした』といった。」

「シカゴの郊外のエバグリーン公園にいた六歳以上の一二人の女の子たちは毎土曜日予約してある地区の美容院へドヤドヤと入っていって、『蜂の巣型』とか『雌ライオン型』というヘアースタイルで頭を重そうにして出てくる。マネージャーのW・ミラー（Warren Miller）は、『彼女たちは自分の顔より毛髪の方が多いよ。私はあれをモップと呼んでます』とため息をついて言った。」

「サンフランシスコのバークレイ大学の教授の娘であるビバリーが両親に『練習用のブラジャー』をねだった。彼女はボーイフレンドの自転車の後にのってドライブ・インの映画をみに行く計画をしていたので、少しグラマーにみせたかったからである。彼女は九歳でボーイフレンドは一一歳である。」

「結局、以前は青年になるまで保留されていたデートやダンスやキスやその他の自然な楽しみが、アメリカ全国の八歳から一二歳の多くの小学生の日常生活の一部分になってきている。特に最近郊外の『一〇歳未満の子ども』の間では『うまくやる』ことが流行している。それは若者のネッキングをためしてみることである。男の子と女の子が誰かの家で集まる。親たちは部屋を暗くしておいて慎重に姿をかくす。すると男の子は『うまくやる』ということになる。ロスアンゼルスの『一〇歳未満の子どもたち』は郵便局を流行語でいったり、回転ビンのキス遊びをしている。彼らはそれを『七分間の天国（あるいは地獄）』とよんでいる。男の子が女の子を物置または部屋へ連れていって、彼のそのときの気分によって七分間女の子にキスをする（天国）かまたはぶつ（地獄）ことである。」

このように非常に過剰な性的刺激や身体的面の強調は基本的には現代の文化的態度の「運搬者」である親からきている。ペンシルバニヤ州立大学のC・B・ブロードリック教授（Carlfred B. Broderick）[**]はこの状態を次のように述べている。「多くの親たちはセックスが思春期にはじまるという間違った理論の下に行動しているように思われる。彼らは幼少期のキスは意味がないと思っている。しかし一〇歳未満の子のデートはそれ以上親密になることへのはじまりである。そして一〇歳代になったときには彼らはその分野のことをかなりよく知っていて、少なくとも結婚に対する準備ができているのである。」

そのような子どもにとって結婚はほとんど問題の解決にはならなくて、かえって不幸を約束するもののようである。一〇歳代で結婚した者の離婚率は二〇歳の中ごろに結婚した者の約五倍である。

今日の子どもたちはセックスの肉体面への過剰の強調によってしばしば補足されているテレビや映画や安い雑誌からの熱烈なロマンスをあびせかけられているので、恋愛と愛情、結婚と責任に関するゆがめられたイメージを避けることが困難である。彼らは彼らの能力をはるかに越えた性的および感情的状況に投げこまれるのである。アメリカで現在育児の最高の権威者として知られているB・スポック博士（Dr. Benjamine Spock）***はこの問題について次のように述べている。「困ったことには一五、六歳のころの結婚が一番自然で適しているということである。何カ月間もデートすれば一五歳以前でも非常に親密な関係になるであろう。しかしわれわれの社会はすべての人が少なくとも一七、八歳になるまでは学校へ行くことを期待している。全く幼稚な子どもまでが自分の恋愛の相手を他人と競い合ったり、恋人の役割を演じなければならない。」

小学校の五年生の子どもに早々とデートをさせようとする親のことが報じられているが、中学一年生ならもう今では普通である。そして娘が中学生になってもデートをしないような場合、多くの親は心配で狂わんばかりになる。同じように男の子も親に後押しされる。多くの親たちはデートができないことはセックス・アピールが欠けているからだと解釈し、われわれの文化がセックスをあまりにも強調するので子どもが「オールドミス」になるのだという結論を出している。

この絶え間なくあたえられ広くゆきわたっている刺激に対して終局的に支払わねばならない代償はもちろん計り知れないものである。しかもまずそれが何のためにあり、特にそれが「過去の子ども」の未熟な性的興味にどのようにアピールしそれを支持しているかを認めることによって、われわれはそれが生み出している圧力と緊張感から自分自身をいくぶんなりとも解放しはじめることができる。

* *Time*, April 20, 1962.

** Carlfred B. Broderick, *Time*, April 20, 1962; *PTA Magazine*, December, 1961, *Marriage and Family Living*, February, 1961.

*** Benjamine Spock, *Ladies' Home Journal*, April, 1958.

**セックスに対する現実的な接近**

われわれの文化の大量の性的刺激がいかにセックスを非人間化しているかを認めることは自分自身を本物の性的満足へ導くのに役に立つ。現実に、人間は身体的な性的関係そのものに長く満足できるものではない。より深い満足は愛情のある関係を美化し豊かにする日々の相互の思いやりの交換から生ずるものである。性的関係は性腺をたまたまをもっている人の中に尊敬と配慮と関心があるときにのみ満足されるのである。

われわれの清教徒の先祖は肉体を否定し性的関心を抑制するという間違いをしてしまった。その結果われわれの肉体を否定することはできないために過度に性的な空想をさせたり、障害的な罪業感をもたせるようになった。

そうではなくてわれわれはわれわれの肉体とその性腺の存在、それが相手の幸福のためを願う愛情と絡みあって機能しているということを認めなければならない。セックスや他の人への配慮および人間として相手が最も充実した発達をするための責任を前提とした愛情のある意欲は、それらが完全にしっかりと絡み合っている場合、最高の性的な満足がえられるのである。

これは理想的な目標ではなくて、現実的な目標である。そしてそれはわれわれの文化に内包されている非人間的な性的刺激の流れによって全く空想の中で終局的に生活するという孤独から逃れさせてくれるであろう。
この目標を達成するためには次のことをすべきである。
1　あなた自身の性的空想を制限せよ。このためにはまず多くのこのような過剰の空想がわれわれのマスコミのセックスに対する誇張によってそそのかされているということを認めることから慎重にはじめるべきである。そのような空想は あなたの「過去の子ども」に属するものであるから、あなた自身の親としてあなたはそれを排除することができる。
2　人間としてあなたは十分考慮する 価値のある性腺と 性的感情をもっている ということを認めよ。
3　あなたの性的関心を人間に対するあなたの感情的な愛着と結びつけて、空想という誇張された約束の中ではなくて、日々の感情のやりとりの中で本当の満足感を求めよ。

# 第Ⅲ部　あなた自身およびあなたの生活を変えること

# 第19章　自分自身に対して新しいタイプの親になること

もしこの本がただ医師だけのために書かれたものであれば、この章は「治療」とか「処置法」という題になっていたであろう。しかしこの章はあなたの子どものころうけた病的な親の態度から逃れて、あなたに内在する「過去の子ども」に対して役に立つ親になるための新しい方法を発展させていく過程で出くわす実際的な問題について述べている。

この本には心に平和をあたえるような話はない。それはあなたの「過去の子ども」とおとなである自分自身との間の苦闘を軽減することによってえられる。これこそ手に入れることのできる精神的な満足であり、心のやすらぎである。誰もあなたにそれをあたえることはできない。生活自体が苦闘で満ちているのであるから、その満足は苦闘の中でえられるのである。われわれの多くの者の不幸や不満はおとなとしての達成を妨げている「過去の子ども」の無益な苦闘によって生ずるのである。あなたの生活を変えるためにはあなたに内在する「過去の子ども」を理解力と親切心と毅然たる態度をもつ新しい方法で受容しコントロールしなければならない。最も一般的な病的な領域について述べるにあたり、あなたが新しい方法であなたの「過去の子ども」を導く上でとりくまなければならないであろう特殊な領域を示すことにした。またいかにしてその病的な態度が伝承され、分離したり変化したりするかを示すことにした。

しかし結果は常にあなたが自分自身に使用している昔の親の態度を変えるのにどのような努力をしているかにかかっている。この本を読んでも、それが自分の問題を理解する上に必要な手段とならなければ、昔の態度ととりくむことにはならない。精神科医も医師もあなたの態度を変えることはできない。あなた自身がそれをしなければならない。同様に、あなたの子ども時代に関するいかなる説明も探究もあなたの問題を終わらせることはできないであろう。あなたの問題の原因をみつければ、どこで苦闘が起こっているかはわかるが、あなたの生活に顕著な変化を生じさせるためには努力をしなければならない。

## 「過去の子ども」の感情を確認すること

あなた自身に対して新しい親になるためにはまず第一にあなた独特の「過去の子ども」の感情を確認できるようになることである。なぜならば子どもは皆それぞれ異り、家族も皆それぞれ異り、人は皆それぞれユニークである。あなたの「過去の子ども」は弟や姉や双生児の兄弟の「過去の子ども」とさえ異る。あなた独特の「過去の子ども」はある点で他の誰の「過去の子ども」とも異った特有の体験をしている。それは感情についても同じである。あなたはこれらの感情や子どものころのあこがれを重要視し、尊重し、それをおとなの感情と分離できるようになるべきである。この区別はあなたが自分のおとなとしての目標をはっきり認める上に役立つので非常に重要である。それはあなたの「過去の子ども」があなたの満足感を妨害しているか、それを増加させているかを明らかに示すであろう。あなたの「過去の子どもの感情」を慎重に認め受容することによって、あなた自身に対する親切で役に立つ親としてその役割を十分知りながら機能しはじめることができる。これはあなたがおとなとしての目標達成へ動き出すのに役に立つであろう。

実際的な事柄として、あなたに内在する「過去の子ども」の感情の最初の認知は緊張しているときに一層容易になされるかもしれない。あなたの「過去の子ども」はあなたの行動を常にまたはたいていいつも支配したりコントロールするのではない。しかし疲れたり、病気になったり、非常に緊張しているとき、あなたに内在する「過去の子ども」は一層自分を主張したり、はっきりと姿を現わしたりするようになる。またはあなたが直面する外部状態があなたの子どものころのそれを思い出させるとき、「過去の子ども」の感情が鋭く描写されることが多い。

しかしあなたに内在する「過去の子ども」の役割を明白に知るために緊張状態を待つ必要はない。昔の緊張に対する反応を思い出すことは正確な手引きとなるであろう。その緊張や反応をノートに記録したり、項目別に書いておきなさい。これはあなたの「過去の子ども」があなたの生活で演ずる役割を明瞭化する第一歩になる。そしてあなた自身に対する親の態度とあなたの「過去の子ども」の反応の両方を予測しはじめることができる。この予測はあなたが自分の「過去の子ども」をコントロールするのに役立つ。これは子どもから危険物を排除する母親が、そうすれば子どもが怒ることを予測し、それによって自分がカッカッとしないで子どもに遊びをつづけさせることができるようにするのと同じである。

第二には、前に述べたよくある親の病的な態度を注意深く整然と調べることによって、自分の場合に適用できるものを見出すであろう。これはあなたに内在する「過去の子ども」の感情を一層よく確認する上で役に立つであろう。あなたの「過去の子ども」の反応を形成するのに特に関与していると思われる病的な態度を列挙しなさい。次にその態度が現在あなたのおとなとしての生活をどのように妨害しているかを書きなさい。もしよくあるようにそれが特にレクリエーションにおいて深い満足感を提供しているならば、それも書きなさい。しかし変えなければならない態度とはあなたのおとなとしての能力や努力を妨害する態度である。またこのような態度を生じさせていると思われることや「過去の子ども」の出現についても書きとめなさい。

## 病的な態度の分類

病的な態度を分類するためには、これらの態度のある面を心に留めておくべきである。

1　病的で問題を起こすような親の態度はすべて過剰である。この本に述べられている態度は最も普通の病的な親の態度であるが、もちろんこれだけではない。ここに述べられていない過剰の親の態度をあなたはうけたかもしれない。子どものとき誰でもある点で無視されたり、過度に甘やかされたり、ひどく罰せられたり、過度に強制されたり、完全にやるように無理強いされたり、菌をこわがらされたり、衝動的であることが許されたり、ある程度拒否されたりしたように思うであろう。しかし問題はこの反応が継続的な過度の態度の結果であるかどうかである。病的な態度とはそれが継続的にあたえられ、過度であるという特質をもっている場合である。たとえば、誰でも菌は病気の原因であるということを知らねばならないが、菌に対する恐怖的態度がひどくなると、その人を無能力にしてしまうのである。

2　前述したよくある病的な態度は、それが純粋な文化的形態として存在しているように述べられている。しかし現実には、そのような態度は必然的に他の態度と混合したり、しばしばある態度が他の態度を強制的につくり出すというふうにして絡み合ったり組み合わされたりする。たとえば、完全主義の親は自分の過度の要求を悪く思って、過度に甘やかすようになり、新しい形の完全主義でもって子どもに贈物をあびせかけるようになる。このように病的な態度はしばしば押引関係で結ばれる。全般的にいえば、ある過度の態度は主要な病的態度による不均衡状態を維持するのに役立つような他の態度をつくり出す場合が多い。

3　一般的領域および特殊領域において両親がとったいろいろな態度を思い出すことは、あなたに内在する「過去の子ども」の感情を確認する上で役立つであろう。ひとりの親が過度に強制的で、他の親が甘やかし過ぎであったり盲従型であることはめずらしくない。そのような状態では、子どもは自分自身に対して両方の態度をとることになるであろう。あなたの父親の態度の特徴は何か。母親の場合はどうか。その場合彼らの子ども時代がどんなふうであったかを知るのがその手がかりとして役立つであろう。それは現在ではあなたの天性の一部になっている。

ノートにあなたの生活上重要な影響をあたえていると思われる親の態度を書いているとき、その態度の中でお互いに矛盾していることに気づくかもしれない。しかしこれらの態度は皆あなた独特の個性の一部である。それらが相互にどのように適合しているかとか影響しあっているかを解き明かすためには時間が必要である。

最善の手順は時間をかけて、(1)親の態度と(2)それに対するあなたの反応を明らかにすることである。

**自分自身の親になるとき**　子どものときあなたはごく自然に親の態度に反応し、今では自分自身に対してそのような態度で反応している。あなたは青年になるずっと以前に、これらの態度を内面化しはじめ、それらをあなた自身について考えたり、取り扱ったり、導いたりするために吸収したり統合したりしているのである。そして青年期の間にあなたはしだいに自分自身を親のコントロールから引離して、自分自身に対して親になりはじめたのである。

これは顕著なやり方であなたが変えることのできる過程である。その態度は「借り物」だということを知って使う方がよい。それはあなたの創造物ではないから使う必要はないが、自然にあなた自身に対する親としての態度となりうる。あなたの生活の中のあらゆることを変えなくてもよいのであって、ただあなたの欲求充足や達成を妨げるような親の態度のみを変えればよいのである。

### 相互尊重

現在あなたが自分自身に対して使っている昔の親の態度を変えるためには、この態度に対してあなたの「過去の子ども」がもつ感情を認め尊重することが大切である。すなわち、ある特殊な態度がおとなのあなたとあなたの「過去の子ども」の間の相互尊重をどのように破壊しているかを理解する必要がある。私が今までに強調してきたように、たいていの親の態度は親自身、親の感情、権利、欲求、便宜等の上になり立っている。そして子どもの感情はしばしばみくびられたり、見過されたり、荒く扱われたりする。外見では子どものことを考慮しているように思われる甘やかし過ぎの態度においてさえ、子どもの真の発達上の欲求や自分自身および自分の努力に対する深い満足感が無視される。求めないのにたえず贈物をされると結局それにうんざりし、自分自身の満足を積極的に求めることがほとんどできなくなってしまう。

ゆえにあなたはあなたに内在する「過去の子ども」の感情と欲求を尊敬することからはじめなければならない。そしてこの感情がどのようにして生じたか、それに関する自分自身の無罪について意識的に忍耐強く認めるべきである。

あなた自身の両親よりも親切で役立つ親としてふるまい、それからそれらの感情や体験に対するあなたの反応を規制すべきである。あなたの子ども時代の家庭における本当のきびしさ、喪失、不適当性からたえず生じている感情にも断固とした規制をすべきである。自分自身を気の毒に思っても何の役にも立たないし、子ども時代の旧式で非現実的な目標をおい求めることになるであろう。あなたはあなたの「過去の子ども」の感情の表現を規制してもなお、あなた自身のこの部分に対して丁重な態度をとりつづけることができる。

あなたの「過去の子ども」の感情を尊重することからはじめなさい。そうすればあなたはあなたの問題を軽減する方向へ一歩大きく前進したことになる。そうしないと進歩しないのみならず、自分自身との闘争や批難でのたうちまわるだけであろう。

### 制限をすること

あなたに内在する「過去の子ども」がいつあなたのおとなの生活を妨害しているかを知るための非常に実際的な方法がある。そしてこれは「過去の子ども」の表現を制限する上に重要である。たとえば、あなたがある状態に対して是認されている以上の感情や情緒で反応し、それがあなた自身に対してカッカッとさせたり、失望させたり、いらだたせたりするとき、あなたはこの感情的激変における「過去の子ども」およびその役割を探すべきである。すなわち、なぜ彼がそんなに強く反応しているかを自問し、彼の感情表現を慎重に制限しなさい。

もしあなたが実際是認されている以上にひんぴんと他人と不和な状態になる場合、それはたぶんあなたの親の態度と外部の状態の両方に反応している「過去の子ども」のせいである。多くの人が怒りの表現を制限することができれば、かなり自分の問題を減少することができるであろう。子どものときは誰でも不満に耐えることができないので、怒ったり自分のしたいことを要求したりするときは、親が折れ、子どもを甘やかしさえする。おとなになると「過去の子ども」の感情をぶちまけた場合、他人との関係をたえず悪化させることになる。その状況が非常にひどい怒りの表現を要求することはまれである。

もしあなたの問題が暴飲や怒りの爆発や時間の浪費やへまばかりしている等のように、コントロールすることが生活の上での主要な問題であるならば、その問題に関係している周期的な活動をやぶるために親の態度による役割およびそれに対するあなたの「過去の子ども」の反応を明確にすべきである。

もし仕事と休息と遊びの間のバランスが生活の上で決定的に欠けているならば、あなたに内在する「過去の子ども」のどの部分がこの不均衡状態をつくり出しているのかを確認しようとすべきである。あなたには仕事から離れた休息および休暇が必要である。過度の仕事､休息または遊びはたいてい｢過去の子ども」の要求の結果である。

子どものころの目標は非現実的でむだであるから、その追求は制限すべきである。われわれはすでにこのことをある程度は知っている。カウボーイになることを夢みている男の子はカウボーイの現実の何かを知ったときその考えを止め、もっと魅力があり道理にあっていると思われる他のことに興味がたかまりそれを吸収するようになる。しかし中には目標を目標として認められないために、それを簡単に排除することができないものもある。「過去の子ども」はしばしばそれ自体目標であり自分が満足させたいあこがれや欲望で満たされる。たとえば、子どものころに母親から適当な愛情や関心をうけなかった場合、「過去の子ども」はこのやさしさを求めつづけ、生活力のあるおとなの非常に健全な相互のやりとりよりもそれを好むようになるであろう。子どものころの目標の追求を制限することが親としての行動には必要である。なぜならばそれは過去のものであり、満たすことができないものであるからである。

**基本的な指示**

あなたが子どものときうけた主な病的態度を確認することができるならば、次の表はあなたがあなた自身に対して新しいタイプの親になろうとするための全般的なガイドになるであろう。

| 親の態度 | 現在できること |
|---|---|
| 完全主義<br>強制し過ぎ | あなたが自分自身にかけている圧力や要求をとりのぞくこと。 |
| 懲罰主義<br>完全主義<br>拒否 | あなた自身を取り扱うときに親切、尊敬、寛容を強調し、自己批判することを制限すること。 |
| 甘やかし過ぎ | 何事もそれをやりとげるように自分自身に要求し、他人への依存を制限すること。 |
| 盲従 | 衝動性をきつく規制し、他人の感情や権利を尊重しない傾向を克服するよう努力すること。 |
| 無視<br>拒否 | 自分自身に対して意識的に少し親切にし、できるときは自分を甘やかし、自己批判を少なくすること。 |
| 心気症 | 自分の痛みや苦痛のとりこにならないようにすること。 |

このガイドは簡潔すぎるかもしれないが、とるべきある方向づけを示すであろう。あなたが昔の親の態度とそれに対するあなたの反応を解明するにつれて、意識的そして効果的にあなた自身をもっと尊重してしっかりと取り扱いはじめることができる。

ときどき、このような病的態度とその継続性のメカニズムを簡単に知るだけで、その力を排除したりなくしたりするのに十分であると考えられる。実際は知るだけでは十分ではない。それにあなたに内在する「過去の子ども」を新しい方法で取り扱うための意識的な絶えまない努力を組み合わせなければならない。この方法でもってのみあなたは昔の問題となる態度とその型を変えることができるのである。

## あなたが変わったとき期待できるものは何か

昔の親の態度を変えるには忍耐と努力を必要とする。古い型通りに従う方がどれほど容易なことかもしれない。たしかに古い態度は親しみのある安定感をもっているので、ときにはその方が「正しい」と思われ、新しいていねいなアプローチは「正しくない」と思われるであろう。だから前もって精神的な違和感や不親近感や明らかな不安感にさえ出くわすことを覚悟しておかなければならない。この不安感を進歩のサインとしてみなすようにしなさい。あなたが新しい態度に慣れるにつれてこの違和感や不安感は消失して、新しい態度の恩恵を感じはじめることができるであろう。

またあなたはたえず古い態度の方へ引っぱられるでしょう。数回自分自身を今までと変わったやり方でうまく取り扱うことができたといっても、それで闘争が終わったわけではない。たえまない闘争を覚悟しなくてはならないし、自分はある型をつくりあげようとしているのだということを常に心に留めておかねばならない。しだいに以前のみじめさから解放されて新しい満足感を楽しむことができるようになり、ありがたく思えるようになる。しかし過去の影は常に残留し、あなたが圧力をかけられたり、疲れたり、病気になると、いつもその方が快適に思える。

私はときどきこのような変化が医師や精神科医の助けなくしてできるかどうかたずねられる。基本的にはたいていの場合、この本を読む以外に何もしなくても自分に対する親の態度を著しく変えることができると信じている。しかし情緒に関する疾患や問題の特別訓練をうけている医師にかかるよりは闘争は長びき困難になるかもしれない。現実的にいえば医師はあなたの昔の親の態度と直接とりくむことはできないのであって、それはあなたがしなければならない。しかし彼はあなたが昔の親の態度を捨て新しい丁重な態度をもつようになるにつれて感ずるかもしれない違和感や不親近感について役に立つような説明をすることができる。このような本は適当なガイドとしては役に立つが、人間的なふれ合いはなく、関心のある医師がしてくれるようなあなたの努力をあたたかく認めてくれることはできない。

堅実にたえまなく進歩するためには、二ヵ月毎に自分の進歩をふりかえってみることを私は提案する。カレンダーのその日に印をつけておきなさい。親の態度とそれに対するあなたの「過去の子ども」の反応を書きつづけなさい。毎日決まった時間に昔の問題の態度に対するあなたの努力のある面を考察しなさい。このようにしてあなた自身が新しい方法に慣れるまで、自分自身にたえず必要な努力をするようにしむけなければならない。

**予防のよい面**

たいていの病的な態度は世代から世代へとうけつがれる。以上のような親の問題の態度を変えることができた場合の最もよい点は、現実の生活で現在または将来親となるあなたがその病的態度であなたの次の世代の家族の人たちが悩まないですむことができるようになるということを知ることである。何百人もの親や子どもを治療してきた精神科医として、私はこの予防的な面に重点をおいて考えてきた。これがこの本を書いた主な動機の一つである。

予防のためには、親の病的な態度が育った情緒的な雰囲気の中に、親と子どもがお互いに尊敬し合う雰囲気を創造することが要求されるのである。人はそれぞれの年齢に応じた行動、欲求不満、満足をもつ権利の下に尊敬されるべきであり、それらの追求が他の家族の人たちの権利を侵害するときのみ規制されるべきである。その規制は他人の権利が継続的に尊敬されるという保証の下にしっかりとなされるべきである。

これには次の三つの関連事項がある。

1　各家族の者は父親から赤ん坊にいたるまで年齢、生産量、地位にかかわらず尊敬されること。

2　他人の権利の侵害に対しては継続的に断固とした制限をあたえること。

3　この制限は侵害のときの葛藤にもかかわらず意欲的に再強化されること。人生は葛藤で満ちているので、結婚して親になるという生活で当然専念されるべきだとされているロマンチックな甘い考えがわれわれを皆傷つけることになる。葛藤自体は尊敬の欠如ではない。

長年親と子どもがお互いにバランスのとれた尊敬を維持できるようにと働きかけてきた私は、各家庭は次のものをもつべきであると確信している。

1　おとなの権利または尊厳が侵害されるときはいつでも子どもを規制すること。子どもが他の人の権利を侵害しないようになるまで、ひとりぼっちで自分の部屋におらせてもよい。ていねいな規制は刑罰ではない。子どもが何かを盗んだり、不注意でこわしたり、失ったりしたときは少なくとも部分的に返還賠償をさせなければならない。就学前の子どもには一般的な危険すなわち、道路、薬箱、電気のソケット、ストーブ、ナイフ、針、ハサミ、階段、洗浄液等にはきつい制限をする必要がある。

2　働く習慣、自尊心、成就による満足感を育てるために、学校へ行くようになったら雑用をやらせ、成長するにつれてそれを増やすこと。子どもはそのための不平をいう権利をもち、親はそれを主張する権利をもっている。

3 特に年長の子どもにはテレビやラジオを消して勉強の時間をもたせ、関心のあるおとなは宿題をしてやるためでなく、相談者として役に立つこと。

4 他人の権利を侵害しない限りにおいて、泥のパイから真面目な趣味にいたる興味を、各人が不安な警告や圧力や説教や批判をされないで自由に追求できること。

5 子どもがけんかをしたときは、それぞれが再び平和に一緒にやっていくことに同意するまでそれぞれの部屋へ入れて離れさせておくこと。

6 おとなは必ずレクリエーションをもつこと。おとなが夜かなり規則的に子どもを家において外出できる場合、彼らはお互いの尊敬のバランスを非常にうまく維持することができる。そして子どもに、両親は彼ら自身の追求すべき活気的な生活をもっているのであって、子どもの欲求充足のためにのみ存在しているのではないという事実を体験させる必要がある。

各家族はそれぞれの問題や相争っている関心事を相互尊敬の線に沿って解決することができる。そのような尊敬があれば病的な態度は生じない。何百という家族においてこれがうまくできたのを知っている私は、もし各親が自分の「過去の子ども」を過去の親の卑下的態度でなくて尊敬して扱うならばそれが可能であり実践できることを知っている。もし親が自分自身の過去の感情を尊重するならば、自分の本当の子どもの感情をも尊重することができるであろう。

### 解明と解決

子どもが病的な態度に害されるのを防ぐことができたというあなたの現在の満足感と幸福感は、なおあなた自身に対して新しい型の親になるためのあなたの能力にもよるところがある。第一章で述べたように、この本はあなたの情緒上の問題を解明したかもしれないが、解決することはできなかった。あなたがこの本からえた知識や洞察をどのように適用するかはあなたしだいである。

あなたがあなたに内在する「過去の子ども」のはげしいやっかいな感情の形成過程のメカニズムおよびその現在の表現様式をよく知った上で、「過去の子ども」に対する親としてのあなたの役割を親切に尊重して受け容れることができるならば、あなたのおとなの生活をゆがんだ過去からしだいに解放することができるであろう。そして過去に妨害されることなく、おとなとしてふさわしい満足のできる方法で活動するための自由とエネルギーをもち、生き甲斐のある活動に参加しそれを楽しむことができるようになる。

これは容易に達成できるものではない。今まであまり慣れていないことをしなければならないからである。たとえば、考えたり、自分を積極的に後押ししたり、不平をいわないようにしたり、新しい不安感や違和感を辛抱しなければならない。

あなたに内在する「過去の子ども」に対して積極的で自覚的な、しかし必要なときには親切ではあるが断固として制限をする親になることによって、あなたは誰もあなたのためにすることができないことをなしうるのである。すなわち、あなた自身のために新しい満足のできる生活と、あなた自身およびあなたの親しい人たちについての新しい考え方をつくり出すことができるのである。

# 訳者あとがき

熾烈な受験戦争に勝利をえて、志望大学へ入学した多くの学生は、大学生活に慣れて少し精神的な余裕ができるころになると、「何のために大学に入ったのか」「毎日の生活目標は何か」「人生の目的は何か」などと考えるようになる。しかし明確な答えを見出すことができないまま何となく不安な気持で毎日を過しているのが現状である。

それはなぜか。どうしたらよいか。

近年、家庭、学校、国家の強い関心事の一つに性教育の問題がある。そして親、教育者、政治家たちはその最も適切だと思われる内容や方法についてあれこれ議論しながらも、容易に結論が出せないままどんどんと年月が経過しているのが現状である。

それはなぜか。どうしたらよいか。

世界的にみて離婚率はまるで各国が競争しているかのように増加

しているのが現状である。

なぜ離婚しなければならないのか。その適切な予防法はないものであろうか。

また、世間には「友人ができない」とか「なぜ自分の性格はこんなにいやらしいのか」などと深刻に悩んでいる人が多い。

このような悩みの適切な解決法はないものであろうか。

本書は以上のような諸問題に対して、とりあえず自分自身で解決するための糸口を教えてくれると同時に、そのような問題に将来直面しないようにするための方法、すなわち子どもの正しい育て方について多くの実例をあげて説明している。

心理学を研究する者として、教育者として、親として、妻として、私自身にいろいろな面で深く洞察をする機会をあたえてくれた著書である。

一九七六年三月

訳　者

訳者紹介


**泉 ひさ**

1926年 名古屋に生まれる
1949年 名古屋外国語専門学校英語科卒業
1950年 アメリカ・ムンデライン・カレッジ心理学部へ留学
1954年 フォーダム大学大学院心理学部卒業
現 在 南山大学名誉教授
現住所 名古屋市昭和区山手通3-8-2-306
(Tel. 052-832-3185)



**幼児的人間《ようじてきにんげん》**

2000年7月25日 初版発行

訳 者 泉《いずみ》 ひさ
発行者 武 馬 久 仁 裕
印 刷 藤原印刷株式会社
製 本 株式会社渋谷文泉閣

発 行 所 株式会社 黎《れい》 明《めい》 書《しょ》 房《ぼう》

〒460-0002 名古屋市中区丸の内3-6-27 EBSビル
☎052-962-3045 FAX052-951-9065 振替・00880-1-59001
〒101-0051 東京連絡所・千代田区神田神保町1-32-2
南部ビル302号 ☎03-3268-3470

落丁本・乱丁本はお取り替えします。 ISBN4-654-00073-9